Expert Physiotherapy

エキスパート理学療法 1

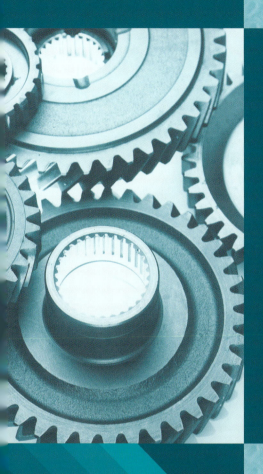

バイオメカニクスと動作分析

シリーズ監修　福井 勉　山田英司　森沢知之　野村卓生

責任編集　福井 勉　山田英司

HUMAN PRESS

責任編集

福井　勉
(文京学院大学大学院 保健医療科学研究科)

山田英司
(総合病院回生病院関節外科センター 理学療法部)

シリーズ監修

福井　勉
(文京学院大学大学院 保健医療科学研究科)

山田英司
(総合病院回生病院関節外科センター 理学療法部)

森沢知之
(兵庫医療大学 リハビリテーション学部 理学療法学科)

野村卓生
(関西福祉科学大学 保健医療学部 リハビリテーション学科)

エキスパート理学療法シリーズ発刊にあたり

　リハビリテーション先進国と比較して，わが国の理学療法の歴史は浅い．昨年，理学療法士の誕生から半世紀を迎えたが，これからがこの業界における正念場になるであろう．さまざまな形で技術導入を果たしてきた時代から，今後わが国独自の発展も当然期待されるところである．しかし，理学療法の将来を憂う声は大きい．将来の生活設計ができるのであろうか．自分の雇用は？　職域は？　将来の医療制度は？　などがいわれ続け，過剰育成の声も少なくない．いま述べたことは，すべて「自分」への不安である．

　この仕事のすばらしさを端的に示すと，他者への貢献が直接的に跳ね返ってくる点ではないかと思う．「いつか誰かのため」にといった有益な仕事は尊いが，治療直後に生じた患者の笑顔ほど，自分の原動力になるものはないといえる．そのある「感覚」ともいうべき理学療法による所産は，われわれ自身への大きな動機づけとなり，その実感をつかむことはこの仕事の原点のはずである．しかしながら，この重要な「感覚」を知覚化するプロセスに気づいていない人が沢山いるように思う．なぜなら，この気づきは個人に任されているのが現状であるからである．この「理学療法リテラシーの低下」が，すでに危険な領域にあるようにも思える．

　一方で脳機能や心との関わり，あるいは最も理学療法の中でポピュラーな運動器でさえ，未知の領域が多いにもかかわらず生活面への対応など「現状打破」が要求されている．「わかっていないがなんとかする」能力も必要とされるのである．エビデンスを要求されるなかでは，その証拠を求めるために能力も時間も相当費やさなければならないが，理学療法リテラシー低下のまま，むだなエネルギーを使っているほど，人生の時間はないようにもみえる．わかっていないことをわかるようにするには，どうしても「創造性」が要求されるのである．いまだ不十分な理学療法を前進させる原動力は創造的思考であると思う．若い理学療法士には，力強く何かを創り上げていってほしいのである．

　理学療法士個人の将来のテーマ設定のためには，前述の他者貢献あるいは創造性がキーワードになると考えている．また，理学療法士に「基礎」が必要なのは当然であるが，他者貢献を行うには「基礎」だけでは無理がある．本シリーズ企画にあたり，多くの理学療法の書籍に記述される「初学者対象」だけではない，一味違う中身を執筆者にも読者にも要求することを課したいと考えた．「エキスパート理学療法」は，その中で生まれたシリーズである．将来エビデンスとなりうる力感ある創造性を刺激にしていただきたいとシリーズ監修者一同が願っている．

　2016 年初紅葉の頃

シリーズ監修代表として　　福井　　勉

編集にあたって

　バイオメカニクス（生体力学）は，物理学的法則を利用し，生体にどのような力が作用するのかを明らかにする学問であり，理学療法においても，さまざまな身体運動をバイオメカニクス的に分析することは，計測技術の発展とともに行われてきている．動作分析は，理学療法評価の中でも重要な項目であり，歩行分析を代表とし，臨床的に多く用いられている．しかし，バイオメカニクス的に分析された研究結果が，臨床現場での動作分析に十分に応用されているとはいえないのが現状である．これはバイメカニクス的に分析された研究結果を理解するには，ある程度の専門的な知識を必要とすることから臨床に携わる理学療法士が理解しづらいこと，また研究に携わる理学療法士が臨床で求められている内容を意識せず，分析ありきの研究を進めてしまっていることが，大きな理由であると考えられる．このように研究と臨床が解離した状態では，理学療法士として国民に貢献することはできない．

　よって，本書ではバイオメカニクスに関する研究結果を臨床へ応用するための過程について詳細に提示することで，どのように研究の結果を利用するのか，その具体的な方法を示すこと，そして逆に臨床での疑問を解決するために，どのようなバイオメカニクス的な手法を用いることが適切なのか，その可能性を示すことにより，研究と臨床の橋渡しをすることを目的とした．

　この目的を念頭において，バイオメカニクス的な動作分析に実際に関わっている理学療法士の方々に執筆いただいた．肩関節や股関節などの関節運動のみでなく，疾患特異的な動作，計測方法，あるいはスポーツ動作への応用など，「バイオメカニクス」と「動作分析」をキーワードに，さまざま視点から捉えた内容となっている．

　「エキスパート理学療法」は初学者のみでなく，多くの経験をもつ理学療法士も対象として企画されており，その記念すべき第1弾として刊行される本書が，今後のバイオメカニクスと動作分析の臨床応用と発展に少しでも役立てれば望外の喜びである．

2016年9月吉日

山田英司

目　次

第 I 章　バイオメカニクスと動作分析の現状

1. バイオメカニクスと動作分析①……………………………福井　勉　　2
2. バイオメカニクスと動作分析②…………………………山田英司　　12

第 II 章　バイオメカニクスと動作分析の実際

1. Plantar heel pain に関するバイオメカニクスと臨床展開………井野口誠之　20
2. インソールに対するバイオメカニクスと動作分析………………唐澤幹男　28
3. 足部のバイオメカニクスについて………………………………高田雄一　35
4. 足底-踵骨滑動機構からみた動作分析…………………………壇　順司　44
5. 変形性膝関節症における lateral thrust のバイオメカニクスと
   動作分析…………………………………………………………井野拓実, 他　54
6. 歩行のバイオメカニカルな解析に基づく変形性膝関節症患者
   の理学療法アプローチ…………………………………………徳田一貫　61
7. 高位脛骨骨切り術後の歩行の特徴と理学療法…………………島田　昇　68
8. 変形性膝関節症の歩行のバイオメカニクス……………………山田英司, 他　75
9. 変形性股関節症の進行過程と動作分析
   ―臨床と研究の相互作用………………………………………建内宏重　83
10. バイオメカニクスからみた股関節機能と評価…………………村上憲治　93
11. 肩関節の理学療法における新たなコンピュータ
    シミュレーション………………………………………………岡田匡史, 他　103

12. 肩関節の病態に関連するバイオメカニクスと動作分析
　　　―何を分析し，何を目指すべきか？ ……………………村木孝行　111

13. 頸部運動療法のバイオメカニクス的解釈 ………………………上田泰久　120

14. 胸郭と上肢運動に対する動作解析装置を用いた臨床応用 ………廣江圭史　129

15. スポーツ動作に対する動作改善のコンディショニング
　　　―バイオメカニクスの観点から ………………………………小泉圭介　137

16. 傷害予防に基づいた効率的なゴルフスイング動作の指導と
　　　バイオメカニクス ………………………………………西村圭二，他　148

17. 野球用語を動作的に考える
　　　―「手投げ」「下半身を使って投げる」とは？ ………………久保田正一　158

18. 動作における運動協調性 ………………………………………阿南雅也　166

19. 動作のタイミングと力学的解釈 ………………………………近藤崇史　174

20. 脳卒中片麻痺者の立ち上がり動作に対する動作分析装置を
　　　用いた臨床応用 ………………………………………………本島直之　183

21. 運動連鎖からみた脳卒中片麻痺と理学療法 …………………佐藤房郎　193

22. サッカーチームでの動作分析に基づくコンディショニング ……安藤貴之　203

23. 運動器疾患理学療法のバイオメカニクス的分析 ………………古堅貞則　214

24. 加速度計を用いたバイオメカニクス的解析 …………………板東正記　226

第 **I** 章

バイオメカニクスと
動作分析の現状

第1節

バイオメカニクスと動作分析①

福井　勉[*1]

☑ Summary

　動作を分析することは，理学療法の中核的評価の一つである．経験的に行ってきた理学療法の理論展開にバイオメカニクスが風穴を開けつつあるが発展途上段階である．バイオメカニクスを臨床的に還元する技術は，基本的には理学療法士として必要な技術と変わらない．モデルや運動方程式を考案するためには，バイオメカニクスを理解したうえで理学療法技術を展開しなければならない．この両立のためには，基本的な知識を身につけることに加え，自分の思考の枠組みを広げなければならない．理学療法を基盤として，バイオメカニクスを利用するためには還元要素を十分に考えなくてはならない．

Key Words　バイオメカニクス，動作分析，運動方程式，臨床研究

バイオメカニクスと理学療法

　現在，理学療法にオーダーされる診療科目は広い範囲から行われており，それぞれの分野でさまざまな発展の経緯がある．しかし，その中でも動作障害の回復を図ることは重要な役割である．動作を分析することは，理学療法の中核的評価の一つである．経験的に行ってきた理学療法の理論展開にバイオメカニクスが少しだけ風穴を開けている．わが国におけるこの分野の研究を追うには，学会を俯瞰するのが早いと思われる．

　日本バイオメカニクス学会は，人間の身体運動に関する科学的研究ならびにその連絡共同を促進し，バイオメカニクスの発展を図ることを目的[1]としている．日本体育学会のバイオメカニクス専門分科会としての事業を行っていることからも，体育分野で発展してきた学会である．バイオメカニズム学会は，実体としての生物を工学・医学・生物学などの多面的な視点と方法論で解析するだけでなく，人工関節や福祉機器の開発，舞踊・スポーツや機能不全・介護動作の評価・改善などに応用すること[2]に特徴がある．また本会から，歩行動作や日常生活動作などの身体運動が困難な人々に対して運動分析システムなどの最

[*1] Tsutomu Fukui／文京学院大学保健医療科学研究科

新技術を活かして診断・評価・処方・訓練・手術を行う手法の開発と実践・普及を目的として設立された臨床歩行分析研究会[3]があり，多くの理学療法士が会員となっている．日本臨床バイオメカニクス学会は，整形外科分野におけるバイオメカニクスに関する研究発表と情報交換を目的とする学会で，医学の問題を工学の研究方法を用いて解決するということを行っている研究者の集まり[4]であり，理学療法士の会員数も多い．世界を見渡してみても，ISB（International Society of Biomechanics），ISBS（International Society of Biomechanics in Sports），WCB（World Congress of Biomechanics），ISPGR（International Society of Posture & Gait Research）などの学会がある．また科学雑誌としても，Gait & Posture，Journal of Biomechanics，Clinical Biomechanics をはじめとして多数の雑誌が存在する．これらの学会や雑誌に理学療法士は関わってきており，少しずつではあるが，専門性の中に科学的思考を取り込んできたといえる．

動作解析機器

現在までの理学療法におけるバイオメカニクスの歴史をみてみると，動作解析装置との関わりを考えなくてはならないであろう．筆者がはじめて動作解析装置を触った約20年前は，パソコンでの操作ではなくVAXで行っていた．コマンドもすべて手入力で，1m近くあろうかという背幅の英語マニュアルを仕方なく訳しては，恐る恐る触っていたことを覚えている．さまざまな本を読み漁りながら数カ月後に矢状面における下肢関節モーメントを出力させたのはよいが，この値であっているのかどうか確かめる方法に四苦八苦した記憶がある．現在のようにリアルタイムに可能になったさまざまな分析や補正，

およびフィルターが簡単に使えるのは，当時からすれば夢のようであるが，このような計測サイドのハードウエアを中心とした分野は今後も進んでいくと考えられる．

その一方，皮膚に貼付するマーカーから骨の位置と方向を同定することは容易ではないこともわかってきている．このずれは，skin movement artifact あるいは soft tissue artifacts と呼ばれ，さまざまな補正を行ってもなお調整困難であるとされている．骨格と軟部組織の間の誤差は機器の誤差よりも大きく[5,6]，骨の動きを表しているとは言えない[7]などともされている．このアーチファクト（artifact）を軽減するために analytical methods[8] および numerical global optimization methods[9] などに代表されるさまざまな方法が考案されてきた．しかしながら，どのような補正が遂行されても誤差は大きく[10]，標準化についての必要性[11]を求められている．

研究の流れを追って全般的な知識は知っているにこしたことはないが，われわれの立場ではもう少しやるべきことは，ほかにあるように思える．それらについて考えてみたい．

バイオメカニクスを理学療法に応用する場合に必要な知識

では逆に，われわれに必要な知識は何であろうか．いきなり力学の基礎から勉強しようとすると動機の維持が難しくなることも多い．この分野の論文で頻出の出力変数についての理解から始めたらどうだろうか．その観点から考えると，体節の並進運動に関わる変位，速度，加速度および体節間の相対的な角度，角速度，角加速度および絶対座標における前述の事項についての知識は必要となる．また，体節に使用するデータについては，どのような値をもとに算出したのかについて，質量，体節質量中心位置，慣性モーメントな

どの基礎データの理解も必要である．マーカーを用いる場合，仮想点を設定することが多いが，特に既存モデルを用いる場合であっても算出方法については知っておく必要がある．関節中心などの算出方法についても，吟味して使用するか否かを決めたほうがよい．次に力学的解釈をする場合には，床反力装置からの出力変数，関節モーメントやパワーの計算方法に至る経過も必須であろう．関節モーメントは徒手筋検査（MMT：Manual Muscle Testing）と類似した概念であるため，理学療法士の理解も得やすく，近年では標準的な用語として通用してきている．歩行分析を長年行ってきたわれわれとしても，動作分析からみた解釈の理由を広げられたといえるのではないだろうか．

運動方程式のモデルをあまり考えることなしに動作分析ができるようになったハードウエア，ソフトウエアの発展は，このように理学療法の中にも少しずつ革命をもたらしてくれた．しかし，これらのベースとしては力学の知識も必要となる．現在，高等学校で物理を選択しないで大学に入学する学生が多いが，基礎的な力学の理解は重要であろう．また，理解を深めるためには近年刊行されている動作分析の成書を紐解いたほうがよいであろう．さらに可能であれば線形代数，フィルター，データ処理のためのマクロなどの最低限の知識，AD変換の知識も無論あるに越したことはない．それから計測用および分析用ソフトウエアについての理解も十分にしておく必要がある．動作解析装置では，前述のようなことが重要になると考えられるが，その他の計測装置を用いる場合にもその装置に精通する必要があることはいうまでもない．ただし，前述の理解のみバイオメカニクスを理学療法領域で利用するためには不十分である．

理学療法士としてバイオメカニクスを利用するために必要な知識

臨床現場の理学療法士が業務の中で，バイオメカニクス関連知識を学ぶのはかなり負荷が高いとも考えらえる．しかし，一般的事項の知識が欠落したためにせっかく取得した貴重なデータが使えない状況になってしまっては，残念である．

理学療法の固有技術をどう活かすかに問題は集約される．前述の動作解析の所産を活かすのはわれわれの責務である．経験論で行ってきた動作分析を現場に還元する点については，いくつかの問題があると思う．臨床的な解釈とバイオメカニクスの用語の統一，概念の共有などは重要である．また客観的解釈で動作を捉える心構えも重要である．ハードウエアの進歩により機器の計測誤差が改善されているのに対し，それよりも大きい誤差はわれわれの触診技術の影響である事実も知っておく必要がある．マーカー貼付に細心の注意を払うことや生じうる誤りについても十分吟味し，データの過大解釈を避けるなど研究を行うものとして必要な心構えをもっておく必要がある．繰り返しになるが，重要であるのは「理学療法」に還元するプロセスである．なぜなら，計測機器に力を注ぐことで精一杯になれば「臨床力」が疎かになり，還元不能な研究をすることになってしまうからである．現在の国内におけるバイオメカニクス関連の理学療法研究の最大問題点は，ここにあると思われる．いくら上手に解釈ができても，われわれの還元すべき対象は臨床であることは明確である．知識を有するのは条件としては必要であるが，理学療法の中身がないと臨床的還元に至らず，研究としても意味が希薄になってしまう．

動作分析装置における出力変数を考える際に，臨床的事象と結びつけることができるか

どうかは特に重要である．臨床力がある理学療法士が余裕をもって前述の事柄を理解し，還元する必要性が今後よりいっそう高まるだろうと考えられる．ある程度知識のあるもの同士がチームを組むなどをしてレベルアップを図る工夫や，エンジニアなどとチームを組むことが望ましいと考えられる．

では，バイオメカニクスを臨床的に還元する技術は何であろうか．基本的には，理学療法士として必要な技術と変わらないと筆者は考えている．姿勢分析では，骨格を基盤にして位置関係を示す視覚的評価と，筋などの軟部組織の緊張状態を把握するために触覚的評価を用いる．立位姿勢では支持基底面，身体重心，足圧中心，重心線などいくつかの物理的指標を用いることで客観性を担保することが可能になる．また，変位や角度はいっけん簡単に観察要因になると考えられるが，経験を積むことが必要である．例えば，介入実験を行った際に視覚的観察により，大きな角度変化があったと観察できたが，動作解析結果では2°以下であることもしばしばである．逆に経験を有した理学療法士の目は侮れないとも考えられるが，一方ではある企業との共同研究で，経験値で物事を判断してきたわれわれへの批判の声をいただいたこともある．その際には理学療法士の判断を理学療法士だけですることの危険性も指摘された．臨床現場での観察の客観性の確保は簡単ではないとも感じた．

並進運動の変位や角度変化については，視覚的に判断できなくてはならない．しかし，例えば観察者が座っていて，歩行する人を前額面から観察する場合でも注意すべきことがある．例えば，離れて歩行する人を後方から観察したところ，骨盤の右変位が立脚期で大きいと判断し，逆に近づいてくる際には同じように観察されないなどという場合である．骨盤の水平面上の回旋が生じるために，観察者から遠い側が中心から近くにみえるために生じる錯覚は，この観察につきまとう．そのためにトレーニングをする必要もある．

歩行のような周期運動では，周期ごとの運動が全身に生じている．例えば，上肢の振りを考えてみてもさまざまな調整が行われている．そのため，上肢の振りの大きさと下肢運動の大きさに関係性は深い．相関関係があっても，なんら不思議ではない．多変量解析などを用いて関係性をつかもうとしても，その前に固有技術としてなんらかの推測をする必要性が出てくるわけである．その点については，経験のある理学療法士が大きな役割を示してほしいと考えている．例えば，対象者の速度や角速度については感知することが可能であろうと考えられる．しかしながら，自分ではなく対象者の加速度や角加速度，Jerkなどについては，現実的には工学的センサーの力を借りたほうが容易である．加速度や角加速度の概念を臨床的に落とし込むことは，力との関係からきわめて重要ではないかと考えられる．

摩擦も重要な評価要素ではないだろうか．例えば，背臥位では背中とベッドの間に摩擦力が作用する．半臥位で殿部方向へ体幹が落ち込むが抑えるのは背中の摩擦である．同様に歩行時にも立脚期前半で後足部に後方へ，立脚期後半では前足部に前方への床反力が生じている．足裏にも当然摩擦力が作用する．そしてわれわれの手技も摩擦を利用しているわけである．理学療法士として今後は，この身体内部の力についても深く検討する必要があると考えられる．関節内の剪断力などのずれもこのことと無関係ではない．

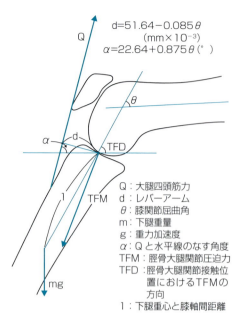

図1 端座位における脛骨大腿関節の運動方程式

① 側面X線像より d, α を計測し θ の関数で示す
② Q, mg, TFM の3力の釣合より,

$Q = mgl \cdot \cos(\theta)/d$

$TFM = \sqrt{Q^2 + m^2g^2 - 2mgQ \cdot \sin(\alpha)}$

$TFD = \tan^{-1}\dfrac{Q \cdot \sin(\alpha) - mg}{Q \cdot \cos(\alpha)}$

として求めた

(福井 勉, 他：脛骨大腿関節のバイオメカニクス. 理学療法学 15：231-234, 1988 より転載)

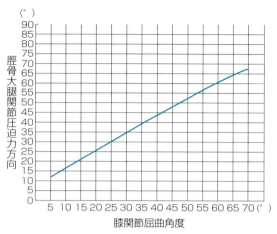

図2 脛骨大腿関節圧迫力の方向と膝関節屈曲角度の関係

(福井 勉, 他：脛骨大腿関節のバイオメカニクス. 理学療法学 15：231-234, 1988 より転載)

理学療法施行上の考察

関節内の剪断力と抵抗運動について

単純な運動方程式から理学療法を考えてみる．例えば，端座位で膝関節を屈伸している人に生じている脛骨大腿関節には，どのような滑りが生じているのであろうか．図1のように下腿の質量中心に下腿の重量が作用して，それを大腿四頭筋で支えている場合を考える．側面X線像を膝関節屈曲90°から0°の間の下腿静止状態で行い，膝関節屈曲角：θ，lever arm：d を測定し，伸展方向，屈曲方向のモーメントの釣合伸展力 Q を求めた．下腿に作用する3つの力である膝関節伸展力，下腿への重力，脛骨大腿関節圧迫力のうち，不明である脛骨大腿関節圧迫力の大きさと方向をシミュレーションしたものである[12]．この場合，関節角度は重要な変数である．この膝関節が伸展位に近づくほど大腿四頭筋筋力は大きくならなければ下腿の重量を支えることができない．しかし，膝蓋靱帯が脛骨となす角度は膝関節伸展に伴い変化するために，脛骨大腿関節には剪断力はほとんど生じない．自重だけであれば，常に膝関節方向へかかる力が生じており，大腿四頭筋により関節安定化が図られている（図2）．このことは歩行遊脚期でも同様に考えられる．また，膝前十字靱帯損傷は足部が固定された状態で生じることとも関連する．例えば，下腿遠位に抵抗をかけるウエイトトレーニングにより脛骨大腿関節に剪断力が生じるが，そのような剪断力を膝関節内にもたらすことは生理的運動ではないのかもしれない．半月板は周囲が縁となり関節に安定化作用をもたらしているが，このように，開放運動連鎖（open kinetic）では半月板への影響も小さいことが予想される．したがって，剪断力は意識し理学療法を施行するにあたって考えなくてはならない要素である．

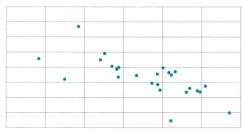
a．床反力垂直分力第1峰時の膝関節および股関節伸展モーメントの関係

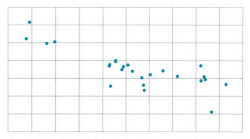
b．床反力垂直分力第2峰時の膝関節および股関節伸展モーメントの関係

図3　膝関節伸展モーメントと股関節伸展モーメントの関係

支持モーメントとtrade-off

Winterは，足関節底屈，膝関節伸展，股関節伸展モーメントの和を支持モーメント（support moment）と呼び[13]，床反力垂直分力と非常に類似した波形を示すことを述べた[14]．床反力垂直分力は，身体重心の垂直方向の加速度とほぼ同義である．したがって，足関節，膝関節，股関節のどれかの伸展筋力を作用させることで身体重心が上方向へ加速することがわかる．このトレードオフ（trade-off）の関係は，興味深い示唆をわれわれに与えてくれる．例えば，歩行中の床反力垂直分力は2峰性を示すが，そのうち前半の山は，ほぼ膝関節伸展モーメント最大発揮のタイミングと一致する．また後半の山は，足関節底屈モーメントと一致する．さらに，膝関節伸展モーメントと股関節伸展モーメントは立脚期全体を通じて負の相関関係を有している．つまり，股関節伸展モーメントが大きい時期には，必ず膝関節伸展モーメントが小さいということになる．図3は，そのうち床反力垂直分力の2つのピーク時の膝関節と股関節の伸展モーメントの関係を示したものである[15]．この関係は人によって特徴がある．例えば，図4aは立脚期で股関節伸展モーメントが大きいケース，図4bは逆に膝関節伸展モーメントが大きいケースのスティックピクチャーである．それぞれの立脚期中の関節モーメントを図5および図6に示す．図4bでは，図4aと比較して，膝関節屈曲角度が大きく，床反力は後方成分が大きく，膝関節から離れていることが特徴的である．また，頭部が体幹と比較して前方に位置し，体幹の後弯が目立つ特徴がある．身体重心の床への投影点は，図4aでは前脚支持基底面に入っているが，図4bでは踵より後方に位置する．前述より図4bでは，歩行中の大腿前面の筋緊張が高くなり，そのことが恒常的に続くことで日常の筋緊張に反映していても不思議はないとも考えられる．このことは，理学療法上きわめて重要な情報が視覚的に得られることを示している．

また，支持モーメントと床反力垂直分力の関係は歩行のみではなく，スクワット動作でも同様であった[16]．スクワットは身体重心上下移動運動と言い換えることもできる．そのため理学療法において重要な「代償動作」についての考えを提供してくれる．足関節から上部の質量全体が足より前に移動すると，足関節伸展モーメントが増大するが膝関節伸展モーメントは小さくなる．また，股関節から上部質量が前方に位置しても同様に股関節伸展モーメントが増大するが，膝関節伸展モーメントは小さくなる．この3者の大小関係は，代償関係ともいえ，トレードオフ関係がここ

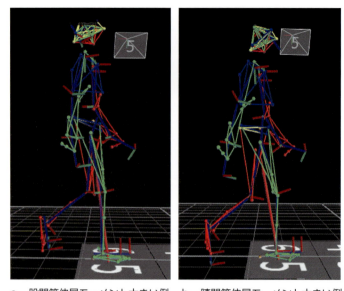

a. 股関節伸展モーメント大きい例　　b. 膝関節伸展モーメント大きい例

図4　股関節および膝関節伸展モーメントの大きい歩行例（床反力垂直分力の一度目のピーク時）

bでは，aと比較して，膝関節屈曲角度が大きく，床反力は後方成分が大きく，膝関節から離れていることが特徴的である．また，頭部が体幹と比較して前方に位置し，体幹の後弯が目立つ特徴がある．身体重心の床への投影点は，aでは前脚支持基底面に入っているが，bでは踵より後方に位置する

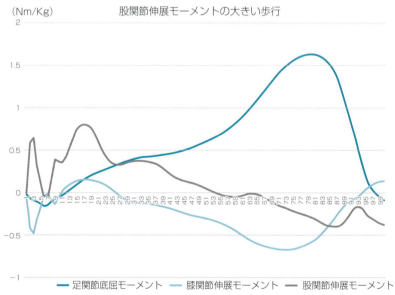

図5　図4aの被験者の歩行中の下肢関節モーメント

でも観察される．
　フルスクワットが不可能で後方に倒れてしまう人の共通点は膝関節伸展モーメントが大きいことである．例えば，胸椎後弯が大きい人は体幹全体の質量が膝から後方に位置しやすく膝関節伸展モーメントが大きくなる．こ

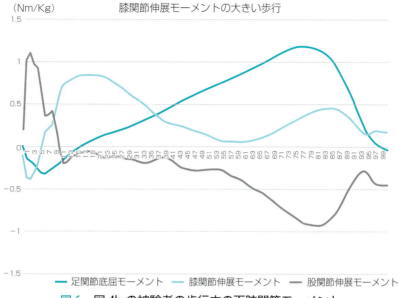
図6 図4bの被験者の歩行中の下肢関節モーメント

のような姿勢では身体重心も後方に移動しやすくなり，足関節底屈あるいは股関節伸展モーメントが小さくなる．この3者の関係で述べると，膝関節伸展モーメントだけが大きくなってしまうのである．そして，重要なことは膝前面痛を有する人はこの傾向になっているということである．膝蓋靱帯炎など膝関節伸展モーメントが大きくなっている場合，スクワット動作でも前述の姿勢変化が観察できる．つまり，膝関節伸展モーメント増大が本疾患の「原因」と考えるべきではないだろうか．この場合，動作自体を変化させることが，いわば原因療法と考えられ，ストレッチングは対症療法となる．また，膝関節伸展筋の筋力トレーニングは，逆に禁忌といったほうがよいかもしれない．理学療法においては，足関節および股関節伸展モーメントを大きくしたスクワット動作が可能になる動作パターンを獲得させることに力点をおくべきであろう．例えば，トレードオフを利用して股関節伸展モーメントを大きくすることが重要になる．スクワット中に骨盤から上部質量を前方移動して股関節を屈曲することができれば，股関節伸展モーメントが大きくなる．また股関節の屈曲制限は，直ちに腰椎の屈曲過剰運動に結びつくため，体幹の質量が後方に位置しやすくなってしまう．実際の運動療法では，さまざまな工夫が必要となるが，トレードオフを利用していることはいうまでもない．

前述のようにトレードオフの関係を知ることは，疼痛の生じた原因を探ることになるだけではなく，治療方法を提供してくれる．いわば，関節と関節の機能的相互関係を知るうえで大きな手がかりとなる．大きなくくりで考えると，このことは関節間相互関係となり，いわゆる運動連鎖にほかならない．運動連鎖の定義は明確でないとしても，この関節間相互関係はバイオメカニクス的に説明可能である．例えば，歩行中にどのような外力がかかっているかについて図で示し，その運動療法を考案することは，実際の人の反応について熟知しているセラピストにとって有意義な時間をもたらしてくれるのではないだろうか．

バイオメカニクスの限界

このようにバイオメカニクスの恩恵は大きいと考えられるが，例えば「感覚や神経機能」については，あまり考慮されていない場合が多い．そのため，臨床的印象と異なることがあった場合，バイオメカニクスからすべてを説明することができないと考えたほうがよい．例えば足底部に，ある方向の機械的刺激を入力するだけで足部付近の筋緊張が即時的に変化することをバイオメカニクスの観点から説明することはきわめて困難である．われわれ理学療法士としては，評価のあり方についてバイオメカニクスは重要な参考となるが，実際の治療にはさらに自由な発想，工夫が必要になる．さらに現状では，多くのバイオメカニクスのモデルは剛体リンクモデルを用いている．このことも限界の一つであり，今後の課題である．

バイオメカニクスと理学療法の今後について

動作解析についてはモデルが必要になる．重心動揺計は，スペクトル解析を用いて感覚入力を分類しているが，視覚，前庭，体性感覚の割合を分類しても，おのおのに対応する理学療法としての手段を有していなければ有益な治療手段にならない．すなわち動作分析においては，われわれの用いる評価手段と治療の整合性が不可欠である．例えば，関節モーメントは前述のとおり筋力評価や筋緊張と類似点が多い．着地動作の際に，床反力ベクトルがどの程度，足関節中心から離れているか，またその方向が後方内側に位置すればするほど，足関節を内がえしにさせるということなる．床反力が足関節中心から離れて関節を内がえししようとした際には，それに対応する筋が適切に作用すれば内がえし捻挫は生じな

い．また，着地時の足裏には水平面での力が生じるが，これは摩擦である．この摩擦は，その間に生じる滑りを止める作用をするが，滑りは，地面と靴，靴と靴下，靴下と皮膚，皮膚と筋の間にも生じる．特に踵や前足部には，非常に厚みのある脂肪層が衝撃吸収を行っている．この衝撃吸収は，実際に作用する関節モーメントを緩衝すると考えられる．このあたりも，理学療法で操作できるパラメータかもしれない．身体内部の滑りの評価はあまり見かけないが，必要になる可能性を有している．また，動作分析装置の精度が上がるにつれて皮膚上マーカーのアーチファクトが問題視されているように，今後は関節内部のずれについても評価が必要になると思われる．例えば，大腿骨頭と臼蓋間の有限要素法を用いた応力分析などが近年されているが，理学療法上の感覚的な臨床評価と一致度は高いかもしれない．

そうなると，今までは体節位置と方向の分析を行ってきたが，今後は身体内部にある部位の座標分析などが必要になるかもしれない．超音波診断装置の精度向上により，プローブにマーカーを貼付して空間上の位置と方向を計測することで身体内部の座標系を構築することは，原理上可能であると思われる．また，衝撃などについては加速度計の利用増加により，特定部位の加速度計測は有益データとなっている[17]．体節自体に作用する回転についても今後の課題である．Free moment の身体への影響については，まだこれからの研究課題であろう．また，繰り返し生じる外力の観点からはシンスプリントなどスポーツ障害だけはなく，変性疾患の原因解明にならないか興味ある分野である．

おわりに

バイオメカニクスを臨床に活かすには，理

学療法の力が必要である．計測機器は，あくまでもわれわれにとっては道具であり，活用しだいでは有益なツールとなりうる．この計測関係の知識と理学療法の臨床力の両方を併せもつこと，さらに計測装置の出力変数とわれわれの評価や治療を結びつけることが，今後の最重要課題と考えられる．

文　献

1) 日本バイオメカニクス学会（http://biomechanics.jp/about/about.html）2016 年 8 月 11 日閲覧

2) バイオメカニズム学会（http://sobim.jp/introduction/aboutus.html）2016 年 8 月 11 日閲覧

3) 臨床歩行分析研究会（http://gait-analysis.jp/）2016 年 8 月 11 日閲覧

4) 日本臨床バイオメカニクス学会（http://www.clin-biomechanics.org/outline01.htm）2016 年 8 月 11 日閲覧

5) Leardini A, et al：Human movement analysis using stereophotogrammetry. Part 3. Soft tissue artifact assessment and compensation. *Gait Posture* **21**：212-225, 2005

6) Reinschmidt C, et al：Effect of skin movement on the analysis of skeletal knee joint motion during running. *J Biomech* **30**：729-732, 1997

7) Benoit DL, et al：Effect of skin movement artifact on knee kinematics during gait and cutting motions measured in vivo. *Gait Posture* **24**：152-164, 2006

8) Klous M, et al：Marker-based reconstruction of the kinematics of a chain of segments：a new method that incorporates joint kinematic constraints. *J Biomech Eng* **132**：074501, 2010

9) Lu TW, et al：Bone position estimation from skin marker co-ordinates using global optimisation with joint constraints. *J Biomech* **32**：129-134, 1999

10) Cereatti A, et al：Reconstruction of skeletal movement using skin markers：comparative assessment of bone pose estimators. *J Neuroeng Rehabil* **3**：7, 2006

11) Cappozzo A, et al：Position and orientation in space of bones during movement：anatomical frame definition and determination. *Clin Biomech*（*Bristol, Avon*）**10**：171-178, 1995

12) 福井　勉，他：脛骨大腿関節のバイオメカニクス．理学療法学 **15**：231-234，1988

13) Winter DA：Overall principle of lower limb support during stance phase of gait. *J Biomech* **13**：923-927, 1980

14) Winter DA：Biomechanics and Motor Control of Human Movement 4th ed. John Wiley & Sons, Hoboken, 2009, pp281-295

15) Fukui T, et al：Relationship between support moment and vertical component of ground reaction force during gait. 第 50 回日本理学療法学術大会抄録集，2015，O-0099

16) 福井　勉：筋・腱付着部損傷の治療―リハビリテーション．*MB Orthop* **27**：71-78，2014

17) 木藤伸宏，他：加速度センサを用いた変形性膝関節症の歩行時下腿運動の解析．理学療法学 **31**：86-94，2004

第2節

バイオメカニクスと動作分析②

山田英司[*1]

✅ Summary

　動作分析は理学療法の中でも重要な評価であり，歩行分析を代表とし，臨床的に多く用いられている．しかし，バイオメカニクス的に分析された研究結果が，臨床現場での動作分析に十分に応用されているとはいえないのが現状である．これは，動作分析の概念や定義が複雑で，標準化された方法が確立されていないこと，バイオメカニクス的に分析された研究結果を解釈するにはある程度の専門的な知識を必要とすることから，臨床に携わる理学療法士が理解しづらいこと，研究に携わる理学療法士が，臨床で求められている内容を意識せず，分析ありきの研究を進めてしまっていることが大きな理由であると考えられる．本稿では，動作分析方法の統一化を妨げる問題とバイオメカニクスを動作分析にどう応用すべきかについて述べる．

Key Words ▶ バイオメカニクスの将来の展望，理学療法に活用するには

はじめに

　理学療法における動作分析（motion analysis）の重要性について，異論を唱える理学療法士はほとんどいないであろう．しかし，関節可動域検査や徒手筋力検査などは，国内の養成校でほぼ統一された検査法を学ぶのに対して，動作分析は概念的な枠組みや具体的な分析方法に関する標準化がまだ確立されておらず，養成校における教育内容は担当教員に委ねられている．よって，臨床で勤務する理学療法士は，それぞれの教育的な背景を基礎として，卒後に学んだ知識などを付加して，独自の動作分析方法を用いているのが現状である．この弊害を最も受けているのは臨床実習生である．それぞれの養成校で学んだ動作分析の概念や方法が異なっているだけではなく，実習で学生を指導する理学療法士も統一した見解をもっておらず，さまざまな側面から捉えられた動作分析の方法と結果を求められる．よって，同一施設においてすら，ある理学療法士からは「まずは動作全体から把握しなさい」といわれたかと思うと，違う理学療法士には「各関節の左右差を中心にみなさ

[*1] Eiji Yamada／総合病院回生病院関節外科センター附属理学療法部

い」などと異なる手法を指示されることも多い．また，評価尺度や記載方法も統一されていないため，レポートの作成に膨大な時間を要してしまう．

このように，重要な評価と認識されているにもかかわらず，統一した概念や方法が確立されない理由は何であろうか．まずは，動作分析方法の統一化を妨げる問題を考えてみたい．

動作分析方法の統一化を妨げる問題

高嶋ら[1]は，動作分析の一般化が困難な理由として，①用語と定義が異なる，②分析の目的が明確でない，③分析対象が明確でない，④帰納的推論（bottom up reasoning）か演繹的推論法（top down reasoning）によって動作分析の過程が異なる，⑤動作分析がさまざまな問題解決過程で利用されている，⑥分析方法が多種多様である，⑦動作分析に適した指標が少ない，⑧動作分析に適した記録用紙・方法が少ないと8つの項目をあげている．

まず，用語と定義について考えてみる．理学療法の分野では，「人間の動き」を捉えることに対する表現として動作分析という言葉を用いる場合が多い．似たような表現として，運動分析，動作観察，動作解析などがある．中村ら[2]は，人間の行動（motor behavior）を，運動（movement），動作（motion），行為（action, conduct）の3側面から分類し，運動は姿勢（体位と構え）が時間的に連続して変化したもので，身体軸と重力の関係（体位：position），身体の動きの方向，身体の各部分の相対的な位置関係（構え：attitude）の変化として記述される．動作は，運動によって具体的に行われる仕事（work），課題（task）との関係を分析する時の単位となる．また，人間の行動を，それが示す社会文化的に意味や意図との関連

で捉える時には，行為が単位となると述べている．例えば，歩行は動作であり，その要素となる関節可動域や四肢の位置の相対的変化などの物理学的概念が運動ということになる．このように，動作分析と運動分析は異なったものを対象としているにもかかわらず，臨床場面では同義として使用されている場合が多い．捉えようとする「人間の動き」が，運動能力などの行為レベルなのか，投球フォームなどの動作レベルなのか，投球動作中の肩関節運動などの関節単位での要素的な運動レベルなのか，ということが明確になっていないにもかかわらず，安易に動作分析という表現が用いられているという問題があげられる．

木村[3]は，動作分析とは「日常生活動作や基本動作などの合目的な動作を安定性，協調性（動作様式），持久性，速度性，応用性という実用性の要素に分解して，それぞれの実用性の要素別に動作の特性を明らかにすること」，運動分析とは「合目的動作を構成している要素的運動における身体各部の時間的・空間的な相対的位置関係の変化を明らかにすること」と定義している．よって，まず理学療法士一人ひとりが，目的に応じて分析しようとする対象が動作なのか，運動なのかを明確にして使用することを繰り返すことによって，共通概念として浸透していくのではないかと考えられる．

分析とは，物事をいくつかの要素に分け，その要素・成分・構成などを細かい点まではっきりさせることであり，解析とは物事を細かく解き開き，理論に基づいて研究することであるとされる．木村[3]は，動作分析と動作解析の概念的な定義について，動作分析は臨床的な視覚的分析を中心とした定性的な分析と機器を用いた定量的な動作解析を包含した広義の概念として位置づけており，動作分析における実用性の要素を，三次元動作解析装置，

床反力計，表面筋電図，三軸加速度計，ジャイロセンサーなどの機器を用いて，定量的に解析することを狭義に動作解析として位置づけている．よって，臨床現場でよく行われているのは定義的には動作分析であり，時間因子や距離因子を除くと，そのほとんどが定性的な分析であると考えられる．臨床的な視覚的分析は，観察と記録からなる．観察の利点として，適応範囲が広く，特に機器も必要せず，経済性が高いことなどがあげられるが，欠点として観察者の能力に大きく依存し，客観性が乏しく数値化しにくいことなどがあげられる．この観察者に依存する定性的な部分が大きいことが，動作分析方法の一般化を妨げる大きな要因の一つであると考えられる．

また，観察の方法は目的によって大きく異なる．例えば，動作の安全性や円滑性を確認する目的であれば，一回の動作が分析対象となるが，持久性を確認する目的あれば，反復する動作が対象となるであろう．また，疼痛が起こっている原因を調べる目的であれば，動作中の疼痛が出現する時期だけでなく，その前後の動作との関連性に着目して観察するであろう．このように，動作分析，運動分析，動作解析，運動解析などの用語と定義や目的に応じた観察方法の違いについて，理学療法士が十分に理解しておくことが重要であると考える．

次に，臨床現場における動作分析の目的について考えてみたい．動作分析の目的は，動作の安全性，持久性や様式の確認，異常運動の観察，動作が困難な原因や疼痛との関連性を推測したり，機能障害が動作に及ぼす影響を分析するなど多岐にわたっている．しかし，同様に基本動作の安全性や実行性を評価する日常生活動作（ADL：Activities of Daily Living）評価との明確な違いは定義されておらず，他の検査や評価法との区別があいまいな部分も多い．

臨床において，対象者の訴えや症状から病態を推測し，仮説に基づき適切な検査法を選択して対象者に最も適した介入方法を決定していく一連の心理的過程を臨床推論という．前述したように，動作分析の目的はさまざま存在するが，最も多いのは臨床推論の過程の中で動作を観察し，正常運動との比較や特徴的な運動を捉えることにより，動作障害の特性を明らかにし，他の検査・測定結果との関連性を分析し，治療プログラム立案の一助とすることではないかと考えられる．具体的には，ある疾患により，歩行障害を呈する患者の歩行分析を行うことにより，歩行時に出現している問題や今後，起こりうる問題を解決するための原因の仮説を立て，検査や理学療法プログラムを考える場合や，立ち上がり時に膝関節痛を訴える患者の治療プログラムを立案するためには，どのようなストレスが膝関節に加わっているのか，そのストレスはどのような動作の特性が影響しているのかなどを評価するために動作分析を行うことが多いのではないかと考えられる．

このような臨床推論の過程には，帰納的推論と演繹的推論の異なる2つの方法がある．帰納的推論は，対象者の診断名から必要と思われる検査・測定項目を選択・実行し，その検査・測定結果と動作分析結果を統合・解釈して問題点を抽出する方法であり，学生や臨床経験の少ない理学療法士に用いられることが多い．演繹的推論は，動作分析の結果から動作障害と身体機能との関連性に関する仮説を立て，検査・測定によって仮説を検証する方法であり，多くの経験を有する熟練者に用いられることが多い．帰納的推論は，検査・測定を網羅的に行うことにより，正常からの逸脱点のとりこぼしは少ないが，検査・測定に時間がかかること，マニュアル的になりやすいこと，それぞれ検査・測定結果と動作分析の結果の関連づけが難しいことが欠点であ

る．演繹的推論は，仮説検証の過程で的を絞った推論が行いやすいが，仮説を立てる段階で経験的な要素が大きく関与し，バイアスが大きくなるという問題がある．

　この2つの方法では，臨床推論における動作分析の位置づけや順序，観察するポイントが大きく異なることに注意する必要がある．実際の臨床では，状況に応じてこの2つの方法を使い分けており，自分の行っている動作分析はどちらの方法の中で行っているのかを常に意識しておかなくてはならない．さらに実習生に対しては，この2つの方法の目的や特徴を説明し，実習生にどちらの方法の臨床推論の過程で動作分析を行うのかを十分に指示し，理解させたうえで，動作分析を指導する必要がある．

　観察による動作分析は定性的な部分が多く，客観性に乏しく，再現性が低い．よって，できる限り客観性を高めるためには，観察と記録の方法を工夫する必要がある．近年では，ビデオカメラやスマートフォンに記録し，動作を複数回再生して，観察を行うことができるようになった．記録に関しても，動作分析の結果から動作障害の特徴を捉えることを考慮した評価シートや評価指標が報告されてきている．しかし，最も分析されることの多い歩行動作においてでも，ゴールデンスタンダードとなる記録方法は確立されていないのが現状である．よって，多施設で情報を共有し，エビデンスを構築するためにも，動作，目的に応じた記録手段の開発が必須であると考えられる．

　これまで動作分析方法の統一化を妨げる問題について述べてきた．このように現状では，さまざまな問題が存在するが，それだけ理学療法士が捉えようとする「人間の動き」が複雑であり，理学療法士の視点，すなわち概念モデルが統一されていないことが影響していると考えられる．理学療法において，動作分析は必須の評価項目であるが，計測ではなく，視覚的な観察による定性的な部分に頼らざるをえない主観的な評価方法である．よって，臨床・研究・教育の各分野で動作分析の標準化を進め，共通概念に基づいて行うことが，エビデンスの蓄積にもつながると考えられる．

動作分析とバイオメカニクス

　バイオメカニクス（生体力学）とは，生物学的構造における力とその効果に関する学問である．理学療法士が扱う運動学と身体運動のバイメカニクスとの関係について，大渕[4]は，運動学は力学的な視点のみならず，心理学的・社会学的観点などの運動に関する諸因子を含むと考えられ，バイオメカニクスを含んだ身体運動に関する包括的な概念であると述べている．よって，重心，床反力，関節モーメント，パワーなどがキーワードとなり，運動を力学的に分析し，動作分析に応用することが理学療法におけるバイオメカニクスの役割であろう．

　臨床における動作分析では，時間因子や距離因子は測定できるが，観察するものを計測することはできない．すなわち，観察により理学療法士がみることができるのは，身体の各部分の相対的位置関係や絶対座標に対する位置の変化と，その変化の速さのみである．例えば，椅子からの立ち上がり動作では，体幹・股関節の屈曲運動により，頭部が前方に移動し，股関節・膝関節の伸展運動と足関節の底屈運動により，頭部が上方に移動する様子や各関節の運動が起こるタイミング，速度などを観察することができる．しかし，それぞれの関節の正確な角度変化や角速度を知ることは困難である．ここで重要なことは，まず観察した変化は定性的であり，客観性にかなり乏しいことを十分に認識すること，そし

て分析に用いる情報が観察したものなのか，あるいは観察によって得られた情報から起こっているであろうと予測したものなのかを明確に区別することである．動作を観察した際，重心が高いとか低いとか，重心の動きが滑らかであると記録することも多い．しかし，正確な重心は計測と計算によって得られるものであり，高いとか低いということは，観察の結果，そうであろうと理学療法士が予測したものである．計測し計算されたデータは間隔尺度であるが，観察により予測したものはAよりもBのほうが大きいなどの順序尺度である．関節モーメントも同様で，目でみることができないため，想像した床反力と肢節の相対的位置関係から予測したものである．よって，観察からこうなっているであろうと予測する際には，観察者の知識，経験，思想，好みの治療戦略などのバイアスの影響を大きく受けていることを認識することが重要である．人間の脳は自分に都合のよいように解釈する場合が多い．例えば，治療前後での歩行分析では治療した理学療法士には，歩行速度が速くなっていたり，歩容が改善しているようにみえても，他の理学療法士が観察すると変化がないと判断する場合もある．このような，観察による動作分析の客観性を高めるためには，さまざまな工夫が必要であるが，正しいバイオメカニクスの知識をもつことが重要なポイントの一つとなる．

三次元動作解析装置や床反力計を用いた動作分析は客観的であり，ほぼ正確な運動学，運動力学的データを算出することが可能である．しかし，コスト，煩雑性，時間的制約などの問題により，ほとんどの臨床現場には設置されておらず，臨床の理学療法士は自分の担当する患者を計測し，正確なデータを得ることができない．理想的には，三次元動作解析装置を用いた動作分析が，多くの施設で標準的に行われることであるが，現実的には困難であり，担当する患者の運動学，運動力学的データに基づいて，治療プログラムを立案することはほとんどできない．それに対して研究機関では，これまで基本動作，特に歩行に関するバイオメカニクス的研究は数多く行われており，さまざまな研究データが報告されている．しかし，これらの研究結果が臨床現場で十分に利用されているとはいえないのが現状である．

理学療法を行う患者の三次元動作解析装置を用いた評価が困難であることを踏まえると，バイオメカニクスを動作分析に応用する目的は，観察したものから計測しなくてはわからないものを予測する際の正確性を向上させることである．動作にはいくつかのパターンが存在するものもあるが，健常者に多く認められる正常運動がある．例えば，三次元動作解析装置で算出された正常歩行のバイオメカニクスと観察できる運動の相互関係が理解できていれば，正常からの逸脱を発見することにより，異常な運動をみつけることが可能となる．また，バイオメカニクスの知識に基づいて，異常な運動が起こった原因の仮説を立てることもできる．このように，自分が分析したい動作が正常に遂行される仕組みをバイオメカニクス的に理解し，患者の観察結果と比較照合し，その原因を推測することがバイオメカニクスデータを臨床に応用する方法の一つであると考える．この方法では臨床の理学療法士が，バイオメカニクスデータを利用する立場となる．また，正常運動のみでなく異常運動のバイオメカニクスデータも多く報告されており，疾患特異的な異常運動の運動学，運動力学的特徴を応用することにより，仮説の信頼性を向上させ，適切な治療プログラムの立案の客観性を向上させることができる．しかし，この際にバイオメカニクスデータを利用する理学療法士には，データを解釈する専門的な知識が必要となる．公表された

データそのものを直接，治療に用いることはできない．研究の背景・手法などを踏まえたうえで結果を読み取り，自分の臨床推論の中に応用する能力が必要である．どのようなすばらしいデータでも，それを利用する理学療法士の力量によって，非常に役に立ったり，無意味なものになったりするのである．また，臨床現場では視覚的に観察することのできない床反力やモーメント，パワーなどを観察の中に取り込み，分析に活かすには計算手法の知識や経験を要する．さらに，実際の患者では計測することができないため，異なった解釈が存在する場合，すぐに正解を確認することができないなどの問題もある．

三次元動作解析装置や床反力計などを用いて，研究する立場にも工夫が必要である．一つの動作を計測・解析すれば，非常に多くのデータが算出される．歩行1周期だけでも数百のグラフを書くことができる．このような解析したデータそのものには，臨床的な意味はほとんどない．例えば，人工膝関節置換術前後で歩行中の膝関節角度の変化がこのように変化しましたという論文を読んでも，臨床の理学療法士はそのデータを自分の担当する患者に応用することは難しい．臨床の理学療法士が求めているのは，観察できる情報と計測により解析することでしか明らかにならない情報である．例えば，術後に歩行時の膝関節の屈曲角度が少ない患者の特徴として，膝関節伸展モーメントの低下があり，術後半年経過しても，膝関節伸展筋力が低下している傾向があるという研究結果であれば，臨床の理学療法士が観察した自分の担当する患者の膝関節の屈曲角度の低下により，積極的な膝関節伸展筋力トレーニングを早期から開始しなくてはならないというプログラムの立案に寄与できる．このように研究し，バイオメカニクスデータを公表する研究者側も，どうすれば自分の研究結果が臨床で使ってもらえる

かを常に意識する必要があると思われる．

国内でバイオメカニクスデータを測定できる環境をもつ施設のほとんどは，大学などの研究機関である．臨床で勤務する理学療法士が求めている研究結果は，日々遭遇する患者のデータであるが，環境の整った施設には測定対象となる患者がおらず，患者のいる臨床現場には測定環境が整っていないというジレンマが存在する．このジレンマを解決するためには臨床現場と研究機関との共同研究を進めていく必要があり，このような共同研究がバイオメカニクス分野における臨床と研究の溝を少しずつ埋めていってくれると考える．

おわりに

理学療法は，理学療法学という学問を基礎としている．すべての事柄が科学的に計測・分析できるわけではないが，評価・治療の客観性や再現性を科学的に高める努力を継続しなくてはならない．学生のころ，解剖学，運動学，生理学を駆使した動作分析が理学療法士の武器であると教わった．今でもその言葉は間違いではないと思っている．そのためにも，動作分析の標準化とバイオメカニクスの臨床応用を進めていかなくてはならない．そして，臨床現場だけではなく，卒前・卒後教育での導入が重要であると考える．

文 献

1) 高嶋幸恵，他：動作分析の抱える問題と教育上の課題．甲南女子大学研究紀要 看護学・リハビリテーション学編 **1**：15-22，2007
2) 中村隆一，他：基礎運動学 第4版．医歯薬出版，1992，pp260-288
3) 木村貞治：理学療法における動作分析の現状と今後の課題．理学療法学 **33**：394-403，2006
4) 大渕修一：理学療法学科における運動学とバイオメカニクス教育．バイオメカニズム会誌 **22**：104-105，1998

第Ⅱ章

バイオメカニクスと動作分析の実際

第1節

Plantar heel pain に関する バイオメカニクスと臨床展開

井野口誠之[*1]

✓ Summary

Plantar heel pain（PHP）はメカニカルストレスが関与し，原因が特定しにくい病態であるため，バイオメカニクスに基づいた動作分析が臨床では必要不可欠である．PHP患者の歩行の特徴は，踵離地遅延，前足部内側の足圧減少，中足部の足圧上昇であり，これらの特徴は PHP 発症の原因動作である可能性が高い．この原因動作を考慮しながら，踵離地のタイミングや横足根関節の可動性などを評価し，また外側楔状骨や踵骨脂肪体など，さまざまな方面からアプローチすることが，PHP の臨床結果を出すポイントであると考える．

Key Words plantar heel pain, 踵離地のタイミング, 足圧分布, 臨床展開

はじめに

Plantar heel pain（PHP）は，踵部底側に疼痛を訴える疾患であり，その原因は足底腱膜の炎症，踵骨骨棘，踵骨疲労骨折，踵骨脂肪体の萎縮，踵骨下滑液包炎，神経絞扼障害など，さまざまな原因が示唆されているが，臨床において原因が特定しにくい病態である[1,2]．また，PHP に対する有効な治療方法は確立していないのが現状であり，難渋を強いられることも少なくない．踵を含む足部は，歩行時やランニング時など，床から直接床反力を受けメカニカルストレスを受けやすい身体部位である．特に PHP はランニングを頻繁に行う

ランナーや肥満者に好発する疾患[1,2]であり，PHP の発生機序にはメカニカルストレスが関与していると考えられ，踵部底側の組織には圧迫や牽引などのなんらかのメカニカルストレスが加わっている可能性が高い．ゆえに，踵部底側にかかるメカニカルストレスを減弱させる方法が有効な治療手段になりうる可能性があり，PHP 患者に対してバイオメカニクスの観点から動作分析を行うことは臨床では必要不可欠となる．そこで，PHP に関するバイオメカニクスのデータと動作分析のポイントを提示し，筆者の臨床的見解や治療展開を述べる．

[*1] Masayuki Inoguchi／のぞみ整形外科 リハビリテーション科

PHPの病態と臨床的思考

PHPの疼痛好発部位は踵部底側の内側で、特異的な症状は踵部底側の圧痛、起床直後あるいは安静座位直後の歩行時痛であり[1,2]、歩行時には立脚後期において痛みを訴えることを多く経験する。主要な原因として、足底腱膜の牽引ストレスによる炎症や骨棘による炎症が一般的に考えられているが、MRIによる検討では足底腱膜の炎症を示さない報告[3]や、PHP患者と健常人との間には骨棘の発生率に大きな差はない報告[4]があり、足底腱膜や骨棘が必ずしも疼痛の主原因とはいえない。痛みの対象組織についても、臨床的には痛みが足底腱膜の付着部なのか、あるいは骨棘部なのか、それとも表層の踵骨脂肪体なのか、判断に困る場合が多い。PHPの発症原因の特定と痛みの組織の特定は容易ではなく、また要因が混在している可能性もあり、PHPの病態の把握は困難を要する。病態を把握しきれない場合、臨床で結果を出すためには特異的な運動機能、もしくは特異的な動作に着目することが症状解消への糸口となる。以下に、PHPに関するバイオメカニクス的データと、その見解を提示するので、その糸口の一助になることを願う。

PHPと踵離地のタイミング

PHP患者は、歩行立脚後期に疼痛を訴えることが多く、例えば歩行立脚後期の動作には踵離地があるが、PHP患者はまさにこの踵離地時に痛みを訴えることが多い。そこで、PHP患者の踵離地に着目してみる。

踵離地のタイミング

図1は通常歩行におけるPHP群と健常群の歩行立脚期中（一側下肢の踵接地から尖足離地までの期間）の踵離地時のタイミングを、

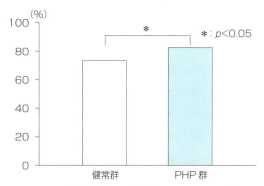

図1　立脚地中の踵離地のタイミング
踵接地から尖足離地までの時間に対する踵接地から踵離地までの時間の割合を算出。健常群に比べてPHP群のほうが踵離地のタイミングが有意に遅延した（井野口誠之：Plantar heel pain患者の歩行時足圧分布の力学的特徴. 栃木県理学療法士学会抄録集 18：18, 2015 より改変転載）

足圧分布計を用いて測定し、その値を百分率で示したものである。PHP群は健常群に対し、有意に踵離地が遅延する結果となった[5]。このことから、踵離地遅延がPHPの特異的動作といえる可能性はある。

踵離地遅延と力学的パラメーター

前述で踵離地遅延がPHPの特異的動作といえる可能性があると述べたが、臨床においては、踵離地遅延がPHP発症の原因としての動作なのか、または疼痛回避などによる結果としての動作なのか見極めることが重要である。そこで、踵離地遅延が踵部底側にメカニカルストレスを増大させるPHP発症の原因動作なのかについて、力学的パラメーターを指標に分析した。図2と図3は健常成人の通常歩行を、三次元動作解析装置と床反力計を用いて計測し、踵離地のタイミングと、歩行立脚後期における足関節関節モーメントの最大値と足関節角度の最大値を算出した後、両者の相関を示したものである。踵離地のタイミングと足関節関節モーメントの最大値との間には強い相関関係があり、踵離地のタイミングが遅延すると足関節底屈モーメントは増大する傾向にある。また、踵離地のタイミ

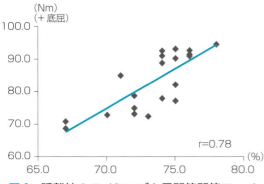

図2 踵離地のタイミングと足関節関節モーメントの関係

踵離地のタイミングが遅延すると，足関節底屈モーメントが増大する傾向にある（井野口誠之：歩行時の踵離地遅延による下肢関節力学的変化．栃木県理学療法士学会抄録集 13：8，2010 より改変転載）

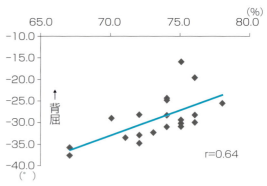

図3 踵離地のタイミングと足関節角度の関係

踵離地のタイミングが遅延すると，足関節背屈角度が増加する傾向にある（井野口誠之：歩行時の踵離地遅延による下肢関節力学的変化．栃木県理学療法士学会抄録集 13：8，2010 より改変転載）

ングと足関節角度の最大値との間には比較的強い相関関係があり，踵離地のタイミングが遅延すると足関節背屈角度は増加する傾向にある[6]．この結果を考察する．足関節底屈モーメントの増大と足関節背屈角度の増加は，踵骨を後上方に牽引する応力を増大させると推測できる．そして，歩行のような荷重位では，足部全体は荷重や床との摩擦によって固定されているため，前述の応力の増大は踵骨を介して足底腱膜を伸張させるとともに足底腱膜付着部である踵骨基部への牽引力を増大させ，また踵骨脂肪体などの表層組織との剪断力を強めると考えられる．これらのことから，踵離地遅延は踵部底側へのメカニカルストレスを増大させる可能性があるため，踵離地遅延はPHP発症の原因動作であると考える．

踵離地のタイミングの臨床的見解

筆者の臨床経験では，PHP患者の多くが踵離地遅延を示し，踵離地遅延を改善するとPHPの症状が改善する．しかし，反対に踵離地が早いPHP患者も少数派ながら存在する．踵離地遅延が踵部底側へのメカニカルストレスを高めるならば，踵離地が早い動作は疼痛回避などの結果の動作と捉えるのが正しい．

ところが，踵離地が早いPHP患者の踵離地を遅らせると症状が改善する経験をもつ．踵離地が早い動作もPHP発症の原因動作の可能性が高いと考え，踵離地が早い動作と踵離地遅延の動作には踵部底側にかかるメカニカルストレスの発生機序に違いがある．臨床経験上，踵離地が早いケースでは，痛みの部位は踵部底側内側とともに足底中央にも痛みを訴えることがあり，ウインドラステスト（windlasstest；PHPの痛み誘発テスト）も陽性となることがある．これは足底腱膜自体に対してのメカニカルストレスが大きいと推測でき，足部構造の観点からも足趾伸展動作が大きく，また長時間強いられることから足底腱膜の伸張ストレスを増大させると考えられる．反対に踵離地遅延のケースでは，踵部底側の内側のほかに，踵部中央や踵部後方にも痛みを訴えることが多く，ウインドラステストはほとんど陰性である．これは足底腱膜よりも表層の踵骨脂肪体などへのメカニカルストレスを強めていると推測でき，臨床経験でも表層組織に焦点をあてるアプローチ方法でよい結果を出すことができる．これらのことから，PHP患者の動作分析のポイントとして歩行立脚後期の踵離地に着目することは重要

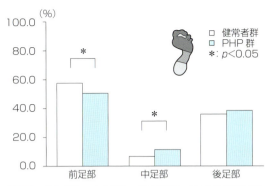

図4 前足部・中足部・後足部における健常群とPHP群の足圧分布の比較

健常群に比べてPHP群は前足部圧が有意に減少し，中足部圧が有意に上昇した（井野口誠之：Plantar heel pain患者の歩行時足圧分布の力学的特徴．栃木県理学療法士学会抄録集 18：18，2015より改変転載）

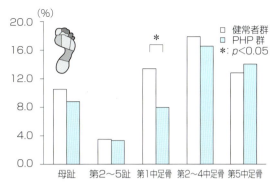

図5 前足部の5区分における健常群とPHP群の足圧分布の比較

健常群に比べPHP群は第1中足骨圧が有意に減少した（井野口誠之：Plantar heel pain患者の歩行時足圧分布の力学的特徴．栃木県理学療法士学会抄録集 18：18，2015より改変転載）

である．

PHPと足圧分布

PHP患者が疼痛を訴える動作は足部に荷重をかける時である．足部にかかる圧力の変化は，踵部底側になんらかのメカニカルストレスをかける可能性があり，PHPの足圧分布の分析は臨床上有用な情報となりうる．そこで，PHP患者の足圧分布に着目してみる．

PHPの足圧分布

図4は，PHP群と健常群の歩行時の足圧を後足部，中足部，前足部に区分けし，全足圧に対する足圧割合を示したものである．また，このデータは図1のデータと同被験者，同方法である．前足部における足圧割合は健常群に比べPHP群で有意に減少し，中足部では有意に上昇した．後足部では有意差は認められなかった[5]．前足部における足圧が減少した結果をさらに詳しく調べてみる．図5は前足部圧を母趾，第2〜5趾，第1中足骨，第2〜4中足骨，第5中足骨の5区分に分け，全足圧に対する足圧割合を示したものである．第1中足骨圧においてはPHP群が健常群よ

りも有意に減少する結果となった[5]．これらの結果から，PHP群は前足部では特に第1中足骨がある内側に足圧が減少し，中足部では過剰な足圧がかかる歩行がみられ，後足部においては足圧が上昇も減少もしない傾向にある．よって，この傾向はPHP患者の特異的動作と考える．

PHPの足圧から考察する臨床的見解

PHPの足圧の結果を考察する．後足部の足圧の結果から，PHPの症状が発生しやすい後足部には圧力上昇が認められず，踵部底側への圧迫ストレスによる要因は小さいと考えられる．筆者の臨床経験では，急性期のPHP患者の中には疼痛回避のために踵部に荷重をかけない動作を行っている人がいるが，口頭指示で踵部への荷重を促しても疼痛が増大することは少ない．踵部への足圧上昇は踵部底側にメカニカルストレスを高めないと捉え，歩行立脚初期で踵接地をしない逃避動作は改善しておくべきと考える．次に中足部の足圧が増大した結果から，トラス構造を考えると，中足部の足圧上昇が足部両端を広げる応力になる可能性があり，つまり足底腱膜を介して牽引性のメカニカルストレスを踵部底側にか

ける可能性がある．臨床的には，PHP患者は中足部の柔軟性が乏しく，歩行においては中足部の接地時間が長い印象を受けることが多く，結果的に中足部での足圧を上昇させている．この原因となっている足部機能の一つとして横足根関節の可動性低下があり，横足根関節の可動性を改善させると歩行中の中足部の接地時間が短縮され，PHPの症状が軽減する経験をもつ．最後に前足部の足圧が減少した結果から，これは歩行立脚後期における前方へのスムーズな重心移動が行えていないことを示唆し，踵離地遅延を招く要因になると考える．前足部に荷重をスムーズに行えない足部機能障害があるとすると，第1中足骨がある内側の足圧が減少している結果から，前足部回内可動域制限があるか，または長腓骨筋の機能低下による第1中足骨の底屈機能低下が生じている可能性がある．臨床的には，前足部回内可動域の改善を目的とした横足根関節の柔軟性改善や長腓骨筋の機能改善によってPHPの症状が軽減する経験をもつ．

中足部の可動性と踵離地のタイミング

中足部の可動性が歩行に大きな影響を及ぼすことは歩行分析で容易に確認できる．データからは，PHP群の中足部圧が上昇，前足部内側への足圧が減少，踵離地遅延の主要因として横足根関節の可動性低下が関与していると考える（図1, 4, 5）．横足根関節の斜軸回内は，歩行立脚初期時に荷重を受け止め，前方と内側への荷重をスムーズにさせ，また横足根関節の縦軸回内は，歩行立脚中期に前足部の剛性を高め，身体を推進しうる強固なテコとして働く[7]．この作用から，横足根関節縦軸と斜軸の回内の可動性が低下した場合，中足部圧は上昇，前足部内側圧は減少，そして踵離地の遅延という3つの現象が起こると推測できる．そこで，テーピングを用いて横足根関節縦軸と斜軸の回内の可動性を減少さ

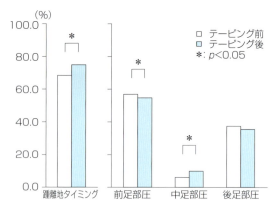

図6 横足根関節回内制限をしたテーピング前後の踵離地タイミングの変化と足圧分布の変化

テーピング後では，踵離地遅延，前足部圧減少，中足部圧上昇の傾向が有意に認められた

せて歩行した場合，踵離地のタイミングと足圧にどう影響するのか検証してみる．図6は非伸縮テープを舟状骨と立方骨に貼り，横足根関節縦軸と斜軸の回内の可動性を減少させる前と後で歩行時の踵離地のタイミングと足圧の変化について，足圧分布計を用いて計測したものである．テーピングを貼った後では貼る前に比べて踵離地が遅延し，中足部圧は上昇し，前足部圧は減少する傾向にあった．このことから横足根関節縦軸と斜軸の回内の可動性の低下は前述した3つの現象の原因である可能性があり，つまりは横足根関節の可動性の改善はPHP患者の症状改善に貢献する可能性がある．

PHPのバイオメカニクスデータを踏まえた臨床展開

PHPは原因が特定しにくい疾患であり，実際の臨床では仮説を立てながら試行錯誤による方法を強いられることが多い．ただ，PHPは治療アプローチによる即時効果を示しやすい印象をもつ．さまざまな方面からアプローチし，その反応をみることが結果を出す近道となる．前述したPHPに関するバイオメカ

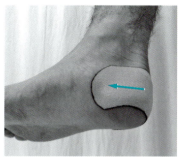 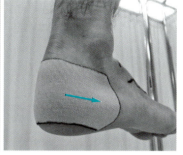

a．内側からみたテーピング　　b．外側からみたテーピング

図7　踵骨脂肪体のアライメント調整のテーピング
キネシオ系のテーピングを踵部後方中央から両側に向かって貼る．扁平化した踵骨脂肪体を中央に集めるように貼り，踵部が厚く高くなることを確認する

ニクスデータを踏まえ，著者のPHPに対する臨床展開を述べる．

踵離地のタイミングの評価とコツ

　まず，前述したとおり踵離地遅延も踵離地が早い動作もPHP発症の原因動作であると筆者は捉えている．PHPの踵離地のタイミングの評価であるが，タイミングという点から踵が離地する瞬間を見極め，片側下肢のみの症状であれば健側と比較すればよいが，両側発症やタイミングを判断しにくいケースがあると思われる．そこで動作分析のポイントを述べると，後方から歩行を分析した際，踵離地遅延のケースでは足底のみえる面積が狭く時間が短い特徴がある．反対に踵離地が早いケースでは足底のみえる面積が広く時間が長い特徴がある．さらに，足部以外では骨盤の後方回旋と下腿の傾斜角度がある．踵離地遅延のケースでは，歩行立脚後期において股関節伸展が小さく，それに伴い骨盤の後方回旋を示す．また，踵離地が早いケースでは，下腿の前方傾斜が大きく膝関節屈曲の増大とともに開始するタイミングが早い．そのほかに，臨床上で必要不可欠な評価としては，踵離地のタイミングがPHPの症状に影響しているのかを判断することが重要である．その方法は，踵離地遅延のケースでは，「膝関節を早めに大きく屈曲，もしくは踵を早めに床から離して歩く」と口頭指示をし，踵離地が早まった動作の確認や症状の変化を再評価する．また別の方法として，踵部を補高させて踵離地を早める方法もあり，踵部底側全体に1～2mmのゴム製パッドを貼り，歩行動作を再評価する．踵離地が早いケースでは，「足趾を屈曲させながら歩く」と口頭指示をし，踵離地と症状の変化を再評価する．なお，足趾屈曲位は足底腱膜の伸張を抑える要素もあり，足底腱膜が関与しているかの判断にも使用できる．

踵離地遅延に対するアプローチ方法

　踵離地遅延の改善に使用するアプローチ方法の一部をあげる．前述で踵部を補高し踵離地を早める評価方法を示したが，そのアプローチ方法として踵骨脂肪体への方法がある．PHP患者は踵骨脂肪体が扁平外方偏位化していることが多い．踵骨脂肪体のアライメントを整えることで踵部の補高が見込め，踵離地遅延が改善し症状が軽減することがある．踵骨脂肪体のアライメント調整には，踵骨脂肪体へのテーピング（図7）や踵骨脂肪体への徒手マッサージを行う．徒手マッサー

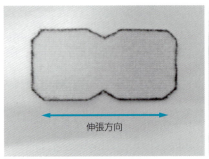
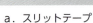
伸張方向
a．スリットテープ

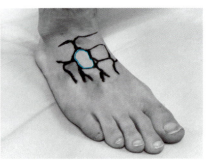
b．外側楔状骨の位置

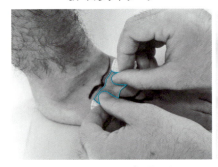
c．スリットテープの貼り方

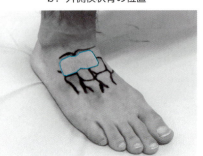
d．スリットテープの貼付後

図8　外側楔状骨下制誘導テープ
中央にスリットを入れたキネシオ系のテープ（デニールは強めがよい）を外側楔状骨の近位部に貼る．中央を引っ張りながら貼り，中央に皮膚を寄せる．貼付後，横足根関節の回内の可動性を評価する

ジのポイントとしては脂肪体に多く存在する毛細血管血流量を増加させるように骨側から脂肪体を持ち上げ，さらに疼痛部位に脂肪を集めるように行う．このアプローチは，痛みの対象組織が踵骨脂肪体の場合に症状改善が大きく見込め，組織への直接的な治療ともなる．

横足根関節に対する評価とアプローチ方法

　横足根関節縦軸回内と斜軸回内の可動性の改善がPHPの症状軽減になる可能性があると述べた．横足根関節縦軸と斜軸の回内の可動性の評価は，距骨下関節を中間位に固定し，舟状骨と立方骨を把持しながら横足根関節を最大回内させ，母趾球から小趾球の前足部底側が回外位にあった場合，回内の可動性が減少していると判断する．アプローチ方法については，横足根関節回内の可動性が増加する方法であれば，どんな方法でもよいが，筆者は外側楔状骨の下制に注目している．その理由は，横足根関節縦軸と斜軸の回内には立方骨の回内挙上，舟状骨の回内が必要であると捉えており，舟状骨と立方骨が互いに偏位しなければならない．しかし，舟状骨と立方骨間には関節面がなく，この2つの骨は外側楔状骨を仲介に連結しているため外側楔状骨の動きが非常に重要となり，特に下制の可動性が重要である．これらの考えから，横足根関節縦軸と斜軸の可動性を増加させるために，外側楔状骨下制が必要であると考える．具体的なアプローチ方法としては，治療効果を持続させるためにテーピングを使用することが多い（図8）．臨床上，中央部にスリットを入れると効果が高まる．

おわりに

PHP は病態を把握することが難しい現状があり，バイオメカニクスの観点からの評価，それに基づいたアプローチ方法が臨床上有効であると考える．ゆえに PHP に関する多くのバイオメカニクスデータが示されることにより，PHP の有効な治療方法が確立すると考える．今後の PHP に関する臨床に即したバイオメカニクスの解析が，多く提示されることを期待する．

文 献

1) Aldridge T：Diagnosing heel pain in adults. *Am Fam Physician* **70**：332-338, 2004

2) Prichasuk S：The heel pad in plantar heel pain. *J Bone Joint Surg* **76-B**：140-142, 1994

3) Grasel RP, et al：MR imaging of plantar fasciitis：edema, tears, and occult marrow abnormalities correlated with outcome. *AJR Am J Roentgenol* **173**：699-701, 1999

4) Singh D：Fortnightly review. Plantar fasciitis. *BMJ* **315**：172-175, 1997

5) 井野口誠之, 他：Plantar heel pain 患者の歩行時足圧分布の力学的特徴. 栃木県理学療法士学会抄録集 **18**：18, 2015

6) 井野口誠之：歩行時の踵離地遅延による下肢関節力学的変化. 栃木県理学療法士学会抄録集 **13**：8, 2010

7) Seibel MO（著），入谷 誠（訳）：Foot function. ダイナゲイト，1996，pp127-151

第2節

インソールに対するバイオメカニクスと動作分析

唐澤幹男[*1]

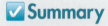

　臨床において，歩行の動作分析には経験と知識が膨大に必要となる．年齢や疾患，既往歴，手術方法，スポーツ特性などを鑑みて，同時に歩行の動作分析をすることは，たいへん困難な作業である．インソールは，歩行立脚相における体重移動，すなわち重心の高さ，足部の足圧中心，床反力を変え，各関節にかかるモーメント，関節角度を変える．シングルケースにおいて，より前方にパッドを処方することによりパッドなしより歩行立脚前期での時間的割合が増え，足関節背屈可動域，足関節伸展モーメント，膝関節伸展モーメント，股関節屈曲モーメントが増加し，重心の位置は高くなった．対象を増やしたり，貼る場所や高さ，貼り方を変えることで，その効果について検証していく必要がある．

Key Words　入谷式足底板，インソール，バイオメカニクス，歩行動作分析

歩行動作における分析と測定方法

　歩行の動作分析には，歩行時の筋活動をみる筋電図検査や床反力，関節角度，関節モーメントをみる床反力計と三次元動作解析装置を用いた検査がある．臨床においては前額面，矢状面から視覚やビデオ撮影による動作分析をすることが一般的であり，歩行の動作分析には経験と知識が膨大に必要となる．入谷[1]は歩行分析（全体像）のポイントの捉え方として，①動きに流動性があるか，②動きにリズムがあるか，③足の上に体重がしっかりとのっているか，④身体が直線的に進行しているか，⑤蹴り足は左右どちらか，⑥歩行遊脚相の弛緩はあるか，⑦一側の歩行立脚相から反対側への荷重転換の遅れはないか，⑧身体の左右への過度な移動はないか，⑨身体の前後への過度な移動はないか，⑩身体の左右の回旋に非対称が認められるか，⑪動きの中でのアライメントをみることが重要である，と述べている．これらを年齢や疾患，既往歴，手術方法，スポーツ特性などを鑑みて，同時に歩行の動作分析をすることは，たいへん困難な作業といえる．

[*1] Mikio Karasawa／トータルボディメイクつくば

インソールによる治療概念のバイオメカニクス

　全身には成人において206個の骨があり，足部は腓骨と脛骨，足根骨7個，中足骨5個，指骨14個，計28個からなり，両方で56個の骨からなる．足部には全身の1/4の骨があり，歩行時には足部が唯一床反力を捉え，全身に力を波及させる．足部の形の変化は床反力を変え，上位の関節に影響を大きく与え，運動連鎖や平衡反応を引き出す．そのため，歩行や日常生活での反応の積み重ねが姿勢や動作に影響を及ぼし，局所的なメカニカルストレスを生み出すことが考えられ，特にスポーツ傷害の多くは小さなメカニカルストレスを積み重ねる運動パターンが原因で障害を発生させると考えられる．逆に床反力と足圧中心をコントロールし，支持基底面や足部機能を変え，運動パターンを変化させるインソールは，足部から生まれる上行性運動連鎖や平衡反応より局所的なメカニカルストレスを軽減し，運動におけるパフォーマンスを改善することも期待できる．

　インソールには，中足骨横アーチを高くするメタターサルパッドや内側アーチサポート型，楔状型の外側・内側ウェッジ，距骨下関節回内・回外パッド，補高をするヒールパッドなどがあり，体の動かし方や痛みに対し，一つないし組み合わせて処方されることが多い．また採型[2]を用いたインソールが多く用いられ，ギプス採型，バキューム採型，ウレタンフォーム採型，CAD/CAM採型などがあるが，基本的に静的な足部状態でアーチの高さなどを測定して，足の形に合ったインソールを作製し，動作分析は完成後行われることが多い．採型を用いたインソールでは，足の形で型を決めるため評価時間が短く，患者の負担が少ない．また一度型をとってしまえば，同じインソールをすぐに作製できるというメリットがある．しかし，例えば内側縦アーチが下がっている時，アーチを高く処方しなければならない場合と低く処方しなければならない場合がある．アーチの高さは，実際に高めの処方と低めの処方を試し，動作分析をしたうえでどちらのほうが機能的によいかを判断し，決定する必要があるため，採型のインソールでは動作分析上，最も適度なアーチの高さを設定できないように思われる．

　筆者が用いている入谷式足底板[3]は，身体のさまざまな障害を引き起こすメカニカルストレスを軽減するように歩行の動作分析を中心とした評価を用いている．歩行は，身体運動の中で無意識下にコントロールされるものであり，足の形だけでなく，荷重方向や床反力，重心位置，関節モーメントを考慮し，足部の各部位の高さを歩行動作とその分析からそれぞれ決定する方法が，より対象者に合ったインソールを作製することにつながると考える．

　歩行は，重心移動の上下の高さにより位置エネルギーを定め，運動エネルギーと交換することにより，効率的な運動を行っている．また，歩行時には床から身体に床反力が発生し，各関節にモーメントを生じさせている．関節中心の前後どちらを床反力線が通過しているか，また関節中心からの床反力線の垂直距離がどれくらい離れているか（モーメントアームの長さ）によって，関節にかかるモーメントが決定する．

動作分析にどう活かすか

　例えば，歩行立脚初期の支持側下肢では膝関節中心の後方を床反力線が通過し，膝を曲げるモーメントが身体にかかるため，歩行時に膝関節伸展モーメントを発揮する必要がある．その際に重心がより後方にある場合，床反力線が膝関節中心からより後方を通過する

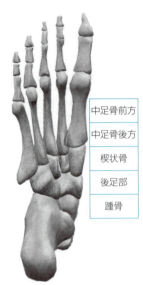

図1 中足骨前方，中足骨後方，楔状骨，後足部，踵骨へそれぞれパッド（高さ2 mm×横3 cm×縦2 cm）を処方

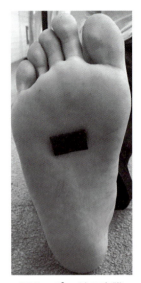

図2 パッドの実際
図は中足骨前方へパッドを貼った状態．中足骨後方，楔状骨，後足部，踵骨へも同様に貼っていく

ため，膝関節伸展モーメントを多く発揮し，臨床においては膝の伸展筋である大腿四頭筋の過剰収縮により膝前面痛などを引き起こすことも考えられる．

　臨床的には，対象者の訴えや既往歴，筋力，可動域などから推測される問題点と身体的特徴を加味し，どこに問題があるのかを考察しながら動作分析をする必要がある．前述した膝前面痛がある対象者の場合，歩行動作，スクワット動作，痛みの出る動作が後方重心で行われているのではないかと予測し分析を行う．特に歩行立脚初期での後方重心に着目し，評価の際には前方重心方向へ調整を念頭に高さや誘導方向を検証していく．

今後の臨床への応用

　では，どのように臨床へ応用していくのか．インソールの評価では足の裏に0.5 mm単位で高さのあるパッドを付け，歩行をしてもらい，動作分析を行いながら適切な高さを決定していく．実際の作製では，対象者の痛みや動作によって高さ，形が異なり，同じ痛みが生じていても同じ形になるとは限らない．作製には経験と知識，作製技術が必要である．動作分析においても，対象者の歩行をみた時に経験者と非経験者では変化がわからないことも多い．しかしデータ化し，数値化と可視化をすることによって難しい技術も取り扱いやすくなるはずである．

　インソールは歩行立脚相における体重移動，すなわち重心の高さ，足圧中心，床反力を変え，それにより各関節にかかるモーメント，関節角度を変える．また，重心位置と移動を変えるため，踵接地から前足部接地，踵離地，足尖離地までの時間的割合を変化させる．歩行時に使用する筋は，歩行周期によって決まっており，時間的割合が変化することによっても筋の疲労度が変わると考えられる．

横アーチパッドの効果

　歩行立脚期に前後の体重移動をつかさどる横アーチ部分（中足骨前方・中足骨後方・楔状骨・後足部・踵骨）に高さ2 mm，縦2 cm×横3 cmのパッドを貼り（図1, 2），重心位置，

第2節　インソールに対するバイオメカニクスと動作分析　31

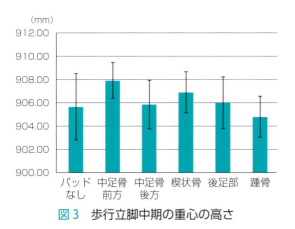

図3　歩行立脚中期の重心の高さ

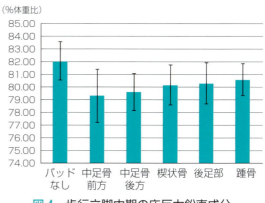

図4　歩行立脚中期の床反力鉛直成分

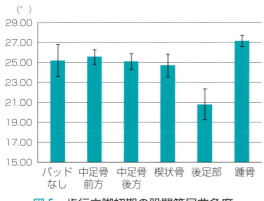

図5　歩行立脚初期の股関節屈曲角度

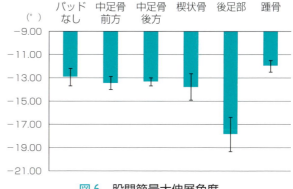

図6　股関節最大伸展角度

床反力鉛直成分，関節角度（股関節，膝関節，足関節），モーメント（股関節，膝関節，足関節），歩行周期比率（ヒールコンタクト，フットフラット，ヒールレイズ，トゥオフ）をシングルケースで調べた．以下に，パッドなし，中足骨前方・中足骨後方，楔状骨，後足部，踵骨で，それぞれ20試行した結果を示す．なお，パッドは右足のみに貼った．また，あくまでシングルケースでの効果であり，すべての対象者の歩行に同じ効果は現れないと考えている．実際の臨床では，対象者の症状と歩行に合わせ，パッドの位置と高さを変える必要があり，本人の訴えと歩行動作分析を合わせ，位置と高さを決める必要がある．

歩行立脚中期の重心のピーク値（図3）はパッドなし（905.7±2.8 mm）に比べ，中足部前方（907.9±1.5 mm）で約2 mm高くなり，中足骨後方，楔状骨，後足部，踵骨へと徐々に低くなった．

歩行立脚中期の床反力鉛直成分（図4）に関しては，パッドなし（体重比82.1±1.5％）に比べ，中足部前方（79.3±2.1％）は約3％低くなり，中足骨後方，楔状骨，後足部，踵骨へと徐々に高くなる傾向が示された．中足部前方にパッドを貼ることで歩行立脚中期において床反力鉛直成分が少なくなった理由は，重心位置が高くなるため，相対的に床反力鉛直成分が小さくなったと考えられる．

歩行立脚初期の股関節屈曲角度（図5）は，後足部で最も屈曲が少ない角度（20.7±1.5°），踵骨で屈曲角度が最大（27.2±0.5°）となった．また，股関節最大伸展角度（図6）

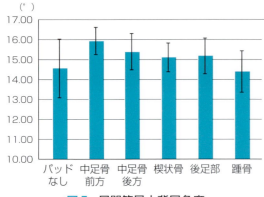

図7 足関節最大背屈角度

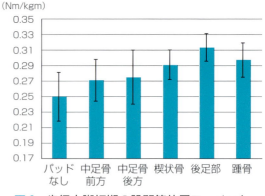

図8 歩行立脚初期の股関節伸展モーメント

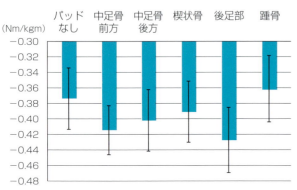

図9 歩行立脚前期の股関節屈曲モーメント

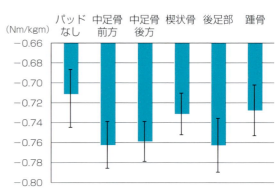

図10 歩行立脚後期の股関節屈曲モーメント

は後足部パッドで最も伸展（17.8±1.4°）し，踵骨で伸展角度が少なくなった（11.9±0.4°）．つまり，後足部で股関節伸展角度が歩行時に伸展し，踵骨で伸展が少なくなることがわかった．歩行立脚初期の股関節屈曲角度と股関節最大伸展角度ともに，パッドなし，中足骨前方，中足骨後方，楔状骨に変化なく，股関節の角度変化において後足部および踵骨パッドが影響を及ぼすことがわかった．

膝関節の可動域は有意差なく，パッドを貼ることによる角度変化はなかった．足関節の最大背屈角度（図7）は中足骨前方でもっとも大きく（15.9±0.6°），踵骨で小さかった（14.4±1.0°）．歩行立脚後期足関節最大背屈角度は中足骨前方の影響を受けることがわかった．

股関節モーメントピーク値においては，歩行立脚初期股関節伸展モーメント（図8）が後足部で最も大きく（0.3±0.3 Nm/kgm），パッドなし，中足骨前方，中足骨後方，楔状骨，後足部，踵骨でモーメントが大きくなる傾向が示された．歩行立脚股関節伸展モーメントは後足部で最も大きく，股関節への影響が大きい．また，歩行立脚前期の股関節屈曲モーメント（図9）と歩行立脚後期の股関節屈曲モーメント（図10）では，パッドありの中で踵骨が最も小さかった．股関節への影響は後足部や踵骨が大きい．

膝関節モーメントピーク値において，歩行立脚初期の膝関節伸展モーメント（図11）はパッドなしよりも中足骨前方，中足骨後方，楔状骨，後足部のほうが高く，パッドなしと

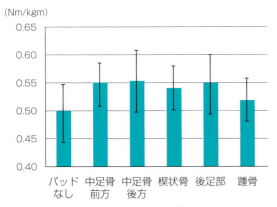

図11　歩行立脚初期の膝関節伸展モーメント

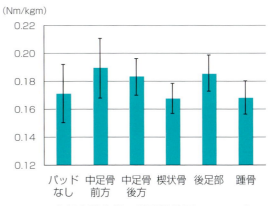

図12　歩行立脚後期の膝関節伸展モーメント

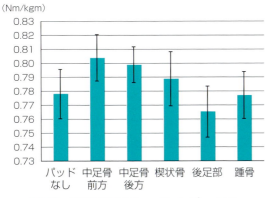

図13　足関節底屈モーメントピーク値

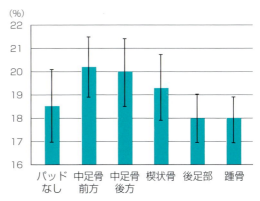

図14　ヒールコンタクトからフットフラットまでの歩行周期割合

踵骨では変化がなかった．また，歩行立脚後期の膝関節伸展モーメント（図12）ではパッドなし，楔状骨，踵骨が同程度の低値を示し，中足骨前方，中足骨後方，後足部で同程度の高値を示した．

足関節モーメントピーク値において，歩行立脚後期の足関節底屈モーメント（図13）は中足骨前方で最も大きくなり，中足骨後方，楔状骨，後足部，踵骨へと徐々に低くなり，後足部で最も小さかった．前述の足関節背屈角度と合わせて，中足骨前方の足関節への影響が大きいことが示唆される．

歩行周期比率において，ヒールコンタクトからフットフラット（図14）までは中足骨前方で最も時間がかかり，中足骨後方，楔状骨，後足部，踵骨へと徐々に時間が短くなった．

フットフラットからヒールレイズ（図15）までは，パッドなしと中足骨前方，パッドなしと楔状骨で有意差があったものの，パッドあり群の中で有意差はなかった．ヒールレイズからトゥオフ（図16）までは，中足骨前方で最も時間が短く，中足骨後方，楔状骨，後足部，踵骨へと徐々に時間が長かった．歩行周期ではパッドなしと後足部，パッドなしと踵骨に変化はなく，パッドありの中では中足骨前方から楔状骨にパッドが貼ってあるほうがヒールコンタクトからフットフラットまでの時間が長くなり，相対的にヒールレイズからトゥオフまでの時間が短くなることがわかった．また，後足部以降，踵骨側へパッドが貼ってある場合，パッドなしと有意差はなく，歩行周期比率に影響を与えなかった．

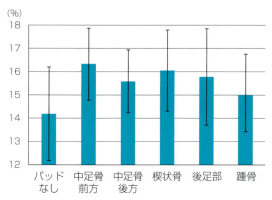

図15　フットフラットからヒールレイズまでの歩行周期割合

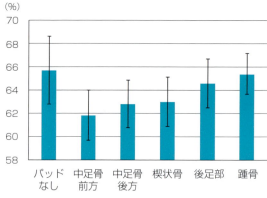

図16　ヒールレイズからトゥオフまでの歩行周期比率

このシングルケースにおいて，より前方にパッドを処方することによりパッドなしより歩行立脚前期での歩行周期比率が増え，足関節背屈可動域，足関節伸展モーメント，膝関節伸展モーメント，股関節屈曲モーメントが増加し，重心の位置は高くなった．

これからの研究と方向性

今回はシングルケースのみの研究であり，今後は被験者数を増やすことが必要である．パッドを貼ることで動きが確実に変わることはわかったが，それが機能的に「よい」のかは不明である．

パッドは0.5 mm単位で貼り，動作分析で最も動きがよいと判断される高さで設定し，中足骨前方，中足骨後方，楔状骨，後足部，踵骨と高さを決定していく．今回はパッドを2 mmのみで設定し，それぞれ1カ所しか貼っていない．つまり，複数の場所に適切に貼った際の複合的な効果を調べる必要がある．また，筋電図検査も加え，実際の筋出力を評価できるとパッドの効果がどの筋に作用するかがわかる．さらに，変形性膝関節症や変形性股関節症などの疾患や男女差，年齢差などの身体的特徴，前方重心や後方重心などの運動の指向性などを加味し，パッドの効果を調べることが必要である．

最後に，インソールと臨床について指導いただきました「足と歩きの研究所」所長の故入谷誠先生に紙面をもって御礼を申し上げます．

文　献

1) 入谷　誠：下肢からみた動きと理学療法の展開．山口光國，他：結果の出せる整形外科理学療法．メジカルビュー社，2009，pp228-229
2) 財前知典，他：インソールのバイオメカニクス．臨床スポーツ医学　33：12-17，2016
3) 入谷　誠：下肢の障害に対する足底板療法―入谷式足底板．愛知理療会誌　20：102-105，2008

第3節

足部のバイオメカニクスについて

高田雄一[*1]

✓ Summary

　荷重関節であり唯一地面と接する身体部位である足部は，内側縦アーチ，外側縦アーチ，横アーチの3つのアーチ構造をもつ．重力下で生活するにあたり，足部のアーチ構造を静的サポートである靱帯，足底腱膜と動的サポートである筋が支持している．また，足部のアーチを保持するために必要な機能について，理学療法としてどのようなアプローチがあるのかについて説明する．さらに足部の内側縦アーチの支持を行う後脛骨筋の重要性についてのエビデンスについても紹介する．

Key Words　足部のアーチ構造，バイオメカニクス，荷重，扁平足

はじめに

　ヒトの足部は26個の骨からなり，多くの関節を構成し複雑な機能を有している．二足直立歩行を行うヒトにおいて足部は，唯一地面と接する身体部位であり，その機能障害は足部，足関節だけではなく，膝関節，股関節，腰部にも影響を与える．足部のアーチ構造には大きく分けて，内側縦アーチ，外側縦アーチ，横アーチの3つのアーチが存在し，アーチ構造が破綻し，土踏まずがなくなった状態を扁平足と呼ぶ．本稿では成人期扁平足（adult-acquired flatfoot deformity）に対する理学療法について述べる．

足部のアーチを支えるサポート構造について

　足部のアーチ構造は，ビームモデルとトラスモデル（図1）[1]に代表され，足部アーチは重力に対して静的と動的な支持により維持される．静的サポートには足底腱膜，長足底靱帯，短足底靱帯，スプリング靱帯があげられる．Huang ら[2]は，未固定標本12足を用いて下腿に対し230N，460N，690Nの荷重を脛骨軸に沿って加え，足底腱膜，長・短足底靱帯，スプリング靱帯を順番に切除し，足部アーチに対する貢献度を調査した結果，足底腱膜，長・短足底靱帯，スプリング靱帯の順に足部アーチを支持すること，深層足底腱膜を切除

[*1] Yuichi Takata／北海道文教大学人間科学部理学療法学科

すると足部アーチの剛性は25%低下することを明らかにした.

動的サポートには後脛骨筋,長腓骨筋,母趾外転筋,長母趾屈筋,長趾屈筋があげられる.足部の回外の作用をもつ後脛骨筋は,足部アーチの支持に重要な役割を果たす[3].Imhauserら[4]は,後脛骨筋腱の張力変化が足部アーチに及ぼす影響を検証した結果,後脛骨筋の張力を減少させると足部アーチは降下し,足圧中心を後方に偏位させ前足部への荷重は内側へ移動することを報告した.Kamiyaら[5]は,未固定凍結標本14足を用いて下腿に対して歩行を想定した500Nの繰り返し荷重試験を行った結果,後脛骨筋の非牽引群では扁平足（flatfoot）となり,牽引群は内側縦アーチを維持したことより後脛骨筋が足部アーチの動的サポートであると報告している.長腓骨筋は足部の外がえしの作用をもち,後脛骨筋とともに機能することにより,内側縦アーチ,横アーチを支える.Kokuboら[6]は,未固定凍結標本8足に対して軸荷重を行い,牽引なし条件と比較して長腓骨筋の牽引条件では内側縦アーチの低下が減少したことを報告している.母趾外転筋においても内側縦アーチを支える筋であることが報告されている.また,扁平足と健常足の筋断面積を超音波診断装置で比較したところ,母趾外転筋,短母趾屈筋,長腓骨筋,短腓骨筋では有意に小さく,長母趾屈筋,長趾屈筋では有意に大きいこと[7]が報告されている.

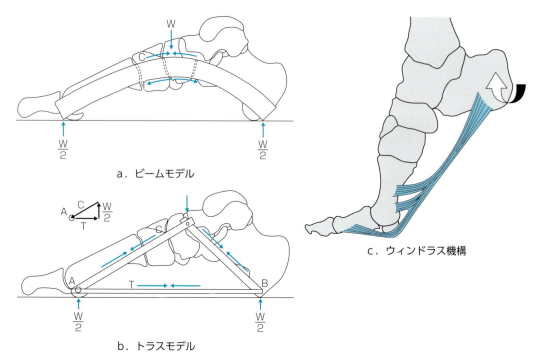

図1　ビームモデルとトラスモデル
a：骨をつなぐ足底の靱帯が組み合わさり梁をつくる.背側面は圧縮（C）,底側面は引っ張り荷重（T）がかかり荷重（W）を支える
b：骨と関節（材木と継手）と足底腱膜（弦AB）の張力（T）が組み合わさり体重を支える
c：中足趾関節が伸展すると基節骨に停止する.足底腱膜が緊張して足部アーチが挙上する巻き上げ機現象が起こる.この時に後足部の内がえしが起こり足部をロックする
(Sarrafian SK：Functional characteristics of the foot and ptanlar aponeurosis under tibitalar loading. *Foot Ankle* 8：4-18, 1987 より改変転載)

成人期扁平足について

　足部アーチのうち，横アーチが低下したものを開張足（spread foot）といい，内側縦アーチが低下したものを扁平足という．先天性，外傷性，麻痺性などがあり，発育に伴い体重増加，活動量増加，靱帯の弱化，筋力低下により内側縦アーチが低下し痛みを生じる．靱帯の弱化，筋力低下により発症した成人期扁平足は長時間歩行や立位後に足の疲労感や疼痛を訴える[8]．Calliet[9]は扁平足障害に関して，脛骨にかかる荷重を足部が支えきれなくなると，距骨下関節で距骨が踵骨の上を滑り落ちていき，距腿関節にて距骨が内果・外果で固定されているので，相対的に踵骨外反（距骨下関節回内）が起こり，後脛骨筋腱に障害が生じれば，内側の支持がなくなり，足部形状が変わると述べている．

　扁平足は小児期扁平足，思春期扁平足，成人期扁平足に分類される．成人期扁平足の病因は，後脛骨筋不全症（PTTD：Posterior Tibialis Tendon Dysfunction），変形性関節症，関節リウマチ，骨関節外傷（踵骨骨折，横足根関節，足根中足関節，スプリング靱帯損傷），神経麻痺（脳性麻痺，ポリオ，神経損傷）など[10]があげられ，主たる原因にPTTDがある．

　後脛骨筋腱は，長趾屈筋の腱をくぐって交叉し，その前に出て内果後方を通り，載距突起の上方を経て前方へ向かう（図2）．PTTDは，後脛骨筋の機能障害により，著明な踵骨外反，距骨の底屈，足部アーチの扁平化，横足根関節での前足部の外転を特徴とする成人期扁平足の原因の一つである．退行変性による腱の断裂・変性，炎症性滑膜炎やまれに急性外傷が原因とされ，断裂は内果より遠位の血行に乏しい部分に起こることが多い[11]．PTTDには病期分類（表1）があり，ステージ1～4に分けられる．ステージ1，2は保存療法を第一選択とし，足部の縦アーチの支持組織である静的サポートと動的サポートへの負担を軽減させ，足部の機能回復を図る．Uchiyamaら[12]は，新鮮遺体7体を用いて，健常足と扁平足モデルを作成し後脛骨筋腱の滑走抵抗を調査したところ，扁平足モデルは有意に内果後方にて後脛骨筋腱の滑走抵抗を増加させることを報告している．

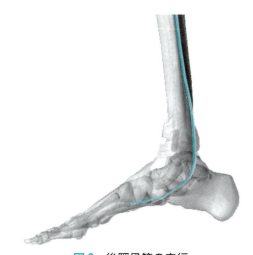

図2　後脛骨筋の走行

表1　後脛骨筋不全症（PTTD）の病期別分類

	ステージ1	ステージ2	ステージ3	ステージ4
変形の有無と可撓性（図3）	−	可撓性	非可撓性	非可撓性
外反型変形性足関節症	−	−	−	＋
too many toes sign	−	＋	＋	＋
single heel rise test	わずかに減弱	著明に減弱，後足部内反不能または減弱	不能，後足部内反不能	不能，後足部内反不能

（Pomery GC, et al：Acqured flatfoot in adult due to dysfunction of the posterior tibial tendon. *J Bone Joint Surg* 81-A：1173-1182, 1999 より改変転載）

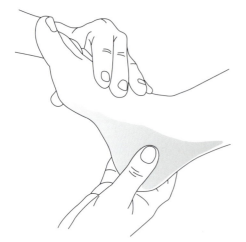

図3 足部可撓性の評価
踵骨を内反・外反中間位とし，右母指で内側から距骨頭をあて横足根関節にて前足部を矯正できるようにする．次に左手で前足部を内転・回内させ足部変形を矯正する．矯正可能か否かで，可撓性もしくは非可撓性を評価する（木村光雄（専門編集）：整形外科臨床パサージュ9足の痛みクリニカルプラクティス．中山書店，2011, pp167-177 より改変転載）

足部内在筋・外在筋の活動と運動療法（図4, 5）

足部アーチを保持するための動的サポートの役割がある筋群を強化することは重要である．静的姿勢での足部アーチを支持する靱帯に対して，後脛骨筋は歩行など，運動時に足部アーチの支持を補強している．後脛骨筋は，歩行初期接地（IC：Initial Contact）から活動し，歩行立脚終期（TSt：Terminal Stance）での前足部の支持期間に距骨下関節を回外させ横足根関節を固定する[14]．後脛骨筋に対する運動療法としては足部内がえし，内転運動がある．足部内がえしと内転運動は後脛骨筋を選択的に収縮させ，内がえしよりも内転のほうが後脛骨筋を活動させる[15]．長腓骨筋と短腓骨筋は，足部の外がえしの作用をもつ．長腓骨筋が緊張すると第1列は底屈してしまい，立位時は足部内がえし位をとり，筋力低下がある場合も外がえしの作用が弱まり足部は内がえしを伴うこととなる[14]．長腓骨筋は，歩行立脚中期（MSt：Mid-Stance）の前半に活動を始めてTStでは後脛骨筋，腓腹筋など足部内がえしの作用を中和している[16]．運動療法としては，足部外がえし運動があげられる．長母趾屈筋は，第1中足趾節間関節を安定させるためにMStの後半に活動を始める．また，長趾屈筋はMStの前半に活動を始め，足趾接地時に横足根関節にかかる背屈モーメントに抗している．これら足部外在筋の運動療法として足趾把持力トレーニング（towel-gather）が用いられる．そのほか，母趾外転筋を含む足部内在筋も歩行立脚相で協働して活動し，足部の安定性に重要な役割を果たしている．足部内在筋の運動療法には，short foot exercise（SFE）が用いられる．Mulligan[17]らは21名の健常人にSFEを行わせ，4週間で1.8 mm，8週間で2.2 mm舟状骨の降下が減少し，star excursion balance test のリーチ距離が増加して有意差を認めたと報告している．また，これらの筋群を荷重位で活動させるために calf raise や不安定板上での安定化運動を行うとよい．

ストレッチ

アキレス腱の張力と足部アライメント変化に関しては，Arangioら[18]が扁平足を伴うアキレス腱拘縮群21名と対照群15名の立位時の足部アライメントについてX線像を用いて比較し，アキレス腱拘縮群では脛踵角，距骨・第1中足骨角は大きくなり，アーチ高は低下し有意差を認めたと報告している．そこでアキレス腱張力を減少させるための下腿三頭筋に対するストレッチを行う方法として，立位で膝関節伸展位による下腿前傾がある．Jungら[19]は扁平足群と正常足群に分け下腿三頭筋ストレッチを実施させたところ，扁平足群では内側アーチを支持する足底挿板挿入

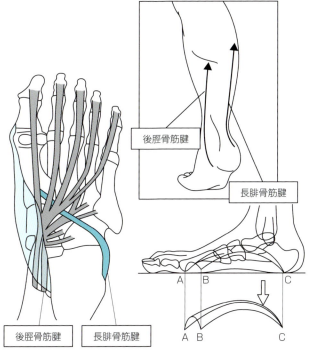

図4 動的サポートとして重要な後脛骨筋と長腓骨筋

後脛骨筋は脛骨，腓骨，骨間膜後面に起始をもち，内果後方を通り，舟状骨粗面，楔状骨，第2～4中足骨底に停止して内がえしの作用をもつ．長腓骨筋は腓骨頭，腓骨外側近位2/3に起始をもち外果後方を通り第1，2中足骨底，第1楔状骨に停止して外返しの作用をもつ．この2つの腱は足底で交差しており，内側縦アーチと横アーチをサポートしている．後脛骨筋は中足部のlocking，長腓骨筋は前足部のlockingに作用する

後，後足部外反，内側アーチ低下は減少し，下腿三頭筋は正常群より伸長されたことから距骨下関節中間位では下腿三頭筋の最大伸長が得られると報告している．このことからもストレッチを行う際の足部のアライメントについても評価が必要となる．

装具療法

足部の内側縦アーチを保持している静的サポートである靱帯，動的サポートである筋群の中でも後脛骨筋への負荷を軽減する目的で装具療法が選択される．前足部の可撓性が維持されている場合に足底挿板は有効である．

Arangioら[20]は無症候性である成人期扁平足群15名と対照群36名の内側楔状骨の高さを比較し，成人期扁平足群では有意に内側楔状骨の高さが低下していたと報告している．そしてbody mass index（BMI）は成人期扁平足群では33.74，対照群では26.17と成人期扁平足群が有意に高値であった．成人期扁平足では，内側縦アーチの低下だけでなく後足部外反を伴い，筋断面積では母趾外転筋および短母趾屈筋は減少，長母趾屈筋および長趾屈筋では増大するなど足趾筋力の運動効率が低下している．そこで，装具療法としてUniversity of California, Berkeley Laboratories（UCBL）型装具は後足部を正中位におき，距骨下関節の動きを抑制して[21]内側縦アーチを支持し，可撓性がある場合には有効である[10]．

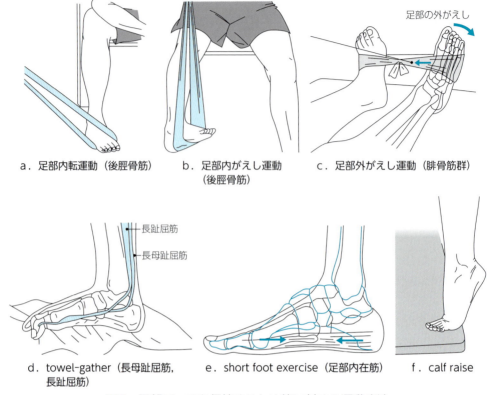

図5 足部アーチを保持するため筋に対する運動療法

a．足部内転運動（後脛骨筋）
b．足部内がえし運動（後脛骨筋）
c．足部外がえし運動（腓骨筋群）
d．towel-gather（長母趾屈筋，長趾屈筋）
e．short foot exercise（足部内在筋）
f．calf raise

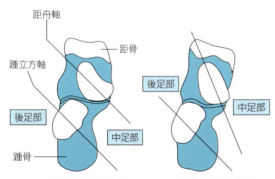

図6 横足根関節の動き

a：距骨下関節回内位では，距舟関節と距立方関節の軸が平行となり，横足根関節はフレキシブルとなる
b：距骨下関節回外位では，距舟関節と距立方関節の軸は平行ではなくなり横足根関節はロックされる．

（内山英一：足部・足関節のなりたち―バイオメカニカルな観点から．PTジャーナル 45：731-737, 2011 より転載）

また，歩行時は踵骨外側でICが起こり，体重が内側にかかることで距骨下関節は回内し，後足部は安定した状態をとる．MStでは距舟関節と踵立方関節の軸が平行となり，横足根関節の可動性は増大して衝撃吸収を行う[22]．また，TStから歩行前遊脚期（PSw：Pre-Swing）では距骨下関節は回外し，横足根関節はロックされ足部アーチは固定されて体重を支える（図6）[23]．距骨下関節の軸と距骨下関節は，下腿の内旋・外旋についても影響を受ける（図7, 8）．

このような歩行時の関節運動を理解したうえで，単に生理的なアーチを保持するという概念だけではなく，足から身体の姿勢や動作を変化させることにより，身体各関節のメカニカルストレスを減少させ，より効率的な身体動作を誘導すると足底挿板も有効であり[24]，今後研究が進んでいくと思われる．

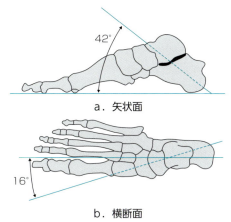

図7 距骨下関節の軸
a：矢状面では，面に対して踵から前上方へ42°の角度をなす
b：横断面では，足の中心線から内側に16°傾く

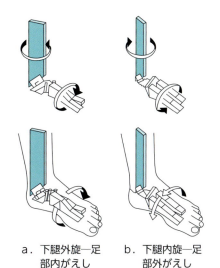

a．下腿外旋—足　　b．下腿内旋—足
　部内がえし　　　　部外がえし

図8 下腿，足関節，距骨下関節の斜め継ぎ手
a：下腿が外旋すると足は内がえしする
b：下腿が内旋すると足は外がえしする
(内山英一：足部・足関節のなりたち—バイオメカニカルな観点から．PTジャーナル 45：731-737, 2011より転載)

今後の臨床と研究について

　臨床で得た疑問を研究にて証明する．基礎研究の結果をもとに臨床応用することが重要である．後脛骨筋は，足部の内側縦アーチを保持するための動的サポートとして重要な機能があることは，基礎研究で明らかとなった．
　後脛骨筋を荷重時のみ牽引した群（active TP group）と牽引していない群（non active TP group）に分けて，500Nの負荷を下腿に対して10,000サイクル繰り返し荷重を行った結果，後脛骨筋を牽引した群では扁平足にならずにアーチを維持した[5]（図9）．後脛骨筋は下腿の深層に筋腹があるために計測は難しいことや，生体ではその他の筋群も活動する．この研究では，後脛骨筋のみの機能を明らかとした非常に興味深い知見が得られた．500Nは，おおよそ50 kgの負荷量となるために，成人期扁平足に影響する肥満条件は再現できない．現在，肥満条件ではアーチを維持できるか研究を進めている．これも明らかとなれば臨床に還元できるエビデンスとなることが考えられる．

おわりに

　根拠が明らかなものを用いて臨床に還元することは重要であるが，エビデンスとして明らかになっていない分野・領域においても，臨床場面において患者へ対応をする必要がある．理論的に有効とされる評価・治療を選択して仮説を立て，検証していく作業が重要であり，またそれについて症例を重ねていき，それらをデータとして報告していくことが，今後の理学療法にとって重要なことだと考える．今回は足部のみについてまとめたが，当然，足部に対するアプローチと足部から他関節，他関節から足部への影響を考える必要はある．身体へのメカニカルストレスを考えるうえで，重力場で地面と唯一接する足部については多くの可能性があるため，それを明らかにしていきたい．

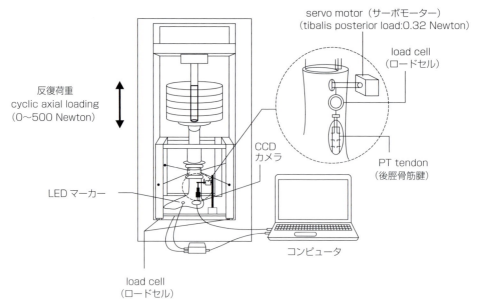

a．実験装置（apparatus of the experimental system）

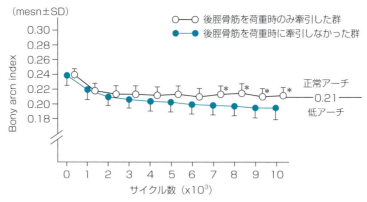

b．最大荷重時のbony arcn indexの変化

図9　後脛骨筋が足部アーチに与える影響について

a：万能試験機〔AG-I（島津製作所）〕，LEDマーカー〔1.6×0.8 mm矩形，赤色発光ダイオード（パナソニック社）〕とCCDカメラ〔解像度640×480ピクセル（メディセンス社）〕で構成する微小変位解析システム，反復荷重負荷システムと組み合わせによる繰り返し荷重−変位解析システム

b：1,000サイクルごとの後脛骨筋力（−）群と（＋）群の比較（$*p<0.05$）

(Kamiya T, et al：Dynamic effect of the tibialis posterior muscle on the arch of the foot during cyclic axial loading. *Clin Biomech* **27**：962-966, 2012 より改変転載)

文献

1) Sarrafian SK：Functional characteristics of the foot and plantar aponeurosis under tibiotalar loading. *Foot Ankle* **8**：4-18, 1987

2) Huang CK, et al：Biomechanical evaluation of longitudinal arch stability. *Foot Ankle* **14**：353-357, 1993

3) Key JA：Partial rupture of the tendon of the posterior tibial muscle. *J Bone Joint Surg* **35-A**：1006-1008, 1953

4) Imhauser CW, et al：The effect of posterior tibialis tendon dysfunction on the plantar pressure characteristics and the kinematics of the arch and the hindfoot. *Clin Biomech* **19**：161-169, 2004

5) Kamiya T, et al：Dynamic effect of the tibialis

posterior muscle on the arch of the foot during cyclic axial loading. *Clin Biomech* **27**：962-966, 2012

6）Kokubo T, et al：Effect of the posterior tibial and peroneal longus on the mechanical properties of the footarch. *Foot Ankle Int* **33**：320-325, 2012

7）Angin S, et al：Ultrasound evaluation of foot muscles and plantar fascia in pes planus. *Gait Posture* **40**：48-52, 2014

8）岡野　徹，他：足関節・足部に痛みを訴える骨・関節疾患．痛みと臨床　**1**：52-58，2001

9）Calliet R（著），萩島秀男（訳）：足と足関節の痛み．医歯薬出版，1972，pp89-108

10）木下光雄，他（専門編集）：整形外科臨床パサージュ9足の痛みクリニカルプラクティス．中山書店，2011，pp167-177

11）桃原茂樹，他：RA患者の後脛骨筋腱機能不全の病態．骨・関節・靱帯　**15**：1123-1128，2002

12）Uchiyama E, et al：Gliding resistance of the posterior tibial tendon. *Foot Ankle Int* **27**：723-727, 2006

13）Pomeroy GC, et al：Acqured flatfoot in adult due to dysfunction of the posterior tibial tendon. *J Bone Joint Surg* **81-A**：1173-1182, 1999

14）Perry J（著），武田　功，他（訳）：歩行分析―正常歩行と異常歩行．医歯薬出版，2008，pp96-97

15）Kulig K, et al：Selective activation of tibialis posterior：evaluation by magnetic resonance imaging. *Med Sci Sports Exerc* **36**：862-867, 2004

16）Oatis CA（著），山﨑　敦，他（訳）：オーチスのキネシオロジー身体運動の力学と病態力学．ラウンドフラット，2012，pp869-871

17）Mulligan EP, et al：Effect of plantar intrinsic muscle training on medial longitudinal arch morphology and dynamic function. *Man Ther* **18**：425-430, 2013

18）Arangio GA, et al：The use of standing lateral tibial-calcaneal angle as a quantitative measurement of Achilles tendon contracture in adult acquired flatfoot. *Foot Ankle Int* **27**：685-688, 2006

19）Jung DY, et al：Effect of medial arch support on displacement of the myotendinous junction of the gastrocnemius during standing wall stretching. *J Orthop Sports Phys Ther* **39**：867-874, 2009

20）Arangio GA, et al：Radiographic comparison of standing medial cuneiform arch height in adults with and without acquired flatfoot deformity. *Foot Ankle Int* **27**：636-638, 2006

21）Geideman WM, et al：Posterior tibial tendon dysfunction. *J Orthop Sports Phys Ther* **30**：68-77, 2000

22）山崎　敦：横足根関節と足根中足関節の機能解剖．臨床リハ　**17**：59-64，2016

23）内山英一：足部・足関節のなりたち―バイオメカニカルな観点から．PTジャーナル　**45**：731-737，2011

24）入谷　誠：生活を支えるインソールの工夫．理学療法学　**41**：505-510，2014

第4節

足底-踵骨滑動機構からみた動作分析

壇　順司[*1]

☑ Summary

　歩行の立脚期における荷重応答期の床反力に対する衝撃の吸収は，足関節，膝関節，股関節が対応して減少している．しかし，直接接地する踵骨下面の構造やその機能によって，足底-踵骨滑動機構としての機能的な衝撃吸収能力をこの時期に発揮している．そのため，踵部皮下組織の硬さ・移動性・踵骨隆起の内側突起と外側突起の形態は，荷重応答期の床反力やヒールロッカー機能に直接影響を与え，歩行動作を分析する場合に注目すべき部位である．今回，これらの形態および踵骨と床の接点から荷重応答期での役割ついて紹介する．

Key Words　荷重応答期，衝撃吸収，踵部皮下組織，踵骨隆起，内側突起

歩行における立脚初期のバイオメカニクス

初期接地から荷重応答期

　歩行の立脚期における荷重応答期は，歩行周期の0〜12％に相当し，初期接地から始まり，反対側の脚が地面から離れた瞬間に体重が素早く，ほぼ真っすぐに伸展した脚に移ってくる．荷重応答期は，衝撃を吸収し，荷重を受け継ぎ，安定性を確保して前方への動きを維持する時期である[1,2]．特に初期接地前では，接地を準備している遊脚期下肢の足部は床上1cmの位置にあるため，わずかの間自

由落下し，足が接地する瞬間に，短時間に激しい床反力が生じる[3]．その衝撃の吸収には，足関節，膝関節，股関節で対応している．足関節では，荷重応答期に前脛骨筋群が遠心性収縮をし，底屈にブレーキをかけ足底接地の衝撃を和らげている．また，足部には外反モーメントが生じ，距骨下関節が回内し衝撃を緩衝する機能がある．さらに，これらの衝撃吸収機能に合わせて，直接接地する踵部には足底-踵骨滑動機構として特殊な皮下組織が存在し，その形態や荷重応答に対する機能と，踵骨隆起の形態やその接地点の特徴から，より機能的な衝撃吸収能力を荷重応答期で発揮している．

[*1] Junji Dan／帝京大学福岡医療技術学部

【矢状面】

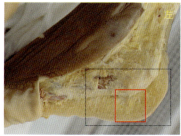
a．左踵部を外側方よりみる

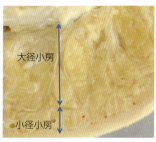
b．層による形状の違い（矢状面）

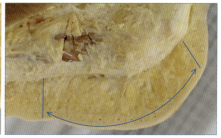
c．踵骨隆起部に存在する大径小房（矢状面）

【前額面】

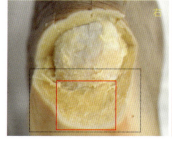
d．右踵部を後方よりみる

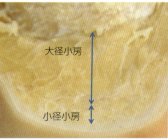
e．層による形状の違い（前額面）

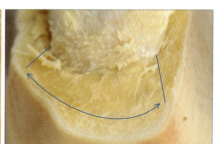
f．踵骨隆起部に存在する大径小房（前額面）

図1　踵部皮下組織の構造

分析・測定方法

踵部皮下組織の形態と機能

Langら[4]によると，踵部皮下組織は圧迫荷重に耐えられるようにつくられているため，耐圧構造であると述べている．この構造は，足底腱膜から表層線維が皮下脂肪を貫通して，皮膚真皮層に向かって広がっているため，下層組織に対して皮膚がずれないようになっている．この線維は，小房性の強靱な格子状を構成し，その小房の中に脂肪組織が充満している．脂肪が入る各小房では，脂肪がはちきれんばかりに充満している．小房の壁の構成要素は，伸展性のない膠原性結合組織で構成されるが，これに平行して弾性線維が豊富にある．この弾性線維の役割は，圧迫が加わらなくなった時に復元する機能をもっている．

肉眼解剖における踵部中央で矢状断した踵部皮下組織の観察では，表層と深層で形状が異なり，表層の皮下での小房は小径であるが，深層の踵骨側では小房は大径となっている（図1b，e）．大径の小房は踵骨隆起の部位にのみ存在する（図1c，f）．また，この組織は圧迫に対して容易に形態を変化させるが，刺激がなくなるとすぐに元の状態に復元する（図2）．踵骨隆起の内側突起と外側突起への付着は，外側突起側には比較的強固に付着しているが，内側突起側では疎線維性結合組織にて緩く付着しており，容易に滑走することができる構造である（図3）．

次に，健常者の踵部皮下組織を形態や厚さ，荷重による変化量を測定するために，Wang[5]らの研究を応用して，超音波診断装置（以下，エコー）を用いた．椅座位にて内側突起最下端部とプローブヘッドの距離が最も近づく位置を探し，足部の位置を調整し，その位置が変わらないようにして立位をとらせ，1/2荷重で正中位保持後，短軸撮影をした（図4）．

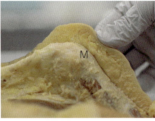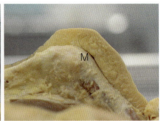
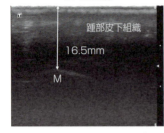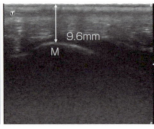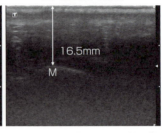

a．圧迫前　　　　　b．圧迫（たわみ）　　　c．圧迫後（復元）

d．エコー長軸像（圧迫前）　e．エコー長軸像〔圧迫（たわみ）〕　f．エコー長軸像〔圧迫後（復元）〕

図2　踵部皮下組織への圧迫に対するたわみと復元
M：踵骨内側突起

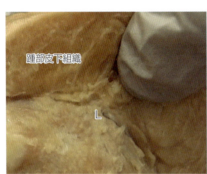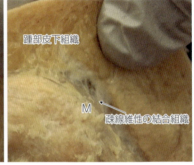

a．踵骨外側突起下部　　　　b．踵骨内側突起下部

図3　踵部皮下組織と踵骨外側突起・内側突起下部の付着部の違い
L：踵骨外側突起，M：踵骨内側突起

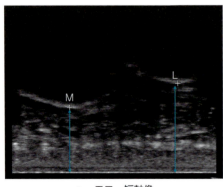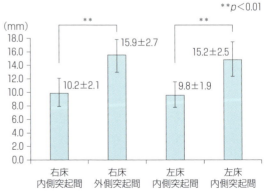

a．エコー短軸像　　　b．静的立位時のプローブ（床）から内側突起・
外突側起下端までの距離

図4　プローブから踵骨までの距離
M：踵骨内側突起，L：踵骨外側突起

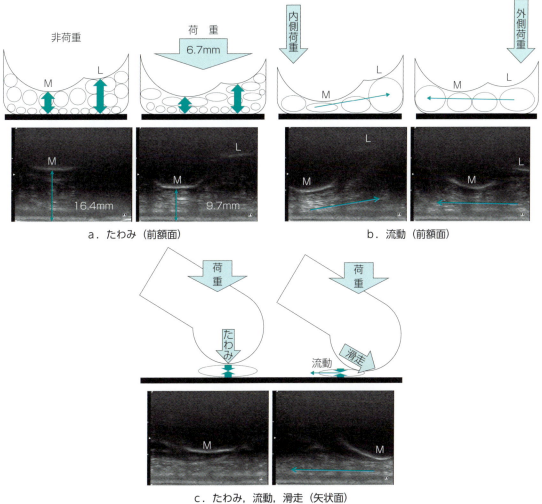

図5 踵部皮下組織のたわみ，流動，滑走
M：踵骨内側突起，L：踵骨外側突起

その結果，前額面上でプローブと内側突起間は約10 mmで，外側突起間は約15 mmであった（図4）．つまり，荷重下では踵骨の最下端部は床より1 cm頭方に位置する．また，非荷重下では内側突起は約17 mmの距離にあり，踵部皮下組織は荷重をかけることで7 mm程度たわむことになる．荷重をかけた状態で内外側に荷重ポイントを変化させた場合，内側荷重では外側に，外側荷重では内側に流動するように容易に移動する．矢状面では，たわみながら前方に流動し，踵骨は踵部皮下組織に対して後方に滑走する機能を有する（図5）．

初期接地から荷重応答期にかけて，上下，左右，前後方向の床反力が発生する．その時の衝撃を吸収するための踵部皮下組織の役割としては，着地直後に脂肪は圧縮されて硬くなり衝撃を減少させ，その衝撃に協調して衝撃を消散し，踵骨と地面とのよいコンタクトを保つ機能がある．上下方向はたわむことで，左右方向は内外側方向へ流動することで，前後方向は前方へ流動しながらたわみ，踵骨が後方へ滑走することで，それぞれの衝撃を吸収しながら距骨下関節，距腿関節や筋の機能

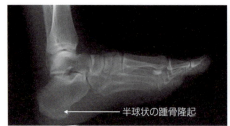
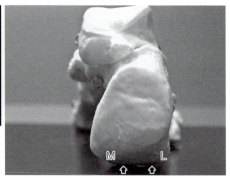

a. 矢状面からみた踵骨隆起の形態

b. 下肢骨膜型（足の骨モデル自立させた場合）

図6 踵骨隆起の形態
M：踵骨内側突起，L：踵骨外側突起

を使用した衝撃吸収機能へと連動していく．

踵骨隆起の形態

　踵骨隆起の下面には，内側突起と外側突起がある．この部位は，荷重下では踵部皮下組織を介して体重を支持しており，矢状面からみた踵骨隆起の形が半球状であることから体重が踵部にかかると地面を転がる不安定なテコとして働くヒールロッカー機能をもつ（図6a）．例えば下肢骨模型の足の骨モデルを自立させて前額面後方からみると，内側突起と外側突起が地面と接し安定している（図6b）．また，Seibel[6]は距骨下関節の回内・回外の動きに合わせて横足根関節の縦軸に変化を及ぼし，骨支持点は回内で踵骨内側突起，回外で踵骨外側突起が地面と接するとしている．しかし，日本人乾燥骨標本（以下，骨標本）での観察では，踵骨隆起の形態に個体差があり，内側突起に対して外側突起は小さく，また頭方に位置しており，外側突起が骨支持点になることは考えにくい．そこで，踵骨隆起の形態は観察を行う方向によって印象が変わるため，後方からみた踵骨隆起の個体差を比較する基準を設定した（図7）．その方法は，踵骨隆起の個体間の差と，踵骨内側突起が床と接した時の外側突起と床の距離を測定するために，踵骨と距骨の骨標本を組み合わせて，同

一方向から比較できる状態に固定した．矢状面では外側方よりみて踵骨の下面が傾斜21°になるようにジグの上に固定し，前額面では後方よりみて距骨体の上面を水平にし，水平面では頭方よりみて踵骨隆起のアキレス腱付着部の内側端と外側端を前額面と一致させた．そして，前額面より踵骨内側突起が接する位置にスケールを配置し，後方より踵骨隆起全体をカメラにて撮影して，踵骨隆起に対する踵骨外側突起の位置を確認した（図8）．その結果，踵骨外側突起は5.0±1.02 mm頭方に位置している（図9a）．次に，健常者を用いたエコーでの測定では，前述したように踵骨は踵部皮下組織の頭方に観察され，前額面上でプローブと踵骨内側突起間は約10 mm，踵骨外側突起間は約15 mmであり，約5 mm頭方に位置している（図9c）．つまり，前額面からみた骨支持点は，踵骨隆起の内側突起である．しかし，今回の測定では踵骨の内側突起と外側突起の高さに1 mm以内の差しかない人が9.5%（13/137）おり，外側突起も接点となることもあるので，個体差があることを念頭におく必要がある（図9b，d）．

バイオメカニクス

　健常者の自由歩行を三次元動作解析システムVICONおよび床反力計にて測定し，荷重

第4節 足底-踵骨滑動機構からみた動作分析　49

個体による違い →

【踵骨隆起を後方よりみる】

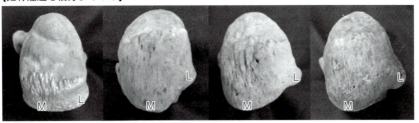

【踵骨を水平な台に置き，踵骨隆起を後方よりみる】

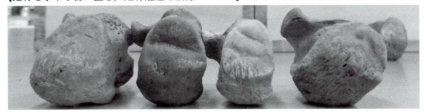

【踵骨を21°傾斜した台に置き，踵骨隆起を後方よりみる】

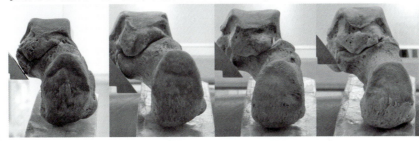

↓ 観察方向による違い

図7　踵骨隆起の観察方向と個体による形態の違い
M：踵骨内側突起，L：踵骨外側突起

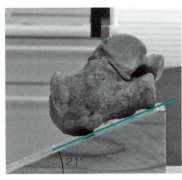 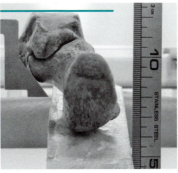 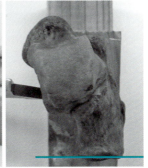

a．矢状面（外側方）：傾斜21°のジグの上に固定
b．前額面（後方）：距骨体の上面が水平に固定
c．水平面（頭方）：踵骨隆起のアキレス腱付着部の内側端と外側端を前額面と一致させ固定

図8　踵骨の後方からみた形態を比較するための基準
距骨下関節は回内位

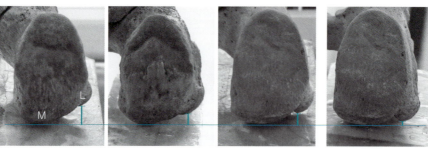

a．乾燥骨標本（内側突起下端から外側突起下端の距離：5.0±1.02 mm）

b．乾燥骨標本（踵骨内突起と外側突起に差がないタイプ）

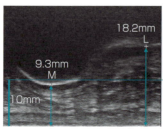
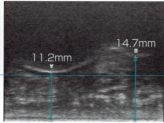
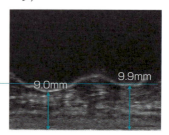

c．エコー短軸像

d．エコー短軸像（踵骨内突起と外側突起に差がないタイプ）

図9　踵骨内側突起に対する踵骨外側突起の高さの違い
M：踵骨内側突起，L：踵骨外側突起

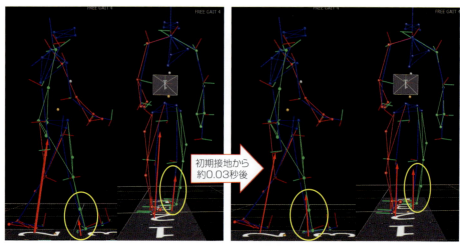

a．初期接地：外側方向を向く床反力

b．初期接地から約0.03秒後：内側方向を向く床反力

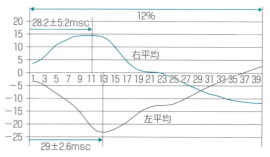

c．立脚期の床反力左右方向成分（N）

d．荷重応答期の床反力左右方向成分（N）

図10　荷重応答期の床反力左右方向成分

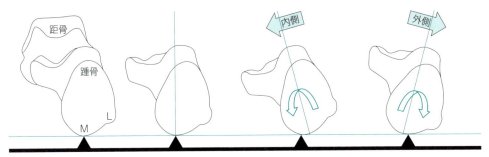

図11 踵骨の側方への転がり機能
M：踵骨内側突起，L：踵骨外側突起

応答期の床反力左右方向成分に着目すると，床反力は初期接地から 28.6 ± 4.0 msc 後までは外側方向を向き，その後，内側方向を向く（図10）．これは，初期接地では内側突起の外側で接地し，その後，内側突起の内側で接地するためと考えられ，外側方向から内側方向に向きを変えるのは，前額面からみた内側突起の形が半球状であり，体重が踵部にかかると地面を転がる不安定なテコとして働く，側方への転がり機能としての役割があると推察される（図11）．しかし，踵骨の外側突起が大きく，踵骨内側突起と同じ高さである場合は，外側方向への転がりが制限され，踵骨の側方傾斜が生じにくいため，距骨下関節の動きが制限されて重心の移動が直線化する可能性も考えられる．

治療概念

歩行の初期接地時に踵部皮下組織は，はじめに地面と接し，状況に合わせて形態を適応させ，衝撃を吸収する機能を有している．さらに，踵骨隆起の内側突起を中心に前後方向のヒールロッカー機能と，左右方向の転がり機能を発動させてスムーズな歩行の始まりに寄与している．各関節の関節可動域，下肢を中心とした筋力・筋出力のタイミングなど，歩行に関して重要な要素は多々存在するが，踵部皮下組織の柔軟性の確保と荷重応答に合わせた形態を変化させる機能は，荷重動作を行わせる前には，必ず確認しておくことが重要であり，治療の対象とすべきである．

動作分析にどう活かすか

初期接地から荷重応答期にかけて，衝撃吸収と推進力の役割を担うヒールロッカー機能の異常は，前脛骨筋群などの筋力低下で踵接地後の過度な底屈により接地すると膝関節屈曲の運動が著しく減少するため，推進力が機能しない．また，踵接地で足関節の底屈が制限されると，ヒールロッカー機能が増加して足底が床に接地するのと同じ割合で下腿が前方移動し，膝関節の屈曲が強くなり，膝関節での衝撃吸収の負担が増加する[7]．この機能に影響を与える要因は，距腿関節の動きとして捉えることが一般的であるが，初期接地は踵部皮下組織の機能によって，衝撃が吸収され踵骨隆起が床と近づくことで，ヒールロッカー機能が発動される．つまり，踵部皮下組織の柔軟性が歩行の初動作に影響することになる．踵部皮下組織が厚く，硬くなっている場合は，踵骨に荷重点が伝わらないことや初期接地後の足関節の底屈を遅らせ，下腿の前方移動を阻害し推進力に影響を与えることが考えられるため，動作分析を行う時には踵部皮下組織の硬さや移動性について考慮する必

要がある．また，前額面からみた踵骨隆起の内側突起と外側突起の形態の把握も重要である．踵骨の内側突起を中心に接地するタイプは，踵骨傾斜が起きやすく距骨下関節での衝撃吸収機能に連動しやすいが，内側突起・外側突起が接地するタイプは，踵骨の傾斜が起きにくく距骨下関節への連動が起きにくいため，上位関節での動きの代償が起こることに注意して動作分析を行う必要がある．

今後の臨床への応用と研究の方向性

踵骨の形状と踵部脂肪組織の厚さの臨床的指標

　踵骨隆起の形状は，荷重下にてエコーを用いて観察しているが，踵骨の内側突起と外側突起の最下端部の位置を体表上から触察できれば，踵骨のタイプをおおよそ判定できる．触察するポイントは，踵骨内側突起は踵部中心を足底から圧迫すると固く突起物が触察できる．しかし踵部皮下組織が厚く，固い場合は踵骨内側突起の触察感はない．踵骨外側突起は，踵骨内側突起より頭方に位置するタイプでは，外果の尾方で足底と踵部外側面の境界付近を圧迫すると触察可能である．そこで触察できない場合は，踵骨内側突起の外側で触察でき，踵骨の内側突起と外側突起の高さに差がないタイプとなる．

踵部皮下組織の前後左右への操作

　踵部皮下組織は，正常では柔軟性・移動性に優れており，容易にその形態を変化させることができる．その特性を利用して，テーピングを踵部に前後・左右方向に貼付し，荷重応答期を操作する．後方から前方に向かって貼った場合は，踵部皮下組織が踵骨隆起の前方で厚くなるため，踵骨の尾方への傾斜が起

きにくくなり，荷重応答期の足関節底屈のタイミングが遅れ，歩行立脚中期への移行が遅れる．また，前方から後方に向かって貼った場合は，踵部皮下組織が踵骨隆起の後方で厚くなるため，踵骨の尾方への傾斜が起きやすくなり，荷重応答期の足関節底屈のタイミングが早くなるため，歩行立脚中期への移行が早くなる．内側方から外側方に向かって貼った場合は，踵部皮下組織が踵骨外側突起の外側尾方で厚くなるため，踵骨が内方傾斜しやすくなり，距骨下関節の回内誘導ができ，逆に外側方から内側方に向かって貼った場合は，踵部皮下組織が踵骨内側突起の内側尾方で厚くなるため，踵骨が外方傾斜しやすくなり，距骨下関節を回外誘導することが可能となる．

年代や障害による踵部皮下組織への影響

　踵部皮下組織は，歩行動作における初期接地から荷重応答期にかけて，はじめに床と接する部位であるため，その後の動作に影響を与えやすい．つまり若年者から高齢者，特に高齢者であれば，自立高齢者と要介護高齢者など年齢別にみた厚さや柔軟性（たわみ率）に違いがあることが予想されるため，それらの差を調査する必要がある．同時に踵骨隆起の内側突起と外側突起の高さの違いも調査し，これらが，荷重応答期に及ぼす影響について分析を進める必要がある．

文　献

1) Götz-Neumann K（著），月城慶一，他（訳）：観察による歩行分析．医学書院，2005，pp9-15
2) Perry J（著），武田　功，他（監訳）：ペリー歩行分析—正常歩行と異常歩行 原著第2版．医歯薬出版，2012，pp5-8，47-49
3) Murray MP, et al：The vertical pathways of foot during level walking. I. Range of variablility in normal men. *Phys Ther* **46**：585-589, 1966

4) Lang J, 他（編著）, 山田致知, 他（訳）：ランツ
　　下肢臨床解剖学. 医学書院, 1979, pp413-423
5) Wang TG, et at：Measurement of vertical
　　alignment of metatarsal heads using a novel
　　ultrasonographic device. *Ultrasound med Biol*

29：373-377, 2003
6) Seibel MO（著）, 入谷　誠（訳）：Foot Function.
　　ダイナゲイト, 1996, pp127-137

第5節

変形性膝関節症における lateral thrust のバイオメカニクスと動作分析

井野拓実[*1]　昆　恵介[*2]

☑ Summary

　Lateral thrust は，変形性膝関節症（以下，膝 OA）症例において認められる歩行時の特徴的な病態運動である．また，lateral thrust は膝 OA の進行リスクであることが示されており，膝関節内側コンパートメントの力学的ストレス増大の一因と考えられている．自験例における膝関節の動態解析により，lateral thrust は，①荷重応答期の膝関節屈曲運動の減少，②急激な膝関節内反運動の増大，③脛骨の回旋のアライメント異常，④膝関節内反不安定性から生じる異常運動が特徴であることが明らかとなった．本知見は膝 OA の動作分析，また進行を予防するための運動介入の一助となることが期待される．

Key Words　変形性膝関節症，lateral thrust，動態解析，進行予防

変形性膝関節症

　変形性膝関節症（以下，膝 OA；図 1）についてわが国で実施された疫学研究 ROAD study の報告によると，X 線画像で膝 OA を認める症例は 2,400 万人，症状を有する症例は 820 万人と推計されている[1]．また，膝 OA が進行することにより，歩行能力に低下をきたし，日常生活に大きな影響を及ぼすとされる[2]．罹患者の多くは高齢者であり，超高齢社会に突入したわが国において高齢者の運動器疾患対策は喫緊の課題である．

　膝 OA の発症要因は，年齢，性別，遺伝，人種，骨密度，肥満，外傷歴，筋力低下，関節の変形，そして過用など多岐にわたるが[3~9]，その進行は膝関節に生じる力学的ストレスによるところが大きいと報告されている[4,10,11]．すなわち，歩行動作や日常生活動作において膝関節に生じる力学的ストレスが大きな症例では膝 OA がより進行する可能性が高い．前述のごとく，わが国ではすでに多くの高齢者が膝 OA を発症しており[1]，この進行をどう予防するかがきわめて重要である．そのためには膝関節に生じる力学的ストレスをどのよ

[*1]Takumi Ino／北海道科学大学保健医療学部理学療法学科，悠康会函館整形外科クリニックリハビリテーション科
[*2]Keisuke Kon／北海道科学大学保健医療学部義肢装具学科

第5節 変形性膝関節症におけるlateral thrustのバイオメカニクスと動作分析　55

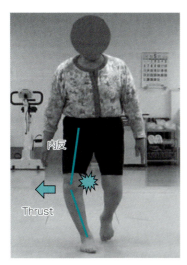

図1　変形性膝関節症例
重症例. 左矢印は歩行立脚初期におけるlateral thrustのイメージを示す

うにマネジメントするかが重要となる.

Lateral thrustは，膝OA症例においてしばしば認められる歩行時の特徴的な病態運動である．この動態を明らかにすることは膝OAにおける力学的ストレスをマネジメントする一助になると考えられる．しかし，この動態や臨床的意義については統一した見解が得られていない．したがって本稿では，先行研究の知見を整理するとともに，自験例の動作解析データを用いてlateral thrustという現象についてバイオメカニクスの見地より解説する.

Lateral thrustとは

Lateral thrustは，膝OA症例において臨床的に視認される，歩行立脚初期の膝関節の「横ぶれ」と説明されることが多い（図1）．文献的な記述ではlateral knee motion[12], varus thrust[13,14], 外側への動揺[15], 脛骨の外側亜脱臼[16]などさまざまであり，これらの記述からはlateral thrustの動態は膝関節内反運動なのか，脛骨の回旋運動または並進移動なのか判然としない．Changら[12]はlateral thrustをdynamic malalignment and instability（動的マルアライメントかつ不安定性）と表現しており，単なるアライメント異常だけではなく関節不安定性という要素を含んでいる可能性を指摘している.

Lateral thrustの臨床的意義

いくつかの研究によって，lateral thrustが膝OAの進行リスクであることが示されている[12,13,17]．Changら[12]は膝OA症例におけるlateral thrustの存在が18カ月後のX線画像評価におけるOAの進行リスクを3〜4倍高めたことを報告した．またlateral thrustを有する症例は，歩行時の外部膝関節内反モーメントが有意に大きいとする報告も散見される[12,14]．すなわち，lateral thrustは膝関節内側コンパートメントの力学的ストレス増大の一因と考えられる．大森ら[18]は大規模な疫学調査の結果から内側型膝OAの進行に伴いlateral thrustの出現率が高くなることを報告している．また, lateral thrustは簡単な歩行観察で同定可能な膝OA重症度および進行リスクの一指標としても提唱されている[12,14]．さらに近年，lateral thrustと疼痛やstiffnessとの関係が指摘されている[19,20]．Iijimaら[20]は，膝OA症例を内反なし群，動的内反（thrust）群，静的内反群，静的内反＋動的内反群の4類型に分類し，歩行時痛との関連を調査した．歩行時痛は，静的内反＋動的内反群との関連が最も強く，次いで動的内反群との関連が強かった．すなわち，内反変形が強く動的内反群を有する症例において最も歩行時痛が強いことを示した．また，同研究はこのような分類に基づく個別の介入の重要性を指摘した．Bennellら[21]はlateral thrustを有する膝OAに，どのような運動療法が効果的かを調査した．この研究によると，神経筋エクササ

は thrust を有し，かつ肥満のない症例におい
て最も疼痛の改善効果が高く，大腿四頭筋筋
力増強エクササイズは thrust がなく，かつ肥
満の症例において最も疼痛の改善効果が高
かった．このように lateral thrust の有無は介
入方法選択の判断基準としての意義も近年示
されている．

運動学・運動力学に関する文献的考察

Lateral thrust の動態解析に関する研究が散
見される．木村ら[22]は CT データ用いた三次
元骨モデルによる三次元下肢アライメント評
価システムと歩行動作を測定するためのモー
ション・キャプチャー・システムを用い，大
腿骨頭中心と脛骨遠位関節面中点を結んだ直
線を求め，これを三次元下肢荷重線と定義し
た．Lateral thrust を有する内側型 OA 症例に
おいて，三次元下肢荷重線は歩行立脚初期に
内側方向の移動が認められ，これは膝関節の
内外反運動と高い相関が示された．すなわち，
lateral thrust の主な運動成分は歩行立脚初期
の急激な内反運動と示された．また，モーショ
ン・キャプチャー・システムにより lateral
thrust を計測した他の研究では，歩行立脚期
の膝関節内反角度のピーク値および内反角速
度のピーク値が増大していたことを報告し
た[23]．以上より，lateral thrust は歩行立脚初期
の急激な膝関節内反という運動要素を含むこ
とは確からしいと考えられる．しかし，脛骨
の回旋動態や膝関節の不安定性などとの関係
は十分に解明されているとはいえない．

歩行時，運動力学的には膝関節には外部内
反モーメントが作用している．Schipplein
ら[24]は，歩行時における膝関節外部内反モー
メントに対し，それに対抗する筋組織および
膝外側の靱帯系組織の抗張力が不十分だと膝
関節は外側へ開くことを示した．また，

Shelburne ら[25]は有限要素法を用いた研究に
より，歩行時の膝関節外部内反モーメントを
制御する収縮系組織は大腿四頭筋と腓腹筋
が，非収縮系組織は後外側支持機構が最も重
要な役割を果たすことを示した．これらの筋
および靱帯組織の機能不全は，lateral thrust の
要因になることが推察される．したがって，
理学療法評価および介入において，これらの
筋群の機能や靱帯の緩みなどは着目すべき点
であると考えられる．

ポイントクラスター法による lateral thrust の動態解析

Lateral thrust の動態を明らかにするため，
人工膝関節全置換術前の膝 OA 15 症例の動
態解析を実施した．除外基準は独歩困難，神
経疾患，関節リウマチ，腰部疾患，外傷性 OA，
足部・股関節疾患，足底板による保存療法，
重度の肥満とした．膝 OA 15 症例に対し，整
形外科専門医 1 名および臨床経験 10 年以上
の理学療法士 2 名による診察または前額面ビ
デオ画像評価により lateral thrust の有無を判
定し，thrust あり群 8 例（女性 8 例，年齢
67.4±11.2 歳，BMI 26.3±3.1 kg/m²）と
thrust なし群 7 例（男性 1 例，女性 6 例，年齢
73.4±6.0 歳，BMI 26.8±5.7 kg/m²）へ振り
分けた．なお，判定結果が異なる症例はいな
かった．また，健常成人 21 例（男性 11 例，
女性 10 例，年齢 27.0±7.2 歳，BMI 20.6±
2.4 kg/m²）の動態解析も実施した．光学的
モーションキャプチャー技術による三次元動
作解析装置にて定常歩行を計測し，ポイント
クラスター法[26]（図 2）にて膝関節の 6 自由
度運動を解析した．なお，ポイントクラスター
法の計測誤差は角度で平均 0.5°±0.5°，最大
約 3°，並進移動で平均 0.6±0.6 mm，最大約
4 mm 生じるとされている[27]．また，ポイント
クラスター法の歩行時の膝関節運動計測の再

現性における級内相関係数 ICC（1, 5）は初期接地および 50％歩行周期ともに substantial（十分）～almost perfect（非常に高い）であったことが示されている[28]．加えて各症例について，膝関節伸展角度，膝関節屈曲角度，疼痛評価として visual analog scale, giving way

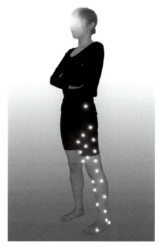

図2　ポイントクラスター法
クラスターマーカーシステムに最適化法を用いることにより，皮膚のズレによる計測誤差を最小化する方法．膝関節の6自由度キネマティクスを計測可能

の有無，日本版変形性膝関節症患者機能評価尺度，膝 OA 重症度（北大分類），X 線画像立位長尺による大腿脛骨角（FTA：Femoro Tibial Angle），内反または外反不安定性評価として内反または外反ストレス X 線画像を用いた関節裂隙の開大量，そして術中所見による前十字靱の変性または有無を調査した．膝関節運動およびおのおのの臨床評価項目について thrust あり群と thrust なし群で比較検討した．統計解析は，対応のない t 検定またはカイ二乗検定を用いた（$p<0.05$）．

結果，歩行立脚初期で thrust なし群に較べ thrust あり群では，急激な内反角度の増大が認められた（thrust なし群：$2.5±1.8°$ vs thrust あり群：$5.7±1.7°$，$p=0.003$；図3）．また，thrust あり群では歩行立脚期の膝関節屈曲角度の変化量が有意に小さく（thrust なし群：$9.8±2.8°$ vs thrust あり群：$6.1±4.2°$，$p=0.049$；図4），脛骨がより外旋位である傾向が認められた（図5）．しかし，thrust あり群 8 例中 1 例においては，健常群と回旋パターンが近似しており，もう 1 例においては健常群よりもむしろ内旋位であった．ストレ

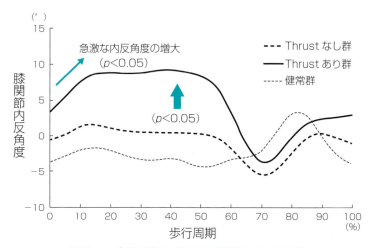

図3　一歩行周期における膝関節内外反角度
歩行立脚初期で thrust なし群に較べ thrust あり群では，急激な内反角度の増大が認められた（$p<0.05$）．また，30％～55％歩行周期において thrust なし群に較べ thrust あり群では内反角度が大きかった（$p<0.05$）

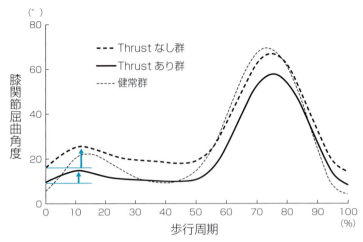

図4　一歩行周期における膝関節屈伸角度
歩行立脚初期でthrustなし群に較べthrustあり群では，屈曲角度の変化量が有意に小さかった（$p<0.05$）

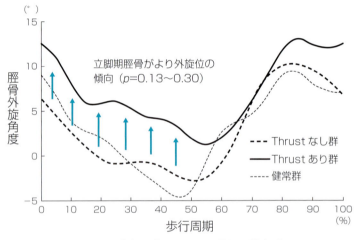

図5　一歩行周期における脛骨回旋角度
歩行立脚期でthrustなし群に較べthrustあり群では，脛骨がより外旋位の傾向であった（$p=0.13～0.30$）．

スX線画像を用いた内反不安定性評価（図6）において，thrustあり群では内反不安定性が大きい傾向であった（thrustなし群：6.6 ± 1.3 mm vs thrustあり群：8.1 ± 1.8 mm，$p=0.079$）．症例の背景因子，およびその他の臨床評価項目について有意差は認められなかった．

本動態解析の結果より，lateral thrustの特徴は歩行立脚期における急激な内反角度の増大かつ膝関節屈曲角度の変化量の減少であることが明らかとなった．すなわち，膝関節の主な機能である屈伸運動による衝撃吸収能力が障害されていることが考えられた．また，この所見は膝外側構成体の過大な伸張ストレス，膝関節内側コンパートメントの圧縮応力の増大も示唆する．加えて，この時期の脛骨はより外旋位の傾向が強く，動的な回旋のアライメント異常の存在も示された．さらにthrustあり群では内反不安定性，すなわち膝関節外側支持組織の緩みが大きい傾向であっ

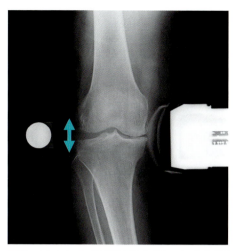

図6 ストレスX線画像を用いた内反不安定性評価—関節裂隙の開大量 (mm)

thrustあり群では内反不安定性が大きい傾向であった（thrustなし群：6.6±1.3 mm vs thrustあり群：8.1±1.8 mm, $p=0.079$）

た．本結果はChangら[12]の指摘するように，lateral thrustは動的なアライメント異常かつ不安定性が混在した病態であることを支持した．

動作分析と臨床への応用

Lateral thrustは，膝OAに認められる病態運動と考えられ，①荷重応答期の膝関節屈曲運動の減少，②急激な膝関節内反運動の増大，③脛骨の回旋のアライメント異常，④膝関節内反不安定性から生じる異常運動が典型的な特徴であると考えられる．また前述のごとく，lateral thrustはOAの進行リスク，重症度，外部膝関節内反モーメントの増大，荷重時痛，運動療法選択の判断基準などに関連する所見である．

Lateral thrustへの介入という観点から，保存療法においては適切な大腿四頭筋の遠心性収縮を用いた荷重応答期における膝関節屈曲運動の獲得，また脛骨の回旋アライメントの是正，そして膝関節内反不安定性の制御が重要であると考えられる．膝関節内反不安定性に関しては，筋機能による代償または装具，足底板などによる機能代償が必要かもしれない．本知見は，膝OAの進行予防における力学的ストレスのマネジメントを実践するための一助となることが期待される．

謝　辞

本稿で示した，膝OA症例の動作解析データは函館整形外科クリニックのデータであり，計測・解析に携わった同クリニックのリハビリテーション科スタッフ各位，また本稿へのデータの掲載を承諾いただいた院長の大越康充先生に深謝いたします．

文　献

1) Muraki S, et al：Prevalence of radiographic knee osteoarthritis and its association with knee pain in the elderly of Japanese population-based cohorts：the ROAD study. *Osteoarthr Cartil* **17**：1137-1143, 2009

2) Ikeda N, et al：What has made the population of Japan healthy? *Lancet* **378**（9796）：1094-1105, 2011

3) 古賀良生：変形性膝関節症の概念と治療方針．古賀良生（編）：変形性膝関節症—病態と保存療法．南江堂，2008, pp2-15

4) Andriacchi TP, et al：A framework for the in vivo pathomechanics of osteoarthritis at the knee. *Ann Biomed Eng* **32**：447-457, 2004

5) Seedhom BB：Conditioning of cartilage during normal activities is an important factor in the development of osteoarthritis. *Rheumatology （Oxford）* **45**：146-149, 2006

6) Spector TD, et al：Incidence and progression of osteoarthritis in women with unilateral knee disease in the general population：the effect of obesity. *Ann Rheum Dis* **53**：565-568, 1994

7) Radin EL, et al：Mechanical determinants of osteoarthrosis. *Semin Arthritis Rheum* **21**（3 Suppl 2）：12-21, 1991

8) Felson DT, et al：Osteoarthritis：new insights. Part 1：the disease and its risk factors. *Ann Intern Med* **133**：635-646, 2000

9) Wieland HA, et al：Osteoarthritis-an untreatable disease? *Nat Rev Drug Discov* **4**：331-344, 2005

10) Andriacchi TP, et al：The role of ambulatory

mechanics in the initiation and progression of knee osteoarthritis. *Curr Opin Rheumatol* **18**：514-518, 2006

11) Miyazaki T, et al：Dynamic load at baseline can predict radiographic disease progression in medial compartment knee osteoarthritis. *Ann Rheum Dis* **61**：617-622, 2002

12) Chang A, et al：Thrust during ambulation and the progression of knee osteoarthritis. *Arthritis Rheum* **50**：3897-3903, 2004

13) Chang A, et al：Hip abduction moment and protection against medial tibiofemoral osteoarthritis progression. *Arthritis Rheum* **52**：3515-3519, 2005

14) Kuroyanagi Y, et al：A quantitative assessment of varus thrust in patients with medial knee osteoarthritis. *Knee* **19**：130-134, 2012

15) 石井清一, 他：標準整形外科学 第8版. 医学書院, 2002

16) 宗田 大：膝痛―知る 診る 治す. メジカルビュー社, 2007

17) 古賀良生：疫学調査による変形性膝関節症の病態. 古賀良生（編）：変形性膝関節症―病態と保存療法. 南江堂, 2008, pp41-68

18) 大森 豪：変形性膝関節症の疫学要因. 古賀良生（編）：変形性膝関節症―病態と保存療法. 南江堂, 2008, pp69-85

19) Fukutani N, et al：Association of Varus Thrust With Pain and Stiffness and Activities of Daily Living in Patients With Medial Knee Osteoarthritis. *Phys Ther* **96**：167-175, 2016

20) Iijima H, et al：Clinical Phenotype Classifications Based on Static Varus Alignment and Varus Thrust in Japanese Patients With Medial Knee Osteoarthritis. *Arthritis Rheumatol （Hoboken, NJ）* **67**：2354-2362, 2015

21) Bennell KL, et al：Influence of Biomechanical Characteristics on Pain and Function Outcomes From Exercise in Medial Knee Osteoarthritis and Varus Malalignment：Exploratory Analyses From a Randomized Controlled Trial. *Arthritis Care Res （Hoboken）* **67**：1281-1288, 2015

22) 木村太郎, 他：内側型変形性膝関節症における歩行時スラスト現象と3次元下肢荷重線の関連性. 臨床バイオメカニクス **31**：401-407, 2010

23) Chang AH, et al：Varus thrust and knee frontal plane dynamic motion in persons with knee osteoarthritis. *Osteoarthr Cartil* **21**：1668-1673, 2013

24) Schipplein OD, et al：Interaction between active and passive knee stabilizers during level walking. *J Orthop Res* **9**：113-119, 1991

25) Shelburne KB, et al：Contributions of muscles, ligaments, and the ground-reaction force to tibiofemoral joint loading during normal gait. *J Orthop Res* **24**：1983-1990, 2006

26) Andriacchi TP, et al：A point cluster method for in vivo motion analysis：applied to a study of knee kinematics. *J Biomech Eng* **120**：743-749, 1998

27) Alexander EJ, et al：Correcting for deformation in skin-based marker systems. *J Biomech* **34**：355-361, 2001

28) Nagano Y, et al：Association between in vivo knee kinematics during gait and the severity of knee osteoarthritis. *Knee* **19**：628-632, 2012

第6節

歩行のバイオメカニカルな解析に基づく変形性膝関節症患者の理学療法アプローチ

徳田一貫[*1]

✅Summary

変形性膝関節症患者の歩行動作のバイオメカニクスとして，歩行立脚期において足部外転，体幹傾斜，膝関節内反の角度が大きくなる特徴がある．また，膝関節内のメカニカルストレスを反映する指標として用いられている外部膝関節内転モーメント（KAM：external Knee Adduction Moment）は変形性膝関節症の発症と進行に関連しているとされており，近年ではKAMを軽減するための運動戦略を用いた歩行様式の変更が着目されている．さまざまな歩行様式の変更があるが，実際の理学療法では適応を適切に判断し，理学療法の効果だけでなく身体に及ぼす望ましくない影響も考慮して，有効性を実証していく必要がある．

Key Words 変形性膝関節症，歩行，バイオメカニクス，外部膝関節内転モーメント，歩行様式の変更

はじめに

変形性膝関節症（以下，膝OA）は，膝関節を構成する半月板，関節包，靱帯，筋などの関節構成体の退行性変化が生じ，膝関節の関節軟骨に加わる異常なメカニカルストレスが膝OAの一要因として捉えられている[1]．わが国における一般者を対象とした大規模コホート研究によると，単純X線画像に基づき膝OAと診断された者は，男性で840万人，女性で1,560万人，合計2,400万人にのぼり，そのうち症状を有する膝OAは800万人と推定されている[2]．また，関節疾患は加齢に伴う変形性関節症が多く，好発部位は膝関節と腰椎とされており[3]，膝OAの対象者数の割合から，わが国において理学療法士が膝OA患者に携わる機会は多いと予想される．

「変形性膝関節症のガイドライン」[4]では，運動療法は推奨グレードAであり，膝OAの治療と予防には理学療法士がきわめて重要な役割を担っている．しかしながら，膝OAの進行予防のための運動療法の有効性に関しては決定的なエビデンスは示されていない[5]．

山田[6]は，膝OAの保存的理学療法の目的として，①疼痛を起こしている組織の同定，病態の評価に基づく理学療法（対症療法的理

[*1] Kazuki Tokuda／広島大学大学院医歯薬保健学研究科

学療法）と，②膝関節に対するメカニカルストレスを軽減させるための理学療法（原因療法的理学療法）が重要であると述べている．そのため，症状を改善するための理学療法に加えて，バイオメカニクスの観点から捉えた膝関節に対するメカニカルストレスを軽減するための理学療法が必要となる．

　本稿では，膝OA患者の歩行のバイオメカニクスの特徴について述べ，膝関節のメカニカルストレス軽減のための保存的理学療法に関するエビデンスを紹介し，その臨床応用の可能性について筆者の知見を交えながら述べる．

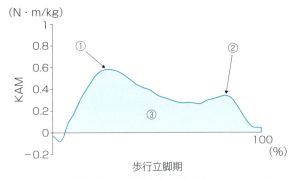

図1　歩行立脚期の外部膝関節内転モーメント（KAM）
　①は歩行立脚期に生じる最初のKAMのピーク，②は歩行立脚期に生じる2回目のKAMのピーク，③は歩行立脚期に生じるKAMを積分した値．プラスの値が膝関節外転モーメントを示し，③はKAMの値と立脚時間の積の総和を示している

膝OAの歩行動作のバイオメカニクスの特徴

膝関節のメカニカルストレス

　大腿脛骨関節は，構築学的に内側と外側のコンパートメントに分かれ[7]，内側コンパートメントへの異常なメカニカルストレス増大が，膝OAの進行リスクを増大させる[8]．荷重時の大腿脛骨の内側コンパートメントに加わるメカニカルストレスを反映する指標として，外部膝関節内転モーメント（KAM：external Knee Adduction Moment）がある[9]．KAMは，膝関節に対して内反方向に作用する力の大きさを表したものであり[10]，KAMの大きさは，床反力ベクトルの大きさと膝関節中心から床反力ベクトルまでの垂線であるレバーアームの長さによって決定される[11]．KAMの増大は，膝OAの発症と進行に関連するため[8]，KAMを指標とした膝OAの動作解析研究は，現在まで多数報告されている．

　KAMは，歩行立脚期に2つのピークがあり（図1），歩行立脚初期に出現する第1ピーク（図1①），歩行立脚後期に出現する第2ピークが認められる（図1②）．KAMのピーク値は，歩行立脚期のある瞬間の値を表したものであり，KAMの値と立脚期時間の積の総和がKAMの力積値[12]として算出される（図1③）．KAMの第1ピークは，膝OAの進行リスクと関連しており[13]，KAMの力積値は膝OAの臨床症状を反映する[12]と報告されている．

膝OAの歩行動作の運動学的特徴

　Changら[14]は，222人の膝OA患者を対象として約17％が歩行立脚期に膝関節が外側へ移動（以下，外側スラスト）することが認められ，この外側スラストは膝関節内反変形との関連と，膝OAの進行のリスクとなると報告している．筆者ら[15]は，健常対照群8人と膝OAと診断された膝OA群13人を対象とし，前額面における歩行の初期接地から立脚中期の身体各体節および関節角度変化を比較した．膝OAの分類は，Kellgren-Lawrence分類を用いて行い，軽度膝OA群6人（gradeⅠ：2人，gradeⅡ：4人），重度膝OA群7人（gradeⅢ：3人，gradeⅣ：4人）とした．結果は，膝関節内反角度は，重度膝OA群が対照群と軽度膝OA群より有意に大きく，また下

表1 身体各体節および関節角度変化

	対照群 (n=8)	軽度膝 OA 群 (n=6)	重度膝 OA 群 (n=7)
膝関節内反 (°)	0.1±0.9	0.6±1.0	4.1±0.9*
下腿傾斜 (°)	2.7±1.5	3.9±1.6	5.2±0.5#

平均値±標準偏差，*：VS 対照群（$p<0.05$），#：VS 対照群（$p<0.05$）

腿傾斜角度は重度膝 OA 群が対照群よりも有意に大きかった（表1）．膝 OA 患者の歩行立脚期において，膝 OA の重症化に伴い，下腿の外側傾斜と膝関節内反角度の変化量が高値を示したことを明らかにした．膝 OA 患者で観察される外側スラストは，膝関節内反変形の構造学的問題と関連していると考えられるが，前額面上での膝関節内反角度の増加は股関節外旋と膝関節屈曲運動によっても生じるため[6]，視覚的に観察される膝関節内反運動の要因については，股関節と膝関節の運動学的特徴を把握する必要がある．

膝 OA 患者の歩行立脚期において，足部に関しては歩行立脚期に足部を外転位とする特徴が観察され[16]，より大きな足部外転を呈する膝 OA 患者は膝 OA の進行のリスクが低かったと報告されている[17]．体幹運動に関しては，歩行立脚期に立脚側へ体幹が傾斜し，膝 OA の重症度が高くなるにつれて，体幹傾斜角度は高値を示したと報告されている[18]．

膝関節のメカニカルストレスを軽減させるための理学療法

膝 OA 患者の歩行は，さまざまな運動学的特徴を有しており，その特徴は膝 OA の重症度や進行のリスクに関連し，膝関節のメカニカルストレスを軽減させるための代償的な運動戦略によるものと考えられている．

近年，膝 OA の KAM を軽減させるための運動戦略を用いた歩行様式の変更が着目されている[19]．その有効性が示されたものとしては，①歩行立脚側への体幹側屈，②股関節の内旋，③膝関節の内側への移動（以下，内側スラスト），④歩行スピードの減少，⑤健側での杖の使用，⑥足部内転（toe-in）歩行，⑦足部外転（toe-out）歩行であった．

しかしながら歩行様式の変更は，膝 OA の重症度や症状に合わせて，どの方法が適切であるかは明らかにされていない．また，KAM の値は軽減させるが，その他の関節に対する悪影響やバランスの問題，身体運動の協調性などに影響する可能性が指摘されている[19]．以下に，歩行様式の変更と KAM に関するエビデンスについて紹介し，その有用性に関して筆者の知見を交えながら，歩行様式の変更の臨床応用の見解について述べる．

立脚側への体幹側屈

歩行立脚期に患側の立脚側へと体幹を側屈することで，前額面上での身体重心が立脚肢へと移動し，床反力ベクトルの方向が変化し，膝関節におけるレバーアーム長が短くなることで，KAM が軽減すると示唆されている[20]．しかしながら，その他の関節の症状やバイオメカニクスに影響を及ぼし，体幹側屈に伴う動的バランスに影響を与える可能性がある[21]．また，歩行立脚期に患側へ体幹を側屈することが協調性のある適切な運動を困難にしている可能性がある[19]．

股関節の内旋

股関節の内旋による歩行は，通常歩行と比較して，KAM の第1ピークが有意に低値を示すことが報告されている[22]．股関節内旋の増加を促進する歩行様式の変更の悪影響の可能性は，これは現在調査されていないが，パテラトラッキング（patellar tracking）の変化による膝蓋大腿部の疼痛[23]となる可能性が指摘

膝関節の内側スラスト

膝関節の内側スラストは，歩行の立脚期に膝関節を内側に方向づけることによって，動的な膝関節アライメントを変更させることであり[24]，外側スラストが膝OAの進行のリスクと関連があるため，その理論を応用したものと考えられる．膝関節の内側スラストは，KAMの第1ピークと第2ピークの軽減を認めた[24]．この方法は，運動の複雑さが課題であり，適切に運動を実施するためにはバイオフィードバック（Biofeedback）などの特別な運動方法が必要であると報告されている[21]．

歩行スピードの減少

歩行スピード度の減少は，KAMの第1ピークの軽減を認めた[25〜27]．歩行スピードは，身体重心加速度の変化によりKAMに影響を及ぼす可能性があり，床反力の大きさに影響している[28]．そのため，歩行スピードの減少が比例的にKAMを軽減させる可能性がある[19]．しかしながら，歩行スピードの減少によって，全体的な身体機能，日常のタスクにおける悪影響の可能性があるという点を考慮しなければならない[19]．また，歩行速度の減少に伴い，立脚時間が長くなる場合は，KAMの力積値が増大する可能性があり，臨床症状に影響を及ぼすおそれがある．

健側での杖の使用

健側での杖の使用は，KAMの第1ピークの軽減[29, 30]，第2ピークの軽減[30]を認めたと報告されている．反対に，患側での杖使用は，歩行立脚初期のKAMが増加する[31]．これらの結果は，患側での長期間の杖使用は，膝OAの進行リスク増大の可能性がある．そのため，適切な使用法に関する指導が必要となるが，患側での杖使用によって適切に使って

いたとしても，健側への膝関節に運動力学的な悪影響を及ぼす可能性があるため[21]，症状に合わせた適切な処方が重要となる．

足部内転（toe-in）歩行

Toe-in歩行は，通常歩行と比較してKAMの第1ピークが有意に低値を示し[32〜34]，KAMの第2ピークに関しては一貫した変化を認めなかったと報告されている[32〜35]．これらの結果は，足部内転位によって歩行の立脚初期に，足圧中心（COP：Center of Pressure）の外側移動に伴いレバーアーム長が短縮することで，KAMの第1ピークが有意に低値を示したと報告されている[36]．

足部外転（toe-out）歩行

より足部外転位が大きい膝OAは，進行のリスクが減少したと報告されており[17]，その報告以降，toe-out歩行に関する研究が多くなされてきた．Toe-out歩行は，KAMの第1ピークは一貫した変化を認めず（変化しない，あるいは増加する），KAMの第2ピークは有意に軽減すると報告されている[33, 34, 37, 38]．KAMのピークの有意な軽減は，toe-out歩行によってCOPが外側に移動する影響が考えられているが[16]，KAMの変化に関連した詳細なバイオメカニクス的要因を調査した報告はない．

筆者は，健常成人を対象に，toe-out歩行と通常歩行を比較し，KAMの第1ピークと第2ピーク時における，KAMに関連するバイオメカニクス的特徴について検討した．その結果，KAMの第1ピークは条件間で統計学的な有意差はなく，KAMの第2ピークはtoe-out歩行において有意に低値を示した（表2）．KAMの第1ピーク時は，通常歩行に比べてtoe-out歩行はCOPがより外側に位置していたが，下腿外側傾斜角度とレバーアーム長が有意に高値を示した（表2）．KAMの第

表2 外部膝関節内転モーメント（KAM）の第1と第2ピークの値とKAMに関連する
バイオメカニクス的特徴の比較

	KAMの第1ピーク			KAMの第2ピーク		
	通常歩行	toe-out歩行	p値	通常歩行	toe-out歩行	p値
KAM（N・m/kg）	0.59±0.13	0.59±0.12	0.41	0.34±0.12	0.08±0.13	<0.001
COP（mm）	2.5±5.2	5.4±5.4	<0.01	4.0±15.1	51.3±13.6	<0.001
レバーアーム（mm）	39.3±11.3	54.2±8.6	<0.001	35.6±12.9	9.7±11.9	<0.001
下腿外側傾斜角度（°）	3.9±2.1	4.9±1.7	<0.05	8.8±4.4	2.8±3.6	<0.001

toe-out：足部外転, toe-in：足部内転, COP：足圧中心

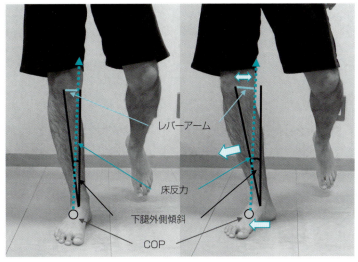

a．通常歩行　　　　b．Toe-out歩行

図2　歩行立脚初期における通常歩行と足部外転（toe-out）歩行の足圧中心（COP）と下腿外側傾斜

Toe-out歩行では，通常歩行に比べてCOPの外側移動が大きくなるが，同時に下腿外側傾斜の角度も大きくなる．そのため，レバーアーム長が大きくなり，外部膝関節内転モーメント（KAM）の第1ピークに変化が生じないと考えられる

2ピーク時は，通常歩行に比べてtoe-out歩行は，COPがより外側に位置しており，下腿外側傾斜角度とレバーアーム長が有意に低値を示した（表2）．これらの結果より，toe-out歩行では足部外転によってCOPは外側に移動するが，KAMの第1ピーク時には，下腿外側傾斜に伴い，レバーアーム長が大きくなることで，KAMの第1ピークの値が変化しなかったことが考えられる（図2）．KAMの第1ピーク時は，歩行立脚期の荷重応答期に相当し，膝関節屈曲による衝撃吸収が行われる

時期である[39]．その時期に，足部外転を行うと，下腿が相対的に外旋位の状態で膝関節屈曲運動を行うことで，下腿外側傾斜が大きくなることが考えられる．しかしながら，これらの結果は健常成人を対象としているため，膝OA患者では膝関節内反変形によって，下腿外側傾斜の大きさやレバーアーム長が異なり，KAMの値も変化する可能性がある．

KAMの第1ピークは，膝OAの進行リスクと関連しているが[13]，KAMの第2ピークの軽減は，膝OAの進行リスクとの関連性は

示されておらず，その臨床的意義は明らかにされていない[19]．また，toe-out 歩行によってKAM の第 1 ピークが増加するとの報告から[33, 34, 37]，膝 OA の病態の進行リスクを高めるおそれも考えられる．足部外転位を呈する膝 OA 患者は OA の進行のリスクが低いとされているが[17]，現在のところ toe-out 歩行を行うことで膝 OA の進行のリスクが減少できるというエビデンスはない．足部外転位を呈する膝 OA 患者の身体の形態学的・機能的特徴や歩行時の運動学的特徴などについては明らかにされておらず，足部外転位の身体的特性に関する，その他の要因について検討する必要性がある．

おわりに

中山[40]は，医学のようにヒトを対象とする科学では，科学的根拠は「理論的根拠」と「臨床的根拠」の 2 つに分けられ，ある仮説に対して理論を構築して，新たな治療法の開発などを行うことが「理論的根拠」であり，それがヒトに本当に有効であるかどうかを明らかにするものが「臨床的根拠」であると述べている．そのため，膝 OA の進行を予防するために，KAM を軽減させることが有効であるという「理論的根拠」は示されているが，その「臨床的根拠」に基づいた最適な方法は，いまだ確立していない．そのため，膝 OA の進行予防のための理学療法は，その適応を適切に判断し，理学療法の効果だけでなく身体に及ぼす望ましくない影響も考慮して，有効性を実証していく必要がある．

文 献

1) 古賀良生：変形性膝関節症の概念と治療方針．古賀良生（編）：変形性膝関節症—病態と保存療法．南江堂，2008，pp2-17
2) Muraki S, et al：Prevalence of radiographic knee osteoarthritis and its association with knee pain in the elderly of Japanese population based cohorts：the ROAD study. *Osteoarthritis Cartilage* **17**：1137-1143, 2009
3) 松田晋哉：「運動器の 10 年」世界運動高齢者介護問題と運動器疾患．理学療法 **21**：1135-1139, 2004
4) ガイドライン特別委員会 理学療法診療ガイドライン部会：理学療法診療ガイドライン 第 1 版．http://jspt.japanpt.or.jp/upload/jspt/obj/files/guideline/00_ver_all.pdf（2016 年 7 月 22 日閲覧）
5) Fransen M, et al：Exercise for osteoarthritis of the knee. *Cochrane Database Syst Rev*：CD004376, 2008
6) 山田英司：膝関節内転モーメントに着目した変形性膝関節症の理学療法評価．理学療法 **32**：1068-1076, 2015
7) Schipplein OD, et al：Interaction between active and passive knee stabilizers during level walking. *J Orthop Res* **9**：113-119, 1991
8) Andriacchi TP, et al：The role of ambulatory mechanics in the initiation and progression of knee osteoarthritis. *Curr Opin Rheumatol* **18**：514-518, 2006
9) Zhao D, et al：Correlation between the knee adduction torque and medial contact force for a variety of gait patterns. *J Orthop Res* **25**：789-797, 2007
10) Baliunas, AJ et al：Increased knee joint loads during walking are present in subjects with knee osteoarthritis. *Osteoarthritis Cartilage* **10**：573-579, 2007
11) Hunt MA, et al：Associations among knee adduction moment, frontal plane ground reaction force, and lever arm during walking in patients with knee osteoarthritis. *J Biomech* **39**：2213-2220, 2006
12) Kito N, et al：Contribution of knee adduction moment impulse to pain and disability in Japanese women with medial knee osteoarthritis. *Clin Biomech*（*Bristol Avon*）**25**：914-919, 2010
13) Miyazaki T, et al：Dynamic load at baseline can predict radiographic disease progression in medial compartment knee osteoarthritis. *Ann Reum Dis* **61**：617-622, 2002
14) Chang A, et al：Thrust during ambulation and the progression of knee osteoarthritis. *Arthritis Rheum* **50**：3897-3903, 2004
15) 徳田一貫，他：内側型変形性膝関節症における歩行立脚時の関節角度と大腿・下腿回旋運動の評価．理学療法科学 **29**：437-442, 2014
16) Jenkyn TR, et al：Toe-out gait in patients with knee osteoarthritis partially transforms external

knee adduction moment into flexion moment during early stance phase of gait : a tri-planar kinetic mechanism. *J Biomech* **41** : 276-283, 2008

17) Chang A, et al : The relationship between toe-out angle during gait and progression of medial tibiofemoral osteoarthritis. *Ann Rheum Dis* **66** : 1271-1275, 2007

18) Hunt MA, et al : Individuals with severe knee osteoarthritis (OA) exhibit altered proximal walking mechanics compared with individuals with less severe OA and those without knee pain. *Arthritis Care Res*（*Hoboken*）**62** : 1426-1432, 2010

19) Simic M, et al : Gait modification strategies for altering medial knee joint load : a systematic review. *Arthritis Care Res*（*Hoboken*）**63** : 405-426, 2011

20) Hunt MA, et al : Lateral trunk lean explains variation in dynamic knee joint load in patients with medial compartment knee osteoarthritis. *Osteoarthritis Cartilage* **16** : 591-599, 2008

21) Simic M, et al : Trunk lean gait modification and knee joint load in people with medial knee osteoarthritis : the effect of varying trunk lean angles. *Arthritis Care Res*（*Hoboken*）**64** : 1545-1553. 2012

22) Barrios JA, et al : Gait retraining to reduce the knee adduction moment through real-time visual feed-back of dynamic knee alignment. *J Biomech* **43** : 2208-2213, 2010

23) Souza RB, et al : Femur rotation and patellofemoral joint kinematics : a weight-bearing magnetic resonace imaging analysis. *J Orthop Sports Phys Ther* **40** : 277-285, 2010

24) Fregly BJ, et al : Design of patient-specific gait modifications for knee osteoarthritis rehabilitation. *IEEE Trans Biomed Eng* **54** : 1687-1695, 2007

25) Mundermann A, et al : Potential strategies to reduce medial compartment loading in patients with knee osteoarthritis of varying severity : reduced walking speed. *Arthritis Rheum* **50** : 1172-1178, 2004

26) Robbins SM, et al : The effect of gait speed on the knee adduction moment depends on waveform summary measure. *Gait Posture* **30** : 543-546, 2009

27) Zeni JA, et al : Differences in gait parameters between healthy subjects and persons with moderate and severe knee osteoarthritis : a result of altered walking speed? *Clin Biomech* **24** : 372-378, 2009

28) Browning RG, et al : Effects of obesity on the biomechanics of walking at different speeds. *Med Sci Sports Exerc* **39** : 1632-1641, 2007

29) Chan GN, et al : Changes in knee moments with contralateral versus ipsilateral cane usage in females with knee osteoarthritis. *Clin Biomech*（*Bristol, Avon*）**20** : 396-404, 2005

30) Kemp G, et al : Reducing joint loading in medial knee osteoarthritis : shoes and canes. *Arthritis Rheum* **59** : 609-614, 2008

31) Ajemian S, et al : Cane-assisted gait biomechanics and electromyography after total hip arthroplasty. *Arch Phys Med Rehabil* **85** : 1966-1971, 2004

32) Lynn SK, et al : Effect of foot rotation on knee kinetics and hamstrings activation in older adults with and without signs of knee osteoarthritis. *Clin Biomech*（*Bristol Avon*）**23** : 779-786, 2008

33) Lynn SK, et al : The effect of internal and external foot rotation on the adduction moment and lateral-medial shear force at the knee during gait. *J Sci Med Sport* **11** : 444-451, 2008

34) Simic M, et al : Altering foot progression angle in people with medial knee osteoarthritis : the effects of varying toe-in and toe-out angles are mediated by pain and malalignment. *Osteoarthritis Cartilage* **21** : 1272-1280, 2013

35) Lin CJ, et al : The effect of changing the foot progression angle on the knee adduction moment in normal teenagers. *Gait Posture* **14** : 85-91, 2001

36) Shull PB, et al : Toe-in gait reduces the first peak knee adduction moment in patients with medial compartment knee osteoarthritis. *J Biomech* **46** : 122-128, 2013

37) Guo M, et al : The influence of foot progression angle on the knee adduction moment during walking and stair climbing in pain free individuals with knee osteoarthritis. *Gait Posture* **26** : 436-441, 2007

38) Schache AG, et al : The effect of gait modification on the external knee adduction moment is reference frame dependent. *Clin Biomech*（*Bristol Avon*）**23** : 601-608, 2008

39) Perry J, et al : Normal Gait. Gait analysis—normal and pathological function. SLACK, New Jersey, 1992, pp89-108

40) 中山建夫：京大医学部で教える合理的思考. 日本経済新聞出版社, 2015, pp45-104

第7節

高位脛骨骨切り術後の歩行の特徴と理学療法

島田　昇[*1]

☑Summary

　本稿では高位脛骨骨切り術（HTO：High Tibial Osteotomy）後，一般的な臨床経過を示さない患者の歩行の特徴を提示する．HTO後に，膝関節痛が残存する患者は歩行中にラテラルスラスト（lateral thrust）が残存し，また距腿関節・前足部に疼痛が残存する患者では膝関節のアライメント変化に対して足関節・足部での代償が過度か不十分であることが多い．これらの問題を残す患者は少数ではあるが，HTO後の管理を任される理学療法士にとっては理解しておくべき問題である．ただし，これらの問題を解決する理学療法は科学的に明らかにされていないため，臨床データを蓄積し，科学的根拠を示すことが今後の課題である．

Key Words　高位脛骨骨切り術，術後膝関節痛，距腿関節痛，前足部痛，ラテラルスラスト（lateral thrust）

はじめに

　変形性膝関節症（以下，膝OA）に対する手術療法の一つに高位脛骨骨切り術（HTO：High Tibial Osteotomy）がある．HTOの術後成績は良好であり，疼痛と日常生活動作（ADL：Activities Daily of living）が改善することが報告されている[1~3]．術後の理学療法において，関節可動域運動や荷重練習の開始時期は施設によって異なるものの，基本的なリスク管理，理学療法上の注意点については概ね統一されており，クリニカルパスに沿った理学療法によって多くの症例では好成績を得

ることが可能である[4,5]．一方で，まれに術後疼痛が遷延する患者，また長期経過にて内反アライメントが再燃する患者，膝関節以外の足関節，前足部などに疼痛が出現する患者が存在する[6]．このような一般的な経過から逸脱する患者を早期に発見し，一般的な経過に誘導することも理学療法士の役割であり，その方法の一つとして歩行分析があげられる．

　本稿では，HTO後の経過が逸脱する患者の歩行について，バイオメカニクスの経時的変化の特徴とアプローチ方法を当院で得られたデータをもとに紹介する．

[*1]Noboru Shimada／広島大学病院診療支援部リハビリテーション部門

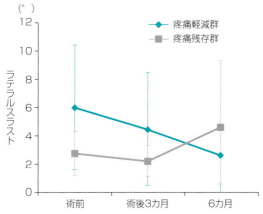

図1 高位脛骨骨切り術後のラテラルスラスト（lateral thrust）の経時的変化（膝関節痛軽減群と残存群の比較）

HTO後，一般的な経過を示さない患者の歩行の特徴

HTO後，膝関節痛が残存する患者の歩行の特徴

HTO後，疼痛が改善し，身体活動の制限がなくなるまでに一般的には6カ月の期間を要する[7]．しかし，6カ月以降も疼痛が残存する患者も存在する．われわれの調査ではHTO後6カ月の時点で歩行中にラテラルスラスト（lateral thrust）がHTO前と同等か，それ以上に残存している患者に疼痛が残存しやすい傾向を認めている．ラテラルスラストのバイオメカニクスについては，本章の第5節に委ねることとし，本稿ではラテラルスラストおよび外部膝関節内反モーメントの術後6カ月までの経時的変化と疼痛との関連について述べる．

HTO後のラテラルスラストに関して，先行研究では20例中7例でラテラルスラストが残存したと報告されている[8]．われわれの研究では，18例中7例（約38％）でHTO前と比較してHTO後6カ月時点でラテラルスラストが増大し，その中で膝関節痛がHTO前と同等，または増悪した患者が4例（約57％，全体の約22％）であった（図1）．

ラテラルスラストは，歩行中の力学的負荷を表す指標の一つであり，膝関節障害の危険因子となり，膝OA患者に対する評価として有用性が述べられている[9, 10]．一方，外部膝関節内反モーメントについては，HTO後に残存する膝関節痛の有無にかかわらず，全例で減少した．

これらの結果から，HTO後の理学療法を行ううえで，歩行中のラテラルスラストを抑制する戦略が重要であることが示唆された．

ラテラルスラストは理学療法で抑制できるか

ラテラルスラストの要因として，変形性膝関節症の重症度，大腿脛骨角（FTA：Femoro-Tibial Angle）などの膝関節アライメント，膝関節伸展筋力，膝関節伸展可動域制限[11]や，内側広筋の活動遅延[12]などがあげられる．HTO後に残存するラテラルスラストの要因には前述に加え，外側側副靱帯を含む膝関節周囲組織のゆるみがあげられるが，いずれも科学的根拠に欠け，統一した見解には至っていない．一方で，運動療法を主な治療手段としている理学療法士としては，疼痛の要因と考えられるラテラルスラストを運動療法によって抑制したいものである．しかし，ラテラルスラストの抑制をアウトカムとした理学療法の介入効果を判定した研究は，われわれが調べたかぎりでは見あたらない．そこで，われわれは歩行時の筋活動のタイミングに注目し，歩行動作練習を実施することでラテラルスラストが抑制可能であるかを検討した．ラテラルスラストの測定には，三次元動作解析装置 VICON MX（Vicon Motion Systems 社）を使用し，荷重応答期における膝関節最大内反角と最小内反角の差をラテラルスラストとして定義した[13]．歩行中の筋活動の測定には

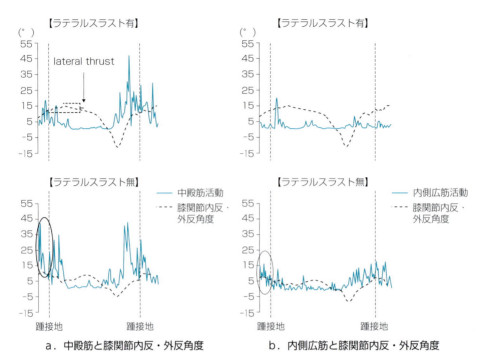

a．中殿筋と膝関節内反・外反角度　　b．内側広筋と膝関節内反・外反角度

図2 中殿筋・内側広筋活動と膝関節内反・外反角（ラテラルスラスト有群と無群の比較）
ラテラルスラスト抑制時は，発生時と比較して中殿筋と内側広筋の活動量が多くタイミングが早い

表面筋電計 ME6000（Mega Electronics 社）を使用した．まず，被検筋を前脛骨筋，腓腹筋内側頭・外側頭，内・外側ハムストリングス，内側・外側広筋，中殿筋とした．対象者は通常歩行を測定した後，理学療法士によりラテラルスラストを減少する目的で視覚的フィードバックを用いた歩行練習を実施し，その後，再度測定を行った．

その結果，歩行動作の指導後，ラテラルスラスト（荷重応答期における膝関節最大内反角と最小内反角の差）が減少し，この時の内側広筋および中殿筋の筋活動が歩行動作練習前（ラテラルスラスト発生時）と比較して踵接地前の筋活動量が多く，早いタイミングで活動していた（図2）．西上ら[12]は，ラテラルスラストを有する患者は歩行中で内側広筋の筋活動が遅延すると述べ，本研究と同様の結果を示している．内側広筋は膝関節を伸展させるだけでなく，その走行から膝関節に外反力を加えるとされている[14,15]．また，内側広筋の踵接地前からの活動は膝関節伸展位で接地することにより内側・外側側副靱帯による膝関節側方の安定性の向上をもたらしたものと考えられる．一方，中殿筋は股関節外転が主な作用であり，歩行立脚期に骨盤を約3°〜6°の傾斜を維持する役割をもつ[16,17]．ラテラルスラストを有する患者では，中殿筋の筋活動遅延により骨盤が遊脚側へ下制し，相対的に立脚側が挙上し，傾斜角度が平均7.6±0.8°（ラテラルスラスト減少時の平均傾斜角は4.4±8.2°）と正常範囲を逸脱する．先行研究では，骨盤の傾斜角の増大や股関節外転モーメント減少が外部膝関節内反モーメントを増大させると報告されているが[18〜20]，われわれの調査からは，中殿筋活動の低下に伴う骨盤傾斜角の増大はラテラルスラストにも影響を及ぼす可能性が考えられる（図3）．今回の結果より，ラテラルスラストを抑制するための歩行動作指導は，筋活動を歩行中にフィードバックできる環境が理想的である

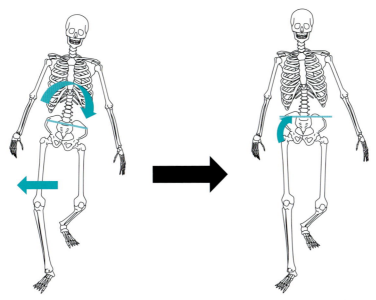

a．ラテラルスラスト有　　　　　b．ラテラルスラスト無
図3　中殿筋の筋活動によるラテラルスラストの抑制メカニズム
a：遊脚側へ骨盤が下制し，膝関節が内反方向へ動揺する力が加わる
b：中殿筋の収縮により骨盤を水平位に保持し，膝関節内反方向への外力を抑制する

が，現実的には困難である．そのため，理学療法士による口頭でのフィードバックや歩行前の筋活動促通を目的とした筋力トレーニングなどが考えられるが，具体的な介入方法と効果については今後，介入研究による検証が必要である．

HTO後，距腿関節・前足部に疼痛が出現する歩行動作の特徴

HTO後，膝関節痛は改善するが，隣接関節の一つである距腿関節や前足部に疼痛が新たに出現，または再燃する患者が存在する．膝関節のアライメントを外科的に修正した影響が足関節・足部で代償し，歩行時の疼痛として生じているものと考えられる．

先行研究によると，HTOが足関節に及ぼす影響について，Takeuchiら[21]はHTOにより足関節の傾斜が膝関節内反変形と同じように改善し，足関節に好影響を及ぼすと報告している．一方，Jeongら[22]はHTO後に足関節痛が生じた患者について，足関節痛の要因を足関節傾斜角の上昇に伴う足関節接触域の変化による力学的症状であると報告しており[22]，一定の見解が得られていない．また，いずれの先行研究においても静止立位でのアライメント変化についての検討であり，歩行中の足関節への影響については検討されていない．われわれの調査では，距腿関節または前足部に疼痛が生じた患者は，疼痛が生じなかった患者と比較してHTOによる骨切り角度が有意に大きく（疼痛群：-11.4±4.3°，非疼痛群：-5.7±4.9°，$p<0.05$），また足関節・足部の運動学的特徴として，距腿関節に疼痛が生じた患者では術前後で内がえし角度の変化が平均4.3±1.4°であったのに対し，前足部に疼痛が生じた患者は内がえし角度の変化が0.1±0.3°とほとんど生じなかった．つまり，距腿関節に疼痛が生じる患者は，膝

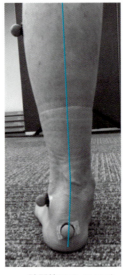

図4 高位脛骨骨切り術（HTO）による膝関節アライメント変化に対する足関節での代償の有無と距腿関節・前足部に生じる疼痛との関係
a：HTO 前の足関節・足部である
b：HTO 後，膝関節のアライメント変化を足関節，特に距腿関節で代償し，距腿関節内側に荷重が集中する
c：HTO 後，膝関節のアライメント変化に対して距腿関節での代償が少ないため足部内側に荷重が集中する

関節のアライメント変化を足関節，特に距腿関節で代償した結果，同部位に疼痛を生じさせる．一方，前足部に疼痛が生じる患者は，距腿関節での代償が生じないため足底の荷重部位が内側に変位し，内側縦アーチの低下や外反母趾の増悪を招き疼痛が生じたものと考えられる（図4）．

HTO 後，距腿関節または前足部に疼痛が生じる患者への理学療法

このような患者への理学療法は，HTO 前または HTO 後早期からの評価と治療が望まれる．HTO 前の機能評価で関節症変化と足部アーチ破綻の有無，距腿・距踵関節をはじめとする足関節・足部の可動性と筋力について評価を行う．機能障害の程度によるが，HTO 前からの介入により機能が改善する患者は少なくない．例えば，長年，膝関節内反変形を有した患者では，足関節・足部では相

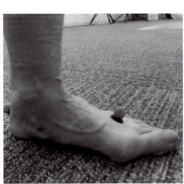
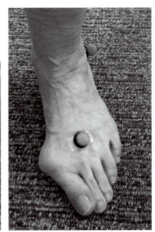

a．膝関節アライメント変化に対する距腿関節での代償がなく，外がえし位のままである
b．内側縦アーチの破綻
c．外反母趾

図5 内側縦アーチの低下と外反母趾を有し高位脛骨骨切り術後，第1中足趾節関節に疼痛を有する患者
膝関節のアライメント変化に対する距腿関節での代償がなく，足底前内側に荷重が集中することで歩行時痛が生じる

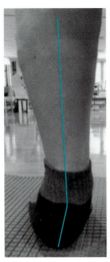
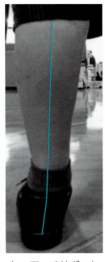
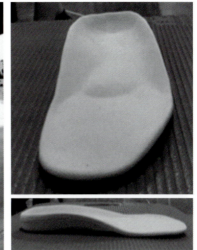

a．裸足での荷重時足部アライメント
b．アーチサポートと靴型装具装着下での荷重時アライメント
c．足底板

図6　足底板と靴型装具
a：踵骨が回外し，足部外がえし位である
b：踵骨の回外を抑制し，足部が中間位に近づく
c：内側アーチサポートと背屈制限に対する軽度の補高

対的に外がえし位をとる．HTOにより膝関節のアライメントが外反位に修正された時，足関節・足部の柔軟性が低下していることで外がえし位のままでは相対的に足底への荷重は内側方向に偏位し，元来外反母趾を有する患者では第1中足趾節関節に疼痛が出現しやすい（図5）．このような症例では足部の内がえし方向への可動性を確保し，足底筋群および母趾外転筋の機能訓練を行うことで前述の症状を予防できる可能性がある．一方で，膝関節のアライメント変化を距腿関節のみで代償する場合は，距腿関節内側への荷重量が増大し疼痛が出現する．このような患者では背屈運動時の距腿関節でのインピンジメントの有無を確認し，インピンジメントを有する場合は背屈時の滑り運動を促す．また脛腓関節の不安定性のため，距腿関節で生理的な前額面での可動域以上の運動が生じる場合は，テーピングにより脛腓関節の拡大を防止することで効果を示すことがある．

一方で，理学療法のみでは症状改善が不十分な患者が存在する．この場合には，足底板や靴型装具を使用し，関節面の荷重部位の変更や不安定性の改善により，効果を示すこともある（図6）．このような患者の場合は，医師の診察のもと義肢装具士による適切な装具の作成を検討すべきである．

文　献

1) Amendola A, et al：Results of high tibial osteotomy：review of the literature. *Int Orthop* **34**：155-160, 2010
2) Efe T, et al：Closing-wedge high tibial osteotomy：survival and risk factor analysis at long-term follow up. *BMC Musculoskelet Disord* **12**：46, 2011
3) Goshima K, et al：Age does not affect the clinical and radiological outcomes after open-wedge high tibial osteotomy. *Knee Surg Sports Traumatol Arthrosc* **3**, 2015（Epub ahead of print）
4) Aalderink KJ, et al：Rehabilitation following high tibial osteotomy. *Clin Sports Med* **29**：291-301, 2010

5) 齋藤知行, 他：高位脛骨骨切り術前後のリハビリテーション. 臨床スポーツ医学 **24**：695-702, 2007

6) Virolainen P, et al：High tibial osteotomy for the treatment of osteoarthritis of the knee：a review of the literature and a meta-analysis of follow-up studies. *Arch Orthop Trauma Surg* **124**：258-261, 2004

7) Aalderink KJ, et al：Rehabilitation following high tibial osteotomy. *Clin Sports Med* **29**：291-301, 2010

8) Takemae T, et al：Three-dimensional knee motion before and after high tibial osteotomy for medial knee osteoarthritis. *J Orthop Sci* **11**：601-606, 2006

9) Kuroyanagi Y, et al：A quantitative assessment of varus thrust in patients with medial knee osteoarthritis. *Knee* **19**：130-134, 2012

10) Koga Y：Three-dimensional knee motion analysis for the pathogenesis knee osteoarthrosis. *Biomed Mater Eng* **8**：197-205, 1998

11) 瀧上秀威：変形性膝関節症患者の歩行時膝側方動揺と臨床症状. 横浜医学 **49**：505-510, 1998

12) 西上智彦, 他：内側型変形性膝関節症における歩行時 lateral thrust と内側広筋, 外側広筋の筋活動動態との関係. 理学療法科学 **24**：517-521, 2009

13) Shimada N, et al：Courses of change in knee adduction moment and lateral thrust differ up to 1 year after TKA. *Knee Surg Sports Traumatol Arthrosc*, 2015（Epub ahead of print）

14) 河野正明, 他：内側型変形性膝関節症患者にお

ける大腿四頭筋作用に関する検討. 関西関節鏡・膝研究会誌 **2**：63-65, 1991

15) 森田秀穂, 他：膝関節における大腿四頭筋の働きについて—特に前額面における働きについて. 関節の外科 **16**：68-75, 1989

16) 加藤 浩, 他：股関節疾患患者の三次元跛行解析—骨盤傾斜角・回旋角・側方移動距離に対する中殿筋の動的 EMG 周波数特性の意義. 理学療法学 **31**：426-432, 2004

17) 横山茂樹, 他：歩行時における肩甲帯・骨盤帯の動き. PT ジャーナル **25**：76-81, 1991

18) Huang SC, et al：Effects of severity of degeneration on gait patterns in patients with medial knee osteoarthritis. *Med Eng Phys* **30**：997-1003, 2008

19) Mündermann A, et al：Secondary gait changes in patients with medial compartment knee osteoarthritis：increased load at the ankle, knee, and hip during walking. *Arthritis Rheum* **52**：2835-2844, 2005

20) Chang A, et al：Hip abduction moment and protection against medial tibiofemoral osteoarthritis progression. *Arthritis Rheum* **52**：3515-3519, 2005

21) Takeuchi R, et al：Clinical results of a valgus high tibial osteotomy for the treatment of osteoarthritis of the knee and the ipsilateral ankle. *Knee* **15**：196-200, 2008

22) Jeong BO, et al：Ankle Deformity After High Tibial Osteotomy for Correction of Varus Knee：A Case Report. *Foot Ankle Int* **35**：725-729, 2014

第8節

変形性膝関節症の歩行のバイオメカニクス

山田英司[*1]　須﨑裕司[*1]

☑ Summary

　保存的理学療法の適応となる進行度の低い変形性膝関節症（以下，膝OA）の歩行の特徴を明らかにするために，Kellgren-Lawrence分類により3群に分類した膝OAの歩行の立脚期の矢状面および前額面の運動学・運動力学データを健常群と比較した．矢状面では，歩行立脚期中間から後半に，膝関節伸展角度と股関節伸展角度の減少，足関節背屈角度の減少が認められた．前額面では，膝関節外反モーメントは健常人に認められる二峰性がやや鈍化し，歩行立脚中期で有意に増加していたが，膝関節内反角度は歩行立脚中間に有意差を認めなかった．進行度の低い膝OAに対する理学療法では膝関節のみでなく他関節，特に股関節との関連を考慮することが重要であると考えられた．

Key Words 変形性膝関節症の歩行のバイオメカニクスとは，それを動作分析にどう活かすか，今後の臨床への応用と研究の方向性は何か

はじめに

　変形性膝関節症（以下，膝OA）は，膝関節に加わる異常なメカニカルストレスによる関節軟骨の退行性疾患であるが，近年では半月板や関節包，靱帯，筋を含む関節構成体すべての退行性変化と捉えられている[1]．荷重時の膝関節内側コンパートメントに加わるメカニカルストレスを反映する指標として外部膝関節内反モーメント（内部膝関節外反モーメント：以下，膝関節外反モーメント）が多く用いられている．膝関節外反モーメントとは，

身体に加わる外力が膝関節を内反させる方向に作用するモーメントであり[2]，膝関節外反モーメントの大きさは床反力ベクトルの大きさとレバーアームの長さによって決定される．レバーアームの長さは，歩行立脚時の前額面における膝のアライメントの影響を強く受けるため[3]，内反角度や内反動揺性を評価する必要がある．しかし，膝関節には固有の外反筋が存在しないため，前額面のアライメントは膝関節より上部の身体重心と足部の床反力作用点の相対的な位置により，他動的に決定される．よって，膝OAに対する理学療

[*1]Eiji Yamada, Hiroshi Suzaki／総合病院回生病院関節外科センター附属理学療法部

76　第Ⅱ章　バイオメカニクスと動作分析の実際

表1　健常群と変形性膝関節症（膝OA）群の属性

グレード（K-L分類）	健常群		膝OA群	
	—	Ⅱ	Ⅲ	Ⅳ
被検者数（名）	50	12	18	41
性別（男性：女性）（名）	16：34	8：4	6：12	5：36
年齢（歳）	60.8±7.4	69.6±9.3*	65.5±9.4	72.4±7.7*
身長（m）	1.60±7.05	1.62±0.07	1.58±0.07	1.53±0.07*
体重（kg）	60.2±9.0	64.4±11.4	66.9±11.0	59.6±11.4
歩行速度（m/sec）	1.38±0.17	0.88±0.18*	0.85±0.28*	0.80±0.21*
ストライド長（m）	0.77±0.01	0.59±0.02*	0.57±0.01*	0.55±0.01

平均±標準偏差，＊：$p<0.05$，健常群との比較，K-L分類：Kellgren-Lawrence分類

法では，膝関節のみでなく，下肢および体幹との運動学・運動力学的な関係を考慮することが重要である．

　これまでの膝OAの歩行の特徴に関する研究では，健常者と進行した膝OAを比較した結果が多く報告されている[4,5]．しかし，進行度の高い膝OAは外科的治療の対象であり，保存的理学療法では良好な結果を出すことは困難である．よって，保存的理学療法においては，進行した膝OAの歩行の特徴よりも，進行度の低い膝OAの歩行の特徴が有益であり，治療プログラムの立案に必要であると考えられる．Huangら[6]は，単純X線像によって膝OA群を中等度群と重度群に分類し，健常者と比較している．また，Astephenら[7]は単純X線像と臨床症状で2群に分類し，健常者と比較した結果を報告している．しかし，これらの報告では，群数が少ないだけではなく，運動学・運動力学的データのピーク値を比較しており，1歩行周期をとおしての特徴は明らかとなっていない．

　よって，本稿ではKellgren-Lawrence分類により3群に分類し，進行度の低い膝OAの歩行の特徴を明らかにすることを目的として，歩行立脚期の矢状面および前額面の運動学・運動力学データを示し考察する．

方　法

対　象

　対象は膝OAと診断され，手術目的に当院に入院された71名（男性13名，女性39名）と健常高齢者50名（男性16名，女性34名；以下，健常群）とした．膝OA群は単純X線立位正面像によるKellgren-Lawrence分類により，グレードⅡ群12名，グレードⅢ群18名，グレードⅣ群41名の3群に分類した．両側性膝OAでは，進行度の高い肢を計測肢とした．おのおのの群の属性を表1に示す．健常群と比較すると，年齢はグレードⅡ群とグレードⅣ群が有意に高く，身長はグレードⅣ群が有意に低かった．

　なお，すべての被検者には研究の目的，内容，予測されるリスクとその対策，研究データの取り扱い，および研究結果の公表などについて説明し，文書による同意を得た．

歩行分析

　歩行中の運動学・運動力学データは，三次元動作解析装置（Vicon MX, Vicon Motion System社）と4枚の床反力計（AMTI社）を用いて測定した．歩行条件は，裸足で自由歩行速度とした．マーカーは41カ所で左右の肩峰，肘頭，橈骨茎状突起，上前腸骨棘，上

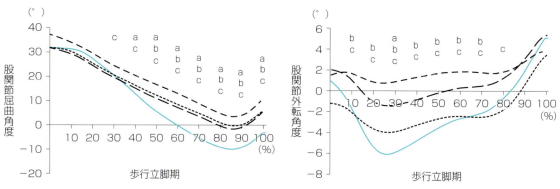

図1 股関節屈曲角度と股関節外転角度の変化
a：$p<0.05$，健常群とグレードⅡの比較
b：$p<0.05$，健常群とグレードⅢの比較
c：$p<0.05$，健常群とグレードⅣの比較

後腸骨棘，大転子大腿骨内側・外側上顆，大腿骨上，脛骨内側・外側顆，腓骨上，内果，外果，踵骨外側，載距突起，踵骨後面（上，下），第1・5趾MP関節と左右を区別するために右肩甲骨に貼付した．そして，解析ソフト（Visual 3D，C-Motion社）を用いて，歩行立脚期の股関節，膝関節，足関節の矢状面と前額面の関節角度と関節モーメントを算出した．関節モーメントは内部モーメントで表し，体重で正規化した．また，進行方向の身体重心の速度から歩行速度を算出し，左右の初期接地時の踵マーカーの位置からステップ長を算出して左右を足したものをストライド長とした．

なお，歩行立脚時間を100％とした時間正規化を行い，計測した5歩行周期の中から，任意に3歩行周期を抽出し，平均値を算出した．そして，歩行速度，ステップ長と各パラメータを歩行立脚期10％ごとに4群間で比較した．

統計学的検定にはTukey法を用い，有意水準は5％とした．

結 果

歩行速度は健常群と比較すると，すべての群で有意に遅く，ストライド長は有意に短かった．

股関節

図1に股関節屈曲角度と股関節外転角度の変化を示す．股関節屈曲角度は健常群と比較すると，歩行立脚期30％でグレードⅣ群が，40％でグレードⅡ群，グレードⅣ群が有意に大きかった．また，50％から100％までは健常群と比較して，すべての群で股関節屈曲角度が大きかった．

股関節外転角度は健常群と比較すると，10％と20％，40％から70％まではグレードⅢ群とグレードⅣ群が有意に大きかった．30％では，すべての群が健常群よりも有意に大きな股関節外転角度を示した．80％ではグレードⅣ群のみが，有意に大きかった．

図2に股関節伸展モーメントと股関節外転モーメントの変化を示す．股関節伸展モーメントは20％から90％で，健常群と比較してすべての群が有意に大きかった．100％では，グレードⅣ群のみが有意に低値を示した．

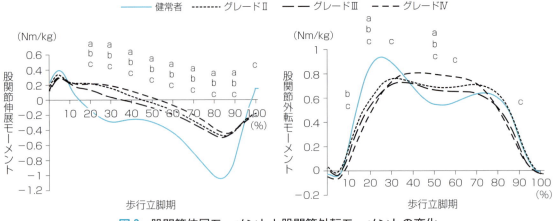

図2 股関節伸展モーメントと股関節外転モーメントの変化
a：$p<0.05$，健常群とグレードⅡの比較
b：$p<0.05$，健常群とグレードⅢの比較
c：$p<0.05$，健常群とグレードⅣの比較

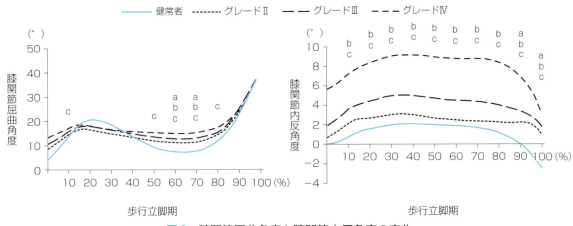

図3 膝関節屈曲角度と膝関節内反角度の変化
a：$p<0.05$，健常群とグレードⅡの比較
b：$p<0.05$，健常群とグレードⅢの比較
c：$p<0.05$，健常群とグレードⅣの比較

股関節外転モーメントは，10％では健常群と比較してグレードⅢ群とグレードⅣ群が，20％ではすべての群が，30％と90％ではグレードⅣ群が有意に小さかった．逆に，50％ではすべての群が，60％ではグレードⅣ群が有意に大きかった．

膝関節

図3に膝関節屈曲角度と膝関節内反角度の変化を示す．膝関節屈曲角度は健常群と比較すると，10％，50％，80％ではグレードⅣ群が有意に屈曲位であった．60％と70％ではすべての群が有意に屈曲位であった．

膝関節内反角度は，10％から80％まで，健常群と比較してグレードⅢ群とグレードⅣ群が有意に大きく，90％と100％ではすべての群が有意に大きかった．

図4に膝関節伸展モーメントと膝関節外反

第8節　変形性膝関節症の歩行のバイオメカニクス　79

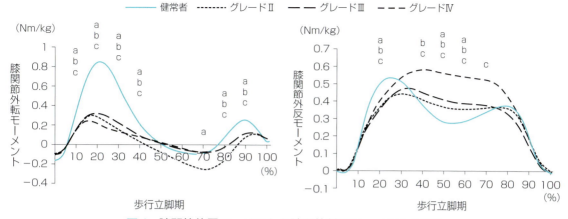

図4　膝関節伸展モーメントと膝関節外反モーメントの変化
　　a：$p<0.05$，健常群とグレードⅡの比較
　　b：$p<0.05$，健常群とグレードⅢの比較
　　c：$p<0.05$，健常群とグレードⅣの比較

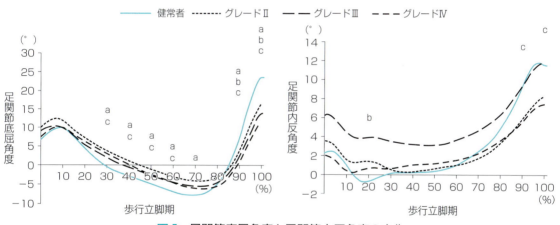

図5　足関節底屈角度と足関節内反角度の変化
　　a：$p<0.05$，健常群とグレードⅡの比較
　　b：$p<0.05$，健常群とグレードⅢの比較
　　c：$p<0.05$，健常群とグレードⅣの比較

モーメントの変化を示す．膝関節伸展モーメントは10％から40％と80％，90％で健常群と比較するとすべての群が有意に小さかった．また，70％でグレードⅡ群のみが有意に低値を示した．

　膝関節外反モーメントは，20％で健常群と比較するとすべての群が有意に小さかったが，40％では健常群と比較してグレードⅢ群とグレードⅣ群が，50％と60％ではすべての群が有意に大きかった．70％ではグレードⅣ群のみが有意に大きかった．

足関節

　図5に足関節底屈角度と足関節内反角度の変化を示す．足関節底屈角度は30％から60％で健常群と比較するとグレードⅡ群とグレードⅣ群が有意に大きかった．70％では健常群と比較するとグレードⅡ群が有意に

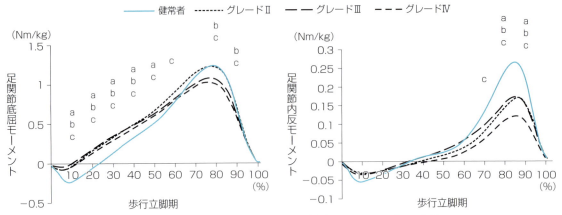

図6 足関節底屈モーメントと足関節内反モーメントの変化
a：$p<0.05$，健常群とグレードⅡの比較
b：$p<0.05$，健常群とグレードⅢの比較
c：$p<0.05$，健常群とグレードⅣの比較

大きく，90％と100％ではすべての群が小さかった．

足関節内反角度は，健常群と比較すると20％でグレードⅢ群が有意に大きく，90％と100％ではグレードⅣ群が有意に小さかった

図6に足関節底屈モーメントと足関節内反モーメントの変化を示す．足関節底屈モーメントは，10％から40％で，健常群と比較するとすべての群が有意に大きく，50％ではグレードⅡ群とグレードⅣ群が，60％ではグレードⅣ群が有意に大きかった．80％と90％では，グレードⅢ群とグレードⅣ群が有意に小さかった．

足関節内反モーメントは，健常群と比較すると70％でグレードⅣ群が有意に小さく，80％と90％ではすべての群が小さかった．

考　察

保存的理学療法の適応となる進行度の低い膝OAの歩行の特徴を明らかにするために，Kellgren-Lawrence分類により3群に分類した膝OAの歩行立脚期の矢状面および前額面の運動学・運動力学データを健常群と比較した．

グレードⅡ群で有意差を認めたパラメータを以下に示す．①50％から100％までの股関節屈曲角度の増加（股関節伸展角度の減少），②30％での股関節外転角度の増加，③20％から90％での股関節伸展モーメントの増加（股関節屈曲モーメントの減少），④20％での股関節外転モーメントの減少と50％での増加，⑤60％と70％での膝関節屈曲角度の増加（膝関節伸展角度の減少），⑥90％と100％での膝関節内反角度の増加，⑦10％から40％と80％，90％での膝関節伸展モーメントの減少，⑧20％での膝関節外反モーメントの減少と50％と60％での増加，⑨30％から60％と70％での足関節底屈角度の増加（足関節背屈角度の減少），⑩10％から40％での足関節底屈モーメントの増加（背屈モーメントの減少），⑪80％と90％での足関節内反モーメントの減少である．

ここでは，歩行立脚期10％から30％を歩行立脚期前半，40％から60％を歩行立脚期中間，70％から100％を歩行立脚期後半と定義する．

矢状面では，歩行立脚期中間から後半に，膝関節伸展角度と股関節伸展角度の減少，足関節背屈角度の減少が認められた．これまで

の報告でも歩行中の股関節，膝関節，足関節の可動範囲が減少することが報告されている[8]．これは，歩行立脚終期から歩行前遊脚期のトレイリング姿勢が不十分であることを示している．このトレイリング姿勢は，身体重心の前方化により床反力ベクトルが膝関節中心の前方をとおることによって起こる受動的な股関節と膝関節の伸展である[9]．今回の結果，歩行立脚後期では膝関節は伸展モーメントではなく，屈曲モーメントを発揮しており，外部モーメントが膝関節伸展に作用していると考えられる．それにもかかわらず，膝関節が伸展しない理由として，拘縮などにより膝関節のスティッフネスが高いか，隣接する股関節および足関節の影響が考えられるが，進行度の低いグレードⅡ群に膝関節の可動域制限があるとは考えにくい．股関節屈曲モーメントは歩行立脚期をとおして減少しているが，歩行立脚後期に足関節底屈モーメントには差が認められられないことから，トレイリング姿勢の減少は股関節の伸展角度と屈曲モーメントの減少の影響を強く受けていると考えられた．

前額面では，膝関節外反モーメントは健常群に認められる二峰性がやや鈍化し，歩行立脚中期で有意に増加していた．第1ピーク値や第2ピーク値が膝OAでは，健常群よりも増大するかについてはさまざまな結果が報告されており，まだ議論の余地がある．しかし，今回の結果では，ピーク値よりも歩行立脚中期に膝関節外反モーメントを減少できないことが特徴であると考えられる．これは，健常群と膝OA群を比較した木藤ら[10]の報告と一致する．膝関節内反角度は歩行立脚中期に有意差を認めず，進行度の低いグレードⅡ群における歩行立脚中期の膝関節外反モーメントの増大は膝関節のアライメントの変化では説明することができない．また，足関節内反角度や足関節内反モーメントにも有意差を認め

ないことから，足関節の影響も小さいと考えられる．正常歩行では，反対側が歩行遊脚期に入った瞬間に，立脚側の股関節を内転，骨盤を立脚側に側方移動させることにより重心の移動を制御している[9]．今回の結果，グレードⅡ群では健常群と同様に単脚支持期に移行する20%から30%の時期に股関節内転が認められるものの，内転角度が小さく有意差を認めた．また股関節外転モーメントは健常群では膝関節外反モーメントと同様に二峰性を示すが，グレードⅡ群では歩行立脚中期に減少させることができず，有意に高い値を示した．このことから，グレードⅡ群では健常群と比較すると歩行立脚中期で股関節が外転位となり，床反力ベクトルと股関節中心との距離が増大することにより，股関節外転モーメントが大きくなったと考えられた．股関節の内転の減少は，膝関節の外方化を助長し，レバーアームを増加させる．よって，歩行立脚中期に膝関節外反モーメントを減少できない原因として，股関節の前額面での変化が影響していると考えられた．

膝OAにおけるメカニカルストレスの増大は，膝関節の前額面の異常によるものだけではなく，矢状面や股関節，足関節などの他関節の影響を受ける．本研究結果のみではそれらの関係を明らかにすることはできず，また，これらの因子が膝OAの進行に関与する要因であるかは言及できない．しかし，膝OAに対する理学療法では膝関節のみでなく，他関節，特に股関節との関連を考慮することが重要であると考えられた．

文 献

1) 古賀良生：変形性膝関節症の概念と治療方針．古賀良生（編）：変形性膝関節症—病態と保存療法．南江堂，2008，pp2-17

2) Baliunas AJ, et al：Increased knee joint loads during walking are present in subjects with

knee osteoarthritis. *Osteoarthritis Caltilage* **10**：573-579, 2002

3）山田英司：膝関節内転モーメントに着目した変形性膝関節症の理学療法評価. 理学療法 **32**：1068-1076, 2015

4）Mündermann A, et al：Potential strategies to reduce medial compartment loading in patients with knee osteoarthritis of varying severity：Reduced walking speed. *Arthritis Rheum* **50**：1172-1178, 2004

5）Chang A, et al：The relationship between toe-out angle during gait and progression of medial tibiofemoral osteoarthritis. *Ann Rheum Dis* **66**：1271-1275, 2007

6）Huang SC, et al：Effects of severity of degeneration on gait patterns in patients with medial knee osteoarthritis. *Med Eng Phys* **30**：997-1003, 2008

7）Astephen JL, et al：Biomechanical changes at the hip, knee, and ankle joints during gait are associated with knee osteoarthritis severity. *J Orthop Res* **26**：332-341, 2008

8）Bejek Z, et al：The influence of walking speed on gait parameters in healthy people and in patients with osteoarthritis. *Knee Surg Sports Traumatol Arthrosc* **14**：612-622, 2005

9）Perry J（著）, 武田 功, 他（訳）：ペリー歩行分析―正常歩行と異常歩行. 医歯薬出版, 2007

10）木藤伸宏, 他：内側型変形性膝関節症の歩行時の運動学・運動力学的特徴. 別冊整形外科 **53**：180-188, 2008

第9節

変形性股関節症の進行過程と動作分析
―臨床と研究の相互作用

建内宏重[*1]

✅ Summary

　変形性股関節症のバイオメカニクスとしては，関節の不安定性と応力の過剰・集中が重大な問題である．骨形態の異常がその主たる原因ではあるが，種々の機能障害や姿勢変化も股関節の力学的負荷に影響を与える．臨床における動作分析では，患者個々の骨形態と動作特性との不一致の見極めや，股関節と機能的な結びつきが強い他の身体部位を手がかりとした評価・治療が重要となる．今後のバイオメカニクス研究では，患者にとって重要な意味をもつ要因を特定すること，運動力学的変数を臨床での評価に落とし込むこと，臨床場面だけでは評価困難である重要な要因を抽出することなどが課題である．

Key Words
変形性股関節症，寛骨臼形成不全，大腿骨寛骨臼インピンジメント (FAI)，立位，歩行

はじめに

　変形性股関節症（以下，股OA）は慢性進行性の疾患であり，わが国では寛骨臼形成不全症などによる二次性股OAが多数を占める．二次性股OAは早期発症であることが多く，高齢の患者に比べて日常生活や仕事における活動性が高いため，股関節の病態や機能障害が生活の質を大きく低下させてしまう．一方では，末期股OAに対して人工股関節全置換術（THA：Total Hip Arthroplasty）を施行される患者も増加の一途をたどっている．そのため，股OA患者に対する理学療法では，OA

の進行過程を考慮し，異なる状況にある幅広い年代の患者に対応する必要がある．

　股OAの発症や進行に対しては，寛骨臼形成不全などのような形態異常や関節変性の程度，骨頭の外上方への変位，年齢（高齢），性別（女性）などが関係するとされている[1]．そして，直接的には関節への過剰な応力など関節を取り巻くバイオメカニカルな環境の変化が，重大な原因と考えられている．

　OAに対する治療は，症状の緩和から予防へと視点が変化してきているが[2]，いずれにおいてもバイオメカニクス的観点で対応することが優先されるべきであり，動作分析が重

[*1] Hiroshige Tateuchi／京都大学大学院医学研究科人間健康科学系専攻

要になる．本稿では，股OAの進行過程の中でも関節病態や機能障害に，特にダイナミックな変化が起こる前期から進行期の時期に焦点をあて，臨床とバイオメカニクス研究の相互作用により得られた知見をもとに，股OAの立位姿勢や歩行に関する理学療法のポイントを述べる．

変形性股関節症のバイオメカニクスとは

変形性股関節症の進行過程とバイオメカニクス

　寛骨臼形成不全では，寛骨臼の面積の減少や傾きの急峻化，寛骨臼と大腿骨頭との曲率半径の不一致などによる適合性の低下などが存在する．そのため，荷重が寛骨臼外側の辺縁部に集中し圧力が増大しやすい．また，関節は不安定性を呈し，関節内での過剰な剪断力が関節唇など関節周囲組織に損傷を与え，さらなる不安定性を生じさせる[3]（図1）．

　一方，大腿骨あるいは寛骨臼の骨形態の異常による大腿骨寛骨臼インピンジメント（FAI：Femoroacetabular Impingement）も股OAの原因として注目されている．これは関節可動範囲の最終域付近で，寛骨臼と大腿骨頭–頸部移行部との間の衝突が生じ，関節唇や軟骨の損傷につながる（図1）．このように，従来，一次性と考えられているタイプの股OAにおいても，なんらかの潜在的な骨や軟部組織の形態異常あるいは機能障害がその原因となっていることは多いと考えられる．

　股OAは発症以降，一般には寛解と増悪を繰り返しながら，関節機能障害や姿勢・歩行障害などが進行していく．特に前期から進行期の時期においては，股関節への力学的負荷の軽減および機能障害の予防により股OAの進行を抑制することが重要であり，末期では

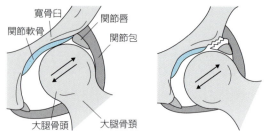

a．寛骨臼形成不全

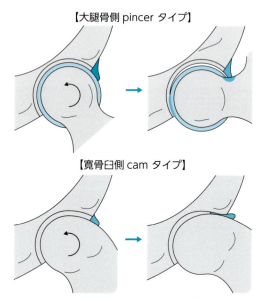

b．大腿骨寛骨臼インピンジメント

図1　寛骨臼形成不全および大腿骨寛骨臼インピンジメント

　寛骨臼形成不全では，浅く急峻な寛骨臼により大腿骨頭の不安定性が生じたり（a左側），小さな寛骨臼により関節への応力の過剰と集中が生じる．大腿骨寛骨臼インピンジメントでは，大腿骨側（pincerタイプ），寛骨臼側（camタイプ）あるいはその両方に骨形態の異常があり，関節運動に伴い衝突が生じ関節唇や軟骨に損傷が加わる（Sandell LJ：Etiology of osteoarthritis；genetics and synovial joint development. Nat Rev Rheumatol 8：77-89, 2012より改変転載）

症状の緩和ならびに二次的，三次的な問題が生じないための適切な代償の構築が必要になる．

関節の不安定性と応力の過剰・集中

　股OAの理学療法に関する調査は，末期の患者やTHA術後の患者などに関するものが多い．しかし，運動療法に反応しやすく理学

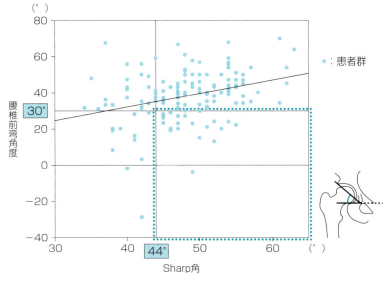

図2 寛骨臼形成不全と姿勢との関連性
全体的な傾向としては，sharp角が大きく寛骨臼形成不全の程度が強いと，腰椎前弯が増大する．同様に，骨盤前傾も増大する．右下の点線枠内の患者群は，寛骨臼形成不全を有しながらも腰椎前弯は減少している（sharp角は44°未満を異常，腰椎前弯角度は30°未満を前弯減少と定義）（Yoshimoto H, et al：Spinopelvic alignment in patients with osteoarthrosis of the hip. *Spine* 30：1650-1657, 2005 より改変転載）

療法がより効果を発揮するのは末期に至る以前であると考えられており[4]，理学療法では病態の進行をいかに抑制できるかが重要な課題となる．

前期から進行期にかけての時期は，各種の骨切り術などの観血的治療も検討される．これらは，バイオメカニクス的観点から関節周囲の環境を改善するためのものであり，ポイントは，前述の不安定性と応力の過剰・集中の改善である．動作分析においても，重要なポイントは同じである．

股関節の不安定性は，特に股OAの初期において重大な問題であるが，研究，臨床のどちらにおいても，十分な評価が行われているとは言い難い[5]．歩行分析において，大転子部に固定した加速度計により歩行時の股関節不安定性を評価する試みも行われているが[6]，必ずしも股関節内部の不安定性を評価しているとはいえない．この点については，今後の研究が待たれる．

応力の過剰・集中は，骨形態によるところが大きいが，立位や歩行時に姿勢や関節の肢位が変われば，荷重負荷の大きさや関節の接触面積が変化するため応力が変化する．そこに，動作分析の必要性がある．

立位姿勢における力学的負荷

一般には，寛骨臼形成不全があると，接触面積の減少を骨盤前傾および腰椎前弯を強めて代償する傾向にある[7]（図2）．ただし，研究で得られた被験者"全体"の傾向と"個人"の特性とは必ずしも一致しない．図2をみても，sharp角が異常であるにもかかわらず，腰椎前弯が減少している患者が少なからず存在する（右下の点線枠内）．この患者群では，骨形態の異常を代償する姿勢にはなっていない可能性がある．

筆者ら[8]は，前期から進行期の股OA患者を対象に，片脚立位や歩行におけるバイオメカニクスを詳細に調査している．股OA患者

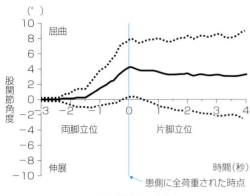

a．矢状面での変化

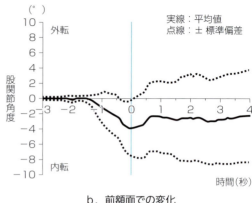

b．前額面での変化

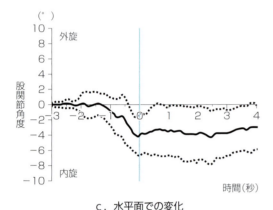

c．水平面での変化

図3 変形性股関節症患者の片脚立位時の姿勢変化

前期から進行期の股OA患者（n＝55）では，両脚立位から片脚立位への移行で股関節は屈曲，内転，内旋する傾向にある．ただし，関節肢位の変位パターンには個人差が大きい（Tateuchi H, et al：Radiographic and clinical factors associated with one-leg standing and gait in patients with mild-to-moderate secondary hip osteoarthritis. *Gait Posture*, 2016（Epub ahead of print）より転載）

の片脚立位時の姿勢変化を観察すると，全体の傾向としては，両脚立位に対して股関節が屈曲・内転・内旋方向に変位する（図3）．ただし，このような運動パターンは，患者個々の股関節周囲筋力や疼痛などの影響を受け，股関節周囲筋の筋力が低下すると，片脚立位時に股関節はより屈曲・内旋傾向を強め，疼痛が強いほど股関節は外転位を呈しやすくなる[8]．著明な骨頭の変形がなければ，股関節は伸展位よりも屈曲位で，外旋位よりも内旋位で，内転位よりも外転位で，それぞれ接触面積が大きくなり応力が低下しやすいため，これらは筋力低下や疼痛に対する代償的な対応であると思われる．

ただし，この調査においても「患者は骨形態の異常を代償する姿勢を呈する傾向にある」という従来の認識に反するデータがある．股OA患者において，寛骨臼形成不全の評価指標の一つでもあり寛骨臼の骨頭被覆度を意味するAcetabular Head Index（AHI）が小さい（被覆度が小さい）ほど，両脚立位から片脚立位へと移行する際に股関節は通常よりも伸展方向に変位する傾向にあった[8]（図4）．これは，代償的な姿勢変化とは逆の現象であり，臨床上，注意すべきポイントである可能性がある．

歩行における力学的負荷

股OAの進行に伴って，歩行にも変化が現れる．股関節だけではなく，膝関節，足関節，骨盤・腰椎，胸郭など，その影響は全身に及ぶ．股関節では，歩行立脚後期の股関節伸展の低下を呈する場合が多い[9, 10]．歩行時の関節への負荷は，関節モーメントや関節間力などにより評価される．股OA患者では，歩行立脚後期の内的股関節屈曲モーメントや歩行

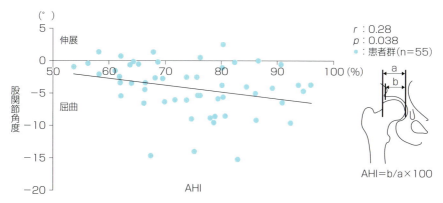

図4　変形性股関節症患者における関節形態と片脚立位時の姿勢変化との関連性

前期から進行期の股OA患者（n=55）では，Acetabular Head Index（AHI）が小さいほど，両脚立位から片脚立位へ移行する瞬間に股関節が屈曲位になりにくい傾向にある
（Tateuchi H, et al：Radiographic and clinical factors associated with one-leg standing and gait in patients with mild-to-moderate secondary hip osteoarthritis. *Gait Posture*, 2016（Epub ahead of print）より転載）

立脚中期の股関節外転モーメント，内旋モーメントなどが低下しやすい[9,10]．このように，股OAを対象とした歩行分析では，股関節の可動域や力発揮がいずれも低下するパターンが確認されている．それらは，股関節の他動的ROMの減少や軟骨欠損の程度・部位と関連することが報告されており[11,12]，股関節の機能障害や形態異常に対して代償的な歩容を呈しているといえる．

一方，歩行における股関節への力学的負荷と強く関連する他の身体部位としては，足部・足関節と胸椎がポイントであると考えている（**図5**）．筆者ら[13]の調査では，歩行立脚後期の股関節の過剰なスティフネスや股関節屈筋の力発揮の不足は，足関節底屈筋の作用により代償されやすいことがわかっている．歩行時の足関節底屈筋の力発揮を強めると，股関節屈筋の力発揮が低下し，股関節での負荷が軽減する[14,15]．一方，胸椎も股関節への負荷を分散させるために重要な部位である．胸椎では，正常歩行においてわずかな回旋運動が生じ，胸郭部の回旋と股関節の屈曲・伸展運動は歩行速度によらず，ほぼ逆位相となるように協調している．しかし，股関節疾患

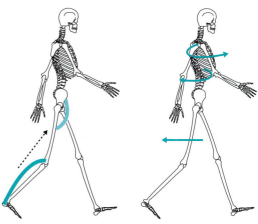

a．足関節底屈筋と股関節屈筋の関連性　　b．胸椎回旋と股関節との関連性

図5　歩行における股関節，足部・足関節，胸椎の関連性

歩行立脚後期の足関節底屈筋の作用を強めると，股関節屈筋の力発揮が減少し負荷の軽減につながる（a）．胸椎の左回旋を促すと，股関節の角度は変化しなくても歩幅・歩行速度の向上につながりやすい．立脚時間短縮の影響を受けて，一歩行周期の股関節モーメント積分値は，ほとんど変化しないため，同じ距離を歩くことを想定すると，股関節への総負荷量は軽減する可能性がある

患者では，股関節機能障害が隣接する腰椎により代償されやすく，それは腰痛を生じるリスクになる．それらを勘案し，股関節の動きと協調する胸椎の回旋運動を引き出すことに

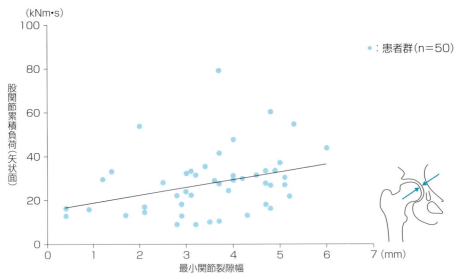

図6　変形性股関節症患者における関節変性と股関節累積負荷との関連性

前期から進行期の股OA患者（n=50）では，関節裂隙が狭小化するほど股関節の累積負荷（矢状面）が減少する傾向にある．なお，歩容の変化や歩数の減少も関節裂隙の狭小化と関連するが，多変量解析の結果，股関節累積負荷が有意に関連する要因として抽出された（標準偏回帰係数：$\beta=0.30$, $p=0.021$）（Tateuchi H, et al：Associations of radiographic degeneration and pain with daily cumulative hip loading in patients with secondary hip osteoarthritis. *J Orthop Res*, 2016 より転載）

より，股関節での負荷を軽減することも可能である[16]．

歩行における股関節累積負荷

歩行時の股関節への力学的負荷は，動作解析システムなどを用いて関節モーメントや関節間力などの最大値および積分値を算出することで評価される．また臨床では，主に視覚的な歩行分析により，それらを推定する．しかし，患者個人により歩容が大きく異なるのと同様に，日常生活や仕事における活動量も個人によって大きな幅がある．動作解析システムや視覚的歩行分析により評価される一歩行周期における関節負荷は大きくなくても，一日の活動量が多ければ，関節への負荷は増大する．すなわち，一歩行周期の関節負荷（関節モーメント積分値）に一日の活動量（歩数）を乗じた総負荷量（関節累積負荷：cumulative joint loading）という視点が必要である．筆者ら[17]の調査では，前期から進行期の股OA患者において，関節変性の程度と股関節累積負荷（特に矢状面）とが関連することがわかっている（図6）．患者は，股OAの進行過程において，歩容だけでも，活動量だけでもなく，その両方を総合的に調整して，身体に加わる負荷に対応していることがうかがえる．歩行時の股関節への負荷に配慮するためには，治療場面での歩行の評価・治療だけではなく，日常の活動量にまで視野を広げて対応することが必要であろう．

ただし，どのような歩行が股OAの進行に関与するのかは未解明である．変形性膝関節症（以下，膝OA）においては，膝関節内反モーメントが膝OAの進行と関連する重要な要因とされているが[18]，股OAに関しては重要な要因が明らかになっていない．この点については，理学療法における動作分析や動作の改善に根拠を与えるためにも，重要な研究課題として取り組む必要がある．

それを動作分析にどう活かすか

研究から臨床へ

　一般に，動作分析研究で捉えることができる知見は，健常者群と比較した患者群の動作特性や，関節可動域（ROM：Range of Motion）と動作特性との相関性などのような患者群全体における傾向である．これらの知見は，個々の患者をみる際に，その患者が一般的な傾向とは異なるか否かを示してくれるほか，最低限おさえておくべきポイントを教えてくれる．

　ただし，研究データをみる際には，統計学的あるいは臨床的に意味のある全体的な傾向を把握するとともに，その傾向から外れた患者群がいないか，いればその背景に何があるのかを想像し検証することも大切である．前述の sharp 角と骨盤・腰椎の姿勢との関連性のように，むしろ全体の傾向とは外れた患者群こそ理学療法の介入を必要としている場合があり，新たな研究対象となる可能性も秘めている．臨床家には，複数の研究を総合的にみて真実らしいことを見極める眼と，例外があることを受け入れる柔軟な姿勢が必要である．以下に，立位，片脚立位や歩行において，股関節への力学的負荷と関連する評価・治療のポイントを述べる．

股関節における力学的負荷の評価・治療のポイント

a．股関節の骨形態, 機能障害と動作分析

　健常者でも，個人の骨形態にはバリエーションがあり，それが部分的に姿勢・動作に影響を与える．例えば，大腿骨前捻角が大きい場合，片脚立位時に骨盤が荷重側に回旋しやすい（股関節内旋位での支持）[19]．したがって，このような骨形態に応じた姿勢の変化は，異常ではなく健常な対応であると考えられる．

　一方，このような関連性は股 OA 患者においてもみられる．ただし，患者の場合は例外が多く存在する．動作分析において重要なポイントの一つは，正常値と比べて患者の異常をみることだけではなく，患者における骨形態と姿勢・動作との不一致の有無をみることである．例えば，患側に荷重をした際に sharp 角の増大や AHI の減少など，骨形態や被覆度の異常があるにもかかわらず，股関節が伸展（骨盤の後傾や前方変位），内転（骨盤の対側下制や同側変位），外旋（骨盤対側後方回旋）変位していれば，股関節への応力がより増大しやすいため問題と捉える．

　また，前述の研究結果にあったように，股 OA 患者では，股関節の骨形態異常や ROM 制限，筋力低下，疼痛などにより立位や歩行時の股関節肢位が代償的に変化していることが多い．それらの関連性を知ることは，姿勢や動作の障害の原因を推定するために有用である．

b．身体各部位の協調関係と動作分析

　荷重位での股関節の肢位は，大腿骨と骨盤との位置関係により決まるため，大腿骨と骨盤の肢位に影響を与える要因は，すべて評価対象となる．また，そのほかにも身体には運動学的あるいは運動力学的に結びつきが強い部位が存在するため，股関節と結びつきが強い部位も評価対象に含める．

　股関節は身体の中央にあり，下半身と上半身，どちらからも強い影響を受ける（図7）．下半身については運動連鎖により，距骨下関節回内で股関節は屈曲・内転・内旋位に変位しやすく，距骨下関節回外で股関節は伸展・外転・外旋方向に変位しやすい．また，支持基底面に対して荷重の位置が前方，あるいは外側に変位すると，股関節は伸展，あるいは内転方向に変位しやすい[5]．反張膝を呈すると，股関節は伸展方向に変位しやすくなる．さらに前述のとおり，歩行時の足関節底屈筋

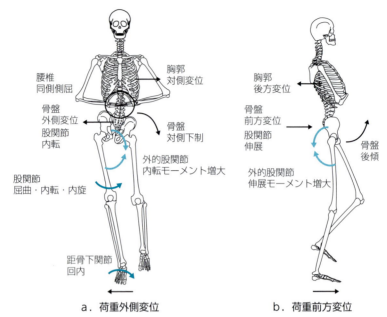

図7 股関節の変位や負荷に影響を与える要因
必ずしもすべての現象が同時に生じるわけではないが，足部アライメントや荷重の位置，腰椎や胸郭のアライメントが変化すると，股関節（骨盤）の肢位や負荷は連動して変化しやすい

と股関節屈筋は，結びつきが強い部位の一つである．足関節底屈筋の作用を増加あるいは減少させることで，股関節への負荷を減少あるいは増加することが可能である．

　上半身からの影響については，腰椎の肢位と骨盤，股関節の肢位が関連しやすい[20]．腰椎の屈曲，同側への側屈，同側への回旋は，それぞれ股関節の伸展・内転・外旋の変位と関連しやすい．また，胸郭の変位は上半身重心の変位とほぼ同義であるため，胸郭の変位と下半身（骨盤）の変位も，身体重心の変位を防ぐための制御として関連しやすい．胸郭の後方，対側への変位は，骨盤の前方変位・後傾（股関節伸展），骨盤の同側変位・対側下制（股関節内転）と関連しやすい．さらに，胸郭の後方，対側への変位は，上半身重心の後方，対側への変位を伴うため，支持側股関節にかかる外的モーメントが増大しやすく，股関節への外的負荷を増大させる要因となる．前述のとおり，歩行時の股関節と胸椎回旋は結びつきが強い部位の一つである．したがって，胸椎の可動域制限や動作時の胸椎と腰椎の相対的な可動性などを評価する必要がある．

今後の臨床への応用と研究の方向性

評価のポイントとその意義を明確にする

　患者を対象としたバイオメカニクス研究では，健常者と患者の違いを調べるだけでは不十分である．違いの中から，さらに症状と関連する要因や疾患進行のリスクとなる要因を特定するなど，真に重要なポイントを明確にすることが大切である．

　また，健常者との比較から患者の動作特性が特定できた場合に，それは患者にとって有害なものか有益なものかを明らかにすること

も重要である．例えば，健常者と比べて末期の股OA患者は，歩行の途中で方向転換する際に，立脚期の前半から前足部に荷重して床面との間で回旋することで身体の進行方向を制御する傾向にある．そして，その動作特性は，Harris hip scoreの機能項目点と関連することが示されている[21]．つまり，股OA患者にとって，このような動作特性は，運動能力を維持するために必要な動作であるといえる．このように，副次的な分析を追加することで，臨床応用に近づけることができる．

臨床で評価できることを目指す

バイオメカニクス研究では，床反力や関節モーメントなど運動力学的観点で動作を評価することが多い．運動力学的分析は，運動のメカニズムを理解するためには，きわめて重要であるが，これらは目にみえないため臨床で評価することが容易でない．そのため，臨床に応用するためには，みえないものを視覚的に評価できる変数に変換すること，あるいは臨床で一般的に用いられる簡易な評価に置き換えることなど，さまざまな工夫が必要である．例えば，股OA患者の歩行時の関節モーメントに関して，歩行速度によらず，股関節外転モーメントは体幹の患側への側屈角度と，歩行立脚後期の股関節屈曲モーメントは股関節伸展角度や骨盤前傾角度と有意に関連する[22]．したがって，視覚的歩行分析においては，特にそのような角度変化に着目すればよいことになる．

臨床でみえないことを明らかにする

一方，治療場面だけでは評価することが困難なことを研究により明らかにしていくことも大切である．目にみえない運動力学的変数の中には，症状や病態の進行にきわめて重要な影響を与えている要因があるはずである．また，前述の股関節累積負荷のように，日常生活においてどの程度の負荷が患者の身体に加わっているのかは，治療場面だけでは評価することが困難であり，詳細な歩行分析と日常の活動量を総合した指標により，はじめて明らかになる．ただし，臨床に応用していくためには，患者個々で測定し負荷の程度を評価する必要がある．そのためには歩行時の力学的負荷，そして日常の活動量を簡易に計測できるツールの開発なども必要になるであろう．

おわりに

臨床研究としての動作分析研究だけでなく，すぐに臨床応用することが難しい基礎的なバイオメカニクス研究も理学療法の発展には重要である．しかし，基礎研究も臨床研究も，最終的に臨床における理学療法をよりよいものにすることに目的は集約されるため，臨床と研究の相互作用は必須である．そして，そのためには臨床の感性を持ち合わせた研究者と科学的な目を持ち合わせた臨床家の両者が必要である．しかし現実は，それとは逆方向に拡大しているようにも思える．研究の場も方法も多様化している中で，その最終的な目的を見失わないことが大切である．

文　献

1) Hochberg MC：Do risk factors for incident hip osteoarthritis（OA）differ from those for progression of hip OA? *J Rheumatol* **70**：6-9, 2004
2) Chu CR, et al：Osteoarthritis：From palliation to prevention. *J Bone Joint Surg* **96-A**：e130（1-9）, 2014
3) Sandell LJ：Etiology of osteoarthritis：genetics and synovial joint development. *Nat Rev Rheumatol* **8**：77-89, 2012
4) Romeo A, et al：Manual therapy and therapeutic exercise in the treatment of osteoarthritis of the hip：a systematic review. *Rheumatismo* **65**：63-74, 2013
5) 建内宏重：股関節の機能解剖と臨床応用．PT

ジャーナル **46**：451-60，2012

6) Maeyama A, et al：Evaluation of dynamic instability of the dysplastic hip with use of triaxial accelerometry. *J Bone Joint Surg* **90-A**：86-92, 2008

7) Yoshimoto H, et al：Spinopelvic alignment in patients with osteoarthrosis of the hip. *Spine* **30**：1650-1657, 2005

8) Tateuchi H, et al：Radiographic and clinical factors associated with one-leg standing and gait in patients with mild-to-moderate secondary hip osteoarthritis. *Gait Posture*, 2016 (Epub ahead of print)

9) Eitzen I, et al：Sagittal plane gait characteristics in hip osteoarthritis patients with mild to moderate symptoms compared to healthy controls：a cross-sectional study. *BMC Musculoskelet Disord* **13**：258, 2012

10) Meyer CA, et al：Biomechanical gait features associated with hip osteoarthritis：Towards a better definition of clinical hallmarks. *J Orthop Res* **33**：1498-507, 2015

11) Kumar D, et al：Anatomic correlates of reduced hip extension during walking in individuals with mild-moderate radiographic hip osteoarthritis. *J Orthop Res* **33**：527-534, 2015

12) Baker M, et al：Passive hip movement measurements related to dynamic motion during gait in hip osteoarthritis. *J Orthop Res*, 2016 (Epub ahead of print)

13) Tateuchi H, et al：Dynamic hip joint stiffness in individuals with total hip arthroplasty：Relationship between hip impairments and dynamics of the other joints. *Clin Biomech* (*Bristol Avon*)

26：598-604, 2011

14) Tateuchi H, et al：Immediate effects of different ankle pushoff instructions during walking exercise on hip kinematics and kinetics in individuals with total hip arthroplasty. *Gait Posture* **33**：609-614, 2011

15) Lewis CL, et al：Effect of increased pushoff during gait on hip joint forces. *J Biomech* **48**：181-185, 2015

16) 建内宏重：股関節に対する理学療法技術の検証. 福井　勉，他（編）：理学療法 MOOK17 理学療法技術の再検証. 三輪書店，2015，pp120-130

17) Tateuchi H, et al：Associations of radiographic degeneration and pain with daily cumulative hip loading in patients with secondary hip osteoarthritis. *J Orthop Res*, 2016 (Epub ahead of print)

18) Moyer RF, et al：Osteoarthritis year in review 2014：mechanics-basic and clinical studies in osteoarthritis. *Osteoarthritis Cartilage* **22**：1989-2002, 2014

19) 建内宏重，他：股関節可動域および大腿骨前捻角と骨盤3次元アライメントとの関連性. *Hip Joint* **36**：110-113，2010

20) 福井　勉：姿勢障害に対する運動療法. 市橋則明（編）：運動療法学. 文光堂，2008，pp288-301

21) Tateuchi H, et al：Compensatory turning strategies while walking in patients with hip osteoarthritis. *Gait Posture* **39**：1133-1137, 2014

22) 建内宏重，他：変形性股関節症患者の歩行時関節モーメントの推定に有用な運動学的変数は何か？　理学療法学　**41**：1347，2014

第10節

バイオメカニクスからみた股関節機能と評価

村上憲治[*1]

✓ Summary

　股関節は，安定性と可動性を有する関節であり，また大腿骨と寛骨臼には「Ball & Socket」の関係性を有し，構造学的に安定している関節といえる．そのため外力に対しての抵抗性は強く，障害に至るケースは少ないが，繰り返しストレスが原因となるといわれている構造学的変性に至ることは多い．今回，「バイオメカニクスからみた股関節機能と評価」というテーマに対し，繰り返しストレスの一因と考えられる計算力学より算出した「関節間力」をキーワードに検討をした．関節間力はみえない成分であり推測値の域を脱してはいないが，関節間力の力の大小に捉われるのでなく，関節間力三次元成分（x，y，z）の成分比も含めた関節間力の合力ベクトルの方向まで考慮して動作時の股関節機能を理解し評価につなげていくことが重要であると考える．

Key Words 関節間力，関節間力比，力学ストレス，日常生活動作

はじめに

　股関節は，構造的に特殊な関節である．下肢において荷重状態にある関節では，骨と骨の関節面が正対し双方の骨軸（骨幹軸）はほぼ直線的に結ばれ，骨性の支持のみによる姿勢維持が可能となっている．例えば，静止立位を保持した場合，足関節においては距骨関節面の直上に脛骨が位置し，それぞれの関節面が正対することで関節面を大きくし，荷重に耐えうる構造を呈している．膝関節においても脛骨関節面の直上に大腿骨が位置しており，同様に荷重に耐えうる構造を呈している．しかし，股関節においては距骨と脛骨の関係，脛骨と大腿骨との関係のように大腿骨側関節面（骨頭）直上に寛骨は位置していない．大腿骨には骨軸（骨幹軸）に対して，ある程度の角度（頸体角）を有した方向に寛骨の関節面（寛骨臼）が位置している．そのため荷重時には，力学的に寛骨臼蓋上部での支持によるため構造学的には不安定な関節である．その構造的に不安定な状況を補っているのは寛骨臼であり，大腿骨頭を広く覆っている（被覆率）ため結合割合も高く，さらに強固な靱

[*1] Kenji Murakami／仙台大学体育学部体育学科，仙台大学大学院スポーツ科学研究所

帯類，さらに関節関連筋群である．力学的には不安定な関節ではあるが，構造学的には安定した関節である．

　股関節の大きな役割は，体重の支持や下肢自由度の獲得が基本的機能といわれており，安定性と可動性の獲得という相反する役目を果たしている関節である．このように相反する機能を有してはいるが，日常生活やスポーツ活動において大きな傷害が生じることは少なく，さらに最も脱臼しにくい関節である．しかしながら，これらの相反する機能を有しているがゆえに，長期間における不適切な動作および姿勢維持などによる過用・誤用（あえてここでは，このような表現をする）により変性を有する障害が発症することは少なくない．さらに股関節が腰部，下肢関節などの他部位に与える影響は少なくない．

　そこで，構造的に安定している股関節において姿勢維持および動作の際にかかるストレスを動力学解析により得られた関節間力から股関節の力学的特性を検証する．なお，提示する値はあくまでも計算力学による手法より算出した値であり，あくまでも推定値であることを理解いただきたい．

股関節機能のバイオメカニクス手法による検証

検証方法

　はじめにデータの算出方法をから提示する．対象となる健常成人男性 7 名に静止立位両脚位および片脚立位（股関節位：内旋・外旋中間位），股関節における代償肢位で股関節にストレスを与えるといわれている片脚立位での外転位保持（ディシャンヌ肢位），片脚立位での内転位（トレンデンブルグ肢位）の姿勢保持をとらせ，また運動療法やトレーニング種目としても有用される両脚スクワット

（股関節位：内旋・外旋中間位，外旋位，内旋位）および片脚スクワット（股関節位：内旋・外旋中間位，外旋位，内旋位）を行わせ，さらに大腿臼蓋インピンジメント FAI：Femoroacetabular Impingement）の原因にもなるといわれている股関節深屈曲肢位であるしゃがみ込みの各動作を各 3 回行わせ，光学式三次元動作解析装置（Vicon T020/250 Hz：10 台）に床反力計（Kistler/1000 Hz：1 枚）を同期させて計測を行った．なお，スクワット動作は股関節屈曲 60° を目標に設定し，何度か練習をした後に計測を行った．また，しゃがみ込み位は片脚側膝を床につけ，もう片脚側の膝を立たせた肢位を維持させて計測を行った．なお，立位姿勢および立位姿勢時の股関節肢位維持，およびしゃがみ込み位での姿勢保持時間は 3 秒とした（図1, 2）．

　また，それぞれの動作および肢位の基準を設けるために，各動作および肢位の股関節関節角度を設定した．両脚・片脚スクワット時の股関節外旋角度は 20°，内旋角度は 15° として動作を行った（図3, 4）．トレンデンブルグ肢位・デュシャンヌ肢位での股関節外転・内転角度は，それぞれ 20° を目標に設定した（図5, 6）．

　解析は，筋骨格モデル動作解析ソフトウエア「nMotion Musculous 1.53」を用い各動作の右股関節の力学解析を行った．算出パラメータは股関節角度，股関節関節間力（以下，関節間力）である．なお，関節間力は赤外線反射マーカー情報より各身体セグメントを定義し筋張力（推定値）を考慮した当該ソフトウエア規定のアルゴリズムで算出した．

検証結果

　以下に解析の結果を示す．両脚スクワットでは，股関節屈曲角度の平均が約 75° であったが関節間力の算出は股関節屈曲 60° 時点での各平均値を提示する．また，しゃがみ込み

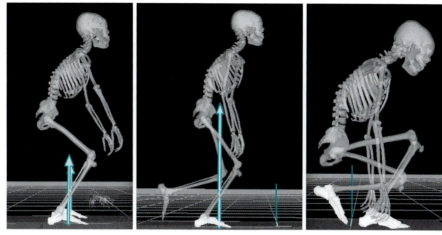

a．両脚スクワット　　　b．片脚スクワット　　　c．しゃがみ込み

図1 両脚・片脚スクワットおよびしゃがみ込み位（矢状面）

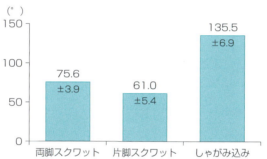

図2 両脚・片脚スクワットおよびしゃがみ込み位の股関節屈曲角度の平均値

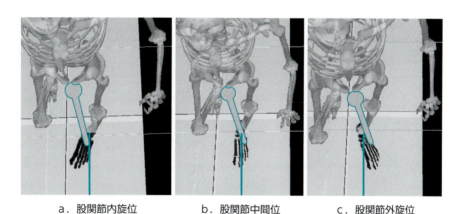

a．股関節内旋位　　　b．股関節中間位　　　c．股関節外旋位

図3 両脚・片脚スクワット時の股関節回旋設定角度（足部での方向で示す）

肢位では股関節最大屈曲位の135°の平均値を提示する．関節間力は x, y, z 成分を合算した合力値（以下：関節間力合力値）を提示するが，各成分値も必要に応じ示すこととする．なお，関節間力合力値は体重で正規化をした値である．

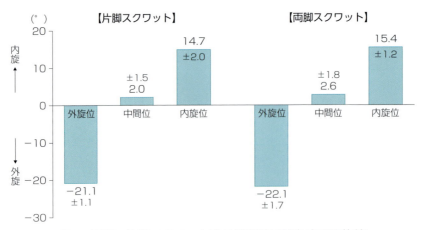

図4 両脚・片脚スクワット時の股関節回旋角度の平均値

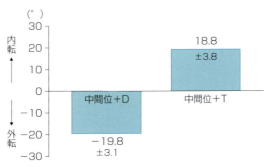

図5 デュシャンヌ肢位（D）およびトレンデレンブルグ肢位（T）時の股関節内転・外転の設定角度

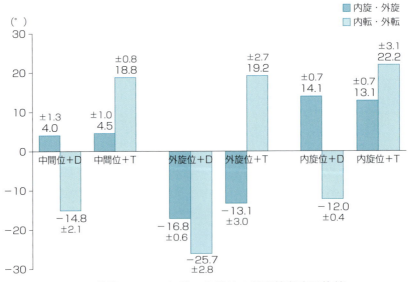

図6 片脚スクワット時の各肢位の股関節角度平均値
D：デュシャンヌ肢位，T：トレンデレンブルグ肢位

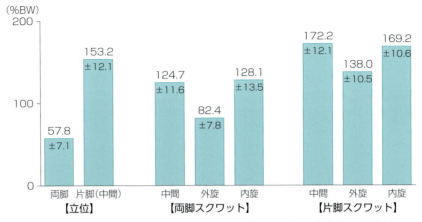

図7 各肢位および各動作時における股関節の関節間力合力の平均値

　関節間力の基準値として，両脚立位および片脚立位時の右脚平均値を示す．両脚立位時の片脚（右脚側）の関節間力合力値の平均値は 57.8±7.1% BW，片脚立位時の同脚平均値では 153.2±12.8% BW である．ここで股関節回旋肢位の相違による各関節間力合力値の平均を示す．両脚スクワットでは，60°維持区間での平均値は股関節中間位で 124.7±11.6% BW，外旋位で 82.4±7.8% BW，内旋位で 128.1±13.5% BW である．さらに片脚スクワットの平均値は，股関節中間位で 172.2±12.1% BW，外旋位で 138.0±10.5% BW，内旋位で 169.2±10.6% BW であった．いずれも外旋位は他肢位に比べ有意に小さい値となった（図7）．

　次に，片脚スクワット時の股関節内転・外転肢位の相違による関節間力合力値の平均を示す．片脚立位時のデュシャンヌ肢位での関節間力合力の平均値は 149.7±9.8% BW，トレンデンブルグ肢位は 178.0±13.0% BW である．さらに，股関節内転・外転肢位における股関節回旋角度の相違による関節間力合力値の平均を示す．デュシャンヌ肢位における股関節回旋位の相違による関節間力合力値の平均は，中間位で 140.3±6.7% BW，外旋位で 123.5±6.5% BW，内旋位で 158.7±10.0% BW であり，トレンデンブルグ肢位では中間位で 143.1±14.9% BW，外旋位で 126.7±7.9% BW，内旋位で 162.7±9.8% BW であった（図8）．また，しゃがみ込み位での関節間力合力値の平均は 178.0±5.7% BW であった（図9）．

　また，各動作の関節間力比を表1に示す．関節間力比は算出された関節間力の各分力（x, y, z 成分）の比率を出したもので，x は矢状軸に対して前額面の動き，y は前額軸に対して矢状面の動き，z は x, y に直行する軸に対して鉛直方向の動きになる．ようするに x は左右方向，y は前後方向，z は上下方向になる．関節間力比の 1.0 は，それぞれの関節間力成分が同じということになる．なお，座標系に関してはソフトウエアにより大腿骨頭中心に定義されたものになり（図10），関節角度が変われば相対的に座標系の方向も変わる．なお，表1の解説に関しては次項目にて説明する．

バイオメカニクスからみた股関節機能に対する考え方

　以上の結果を踏まえ，股関節におけるバイオメカニクス的視点から股関節機能を考えてみる．

　まず，関節間力は計算力学的に推測された

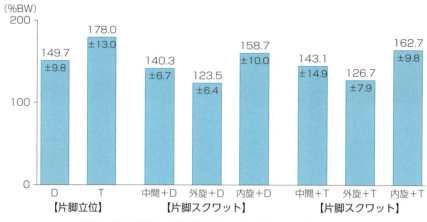

図8 各姿勢時の股関節関節間力合力の平均値
D：デュシャンヌ肢位，T：トレンデレンブルグ肢位

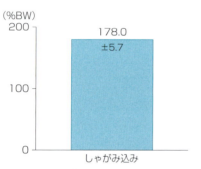

図9 しゃがみ込み位での股関節関節間力合力の平均値

表1 各肢位および動作時の関節間力各成分（x, y, z）比

		x/y	x/z
両脚立位		0.22	0.10
片脚立位：中間		0.51	0.16
片脚立位：D		0.38	0.13
片脚立位：T		0.74	0.31
両脚スクワット	中間位	1.24	0.41
	外旋位	1.33	0.33
	内旋位	1.19	0.52
片脚スクワット	中間位	1.05	0.40
	外旋位	0.84	0.27
	内旋位	1.25	0.55
片脚スクワット	中間位+D	1.79	1.07
	中間位+T	1.34	0.53
	外旋位+D	2.09	0.38
	外旋位+T	0.97	0.34
	内旋位+D	3.71	1.43
	内旋位+T	2.22	0.62
しゃがみ込み位		1.15	0.83

D：デュシャンヌ肢位，T：トレンデレンブルグ肢位

値であるため，この値をどのように考えるかが重要なポイントとなる．そのためにある程度の定義づけが必要となる．関節間力を身体にかかる力学的ストレスと考えた場合，値が小さいほうがよいと考えられる．しかし，単純に値だけの大小で判断するのは疑問に考える．なぜなら，実際に生体内で発生している力を算出することは推測の域を脱していなく，その値が力学的に必然なのか，計算力学より算出された値だけでは推定することは困難である．そこで今回，関節間力合力だけではなく関節間力合力を構成する力の3成分（x, y, z）の割合も考慮することと関節間力合力ベクトルの方向を考慮することで関節間力について検討した結果を考察する．

関節間力合力の大小であるが，なんらかの基準値を設定し，その値と比較することが重要と考え，今回提示した姿勢・動作のうち一般的に支持基底面が広く安定しているといわれている両脚立位時の値を基準として考えてみる．

第10節　バイオメカニクスとからみた股関節機能と評価　99

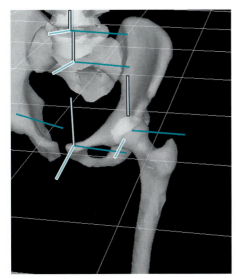

図10　大腿骨頭の座標系（x：左右方向，y：前後方向，z：上下方向）

　両脚と片脚それぞれの姿勢および動作に関して，両脚姿勢・動作のほうが片脚姿勢・動作より小さな値になっているのは，前述したように両脚による支持基底面が確保され安定しているため片脚に比べ小さな値が算出されていることと推測できる．さらに基準とした両脚立位と比較してみると，片脚立位では約3倍，各両脚スクワット動作になると約1.4倍から約2.2倍の値が算出されている．また，各片脚スクワット動作では，両脚立位に比べて約2.5倍から約3倍の値が算出されている．特定肢位に動作が加わることにより重心動揺や筋活動などが加わることで値が高めに算出されることも推定はできる．しかし，それぞれのスクワット動作で考えてみると外旋位時が最小の値であり，各片脚スクワット外旋位では片脚立位の値より小さな値になっている．さらに片脚立位（股関節内旋・外旋中間位）に股関節外転したデュシャンヌ肢位と内転したトレンデレンブルグ肢位では，デュシャンヌ肢位は片脚立位の値とほぼ同じであり，トレンデレンブルグ肢位は今回算出した値の中で一番大きな値が確認できた．これら

の状況を関節間力比よりさらに考察をしてみる．
　本来，股関節では力学的に大腿骨頭中心からみて臼蓋中心方向へベクトルが向くことで求心位が確保され，関節の安定性は獲得できていると考えられる．その際，生理学的には関節内圧，筋張力や靱帯など軟部組織の張力などが作用していると考えられる．また別な考え方として，構造学的に大腿骨頭に対して臼蓋の被覆率が大きければ，構造学的支持性（骨性）により関節は安定していると考えられ，この場合，生理学的作用よりによる安定性よりも構造学的安定性が有意に作用していると考えることができる．ようするに，股関節自体の構造による不適合を補うために筋・靱帯などの軟部組織の作用による生理学的安定性の維持（この場合，求心位の維持が優先されると考える）と構造学的安定性の2つの安定化機構にて対応していると考える．これらの視点から股関節のバイオメカニクスを整理してみる．
　それらに関して，力学的に作用している関節間力を構成する3分力（x, y, z）からも検討してみると理解しやすい．いずれかの成分が臼蓋方向を向いていれば求心位を保っているということになるため理解しやすい．そのためには，大腿骨頭部軸を基準として大腿骨頭中心に大腿骨頭座標軸を設定すれば，分力成分の一つの軸が頸部軸の延長線に設定できるため，そのベクトルが臼蓋のどの方向へ向いているか，まずここでは数学的三次元成分の割合から検討することで理解が可能である．今回は解析で使用した市販のソフトウエアの座標系（図10）で示す．この座標系から求心位の成分を設定するのは困難であるが，これらの成分のうち臼蓋方向へ向いている成分であるx成分（軸）を便宜的に求心位に関わる成分として考えてみた．このx成分とそれ以外の成分（y, z）との割合によって求心

方向に作用している力であるのか判断した. その結果が表1である. x/y では 1.0 以上であれば x 成分（求心成分）が大きいことが推測できるが, 1.0 以下であれば求心成分よりもほかに大きな成分が作用していることになり, 求心成分に対して剪断成分が大きく作用していることになる. また x/z での考え方として, x 成分が 1.0 以上であれば同様に求心方向に作用していると考えることができるが, 1.0 以下であれば z 成分（軸）方向の作用が大きくなる. このことは臼蓋による骨性支持により安定化を図っているということが推測できる. この比率ではより 0 に近いほど z 成分が大きいことになり骨性の支持に依存している可能性が高い.

以上の考察を踏まえ, 結果から検討してみると, 両脚および片脚立位（中間位, デュシャンヌ肢位, トレンデレンブルグ肢位）では x/y 比で 1.0 以上の値はなく, x/z 比では 0 値に近い小さな値が確認できている. これらから動作を伴わないことで, 筋の作用はほとんどない効率的に有用な骨性支持に依存した股関節安定性を確保していることがわかる. しかし, 各姿勢・肢位でのスクワット動作が伴うと, ほとんどの x/y 比が 1.0 以上になる. これは筋・靱帯などの作用を伴い大腿骨頭を求心位に維持し股関節の安定化を確保していると考えることができる. 特に片脚でのスクワットでは, 内旋位がほかの肢位より大きく, さらにデュシャンヌ肢位が加わるとさらにその値は大きくなる. 関節間力合力でも内旋位は, ほかの姿勢・肢位よりも大きな値を示している.

一般的に股関節内旋位は, 大腿骨頭被覆率が高い肢位といわれている. 内旋位を保持するための筋・靱帯の作用による生理学的安定性の獲得および構造学的安定性の獲得の結果として関節間力比が大きくなっていると考えることができる. また, 片脚スクワットでの

外旋位では関節間力合力も他に比べ小さく, x/y 比では 1.0 に近い値ではあるが 1.0 以下であり, ほかの姿勢・肢位と比べると明らかに小さい値である.

股関節の適合性がいい肢位が, 股関節屈曲・外旋・外転といわれている. 各姿勢・肢位の外旋位の値や比が小さいのは, 筋・靱帯の作用に多く依存せずに骨性の支持が確保できていると考えることができる. デュシャンヌ肢位は, 臨床上推奨される肢位ではないが, 片脚スクワット外旋位＋デュシャンヌ肢位は股関節屈曲・外旋・外転位であり, 股関節の適合性が一番よいといわれている肢位にも一致していることを考えると, 臨床的な解釈とも一致する.

また, 関節間力合力の値, 成分の割合のみだけではなく, それぞれの肢位で関節間力ベクトルがどの方向を向いているか, さらに各肢位の代表肢位を提示し確認をしてみることにする. 以下に示す図は, 各片脚スクワットにおける最終肢位における関節間力合力のベクトルの方向である. 解析ソフトウエアの関係で他関節の関節間力ベクトルも表示されるので右の関節間力ベクトルは点線を合わせて示すこととする. なお, 矢状面および前額面から方向も提示して検討してみる（図 11～20）.

矢状面から観察してみると, 各外旋位肢位ではベクトルの方向は鉛直方向に比較的に向いているが, 中間位から内旋位ではより水平方向へベクトルが向いており, より内旋位でその傾向が強い. 前額面では, 中間位と外旋位で大腿骨頸部骨軸と同方向のベクトルを確認できるが, それ以外の多くが鉛直方向へベクトルを向けている.

関節間力合力のベクトル方向から考察すると, 求心方向および臼蓋天蓋部の骨支持を得るための鉛直方向を, ある程度同時に実現できているのは外旋位でのスクワット動作であ

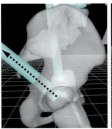
a．矢状面　　　b．前額面
図11　片脚スクワット中間位の最終肢位における関節間力合力のベクトル方向

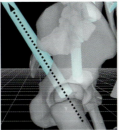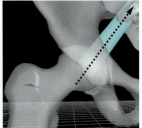
a．矢状面　　　b．前額面
図12　片脚スクワット外旋位の最終肢位における関節間力合力のベクトル方向

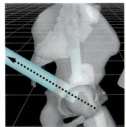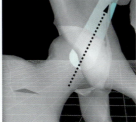
a．矢状面　　　b．前額面
図13　片脚スクワット内旋位の最終肢位における関節間力合力のベクトル方向

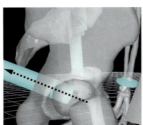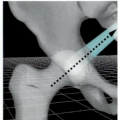
a．矢状面　　　b．前額面
図14　片脚スクワット中間位＋デュシャンヌ最終肢位における関節間力合力のベクトル方向

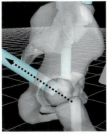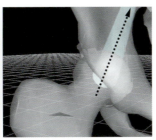
a．矢状面　　　b．前額面
図15　片脚スクワット中間位＋トレンデレンブルグ最終肢位における関節間力合力のベクトル方向

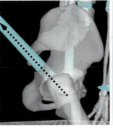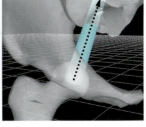
a．矢状面　　　b．前額面
図16　片脚スクワット外旋位＋デュシャンヌ最終肢位における関節間力合力のベクトル方向

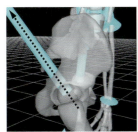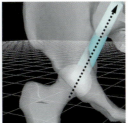
a．矢状面　　　b．前額面
図17　片脚スクワット外旋位＋トレンデレンブルグ最終肢位における関節間力合力のベクトル方向

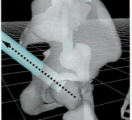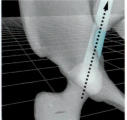
a．矢状面　　　b．前額面
図18　片脚スクワット内旋位＋デュシャンヌ最終肢位における関節間力合力のベクトル方向

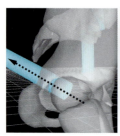 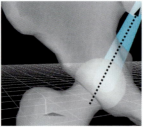 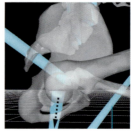 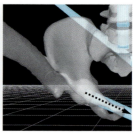

　　a．矢状面　　　　b．前額面　　　　　　　　a．矢状面　　　　b．前額面

図19　片脚スクワット内旋位＋トレンデレンブルグ最終肢位における関節間力合力のベクトル方向

図20　しゃがみ込み最終肢位における関節間力合力のベクトル方向

る．それ以外の肢位でのスクワット動作では，臼蓋より逸脱している方向や求心位維持ではなく，臼蓋天蓋部への骨性支持を得るために，より鉛直方向へベクトルを向けている傾向が確認できた．

おわりに

　以上のことから関節間力合力の力の大小，関節間力の三次元成分の割合だけではなく関節間力合力のベクトル方向まで考慮して股関節運動の一般的な動作から考察をしたが，それぞれの結果の意味がどういうものであるのか，目標とする結果を求めるためにどの肢位でその目的を達成するか，さらに深く追従することが必要である．

　今回の結果は，計算力学より導いたものではあるが，図20に示すしゃがみ込み肢位では関節間力合力は実施した肢位の中で一番大きな値を示し，成分比でも求心方向を示しているが，関節間力合力のベクトル方向は関節構造から逸脱している方向へ向いている．それでも，この肢位を維持できているのは関節を構成する筋・靱帯などの軟部組織，さらに関節内圧などの作用があって成り立っていることを理解する必要がある．ようするに物理学的に不具合があっても，生体は外的変化に適応する能力を有しているということである．

　股関節に関連する運動療法を指導する際に，肢位のみでその可否を選択するのではなく，それぞれの姿勢・肢位のバイオメカニクス的な意味合いも理解して指導することは明確な目的に沿った内容が確立できると考えることができる．

　股関節の複雑な関節構造，さらに関節機能としての二面性を理解することは重要な意味がある．

第**11**節

肩関節の理学療法における新たなコンピュータシミュレーション

岡田匡史[*1]，石井壮郎[*2]

✅Summary

　動作分析を臨床に活かすために，主成分の分析を活用した新しいコンピュータシミュレーションを開発した．このシミュレーションは，次のような4つの特徴がある．①さまざまな動作をコンピュータ上に作り出せる．②その動作によって生じうる物理量（力など）を速やかに推定できる．③事前に患者の目的動作と制約条件を設定することで，最適な動作を導ける．④導かれた動作を3Dアニメーションで表現でき，医療者や患者の理解の助けになる．

Key Words　肩関節，日常生活動作，腱板張力，主成分分析，シミュレーション

はじめに

　筆者は，病院で勤務している理学療法士であるが，動作分析の研究にも携わっている．本稿では，臨床と動作研究の双方の立場から論を展開する．その中で，筆者は「臨床と動作分析がどの程度合致するかを検証する」ことが非常に重要だと考えており，その検証までを行える新しい手法を紹介したい．

動作分析の従来と未来

臨床において動作分析に望むこと

　「動作分析は臨床に役に立っているのか？」
　筆者を含め，このような疑問をもっている理学療法士は多いと推察する．筆者の現場でも動作分析の研究が十分に活用されているとはいえない．なぜなら，これらの研究の理解には専門知識が必要であり，つまるところ「わかりにくい」ことが多いからだ．
　「わかりにくい」理由としては，①解析結果（関節角度や力など）がグラフだけで表現される場合が多く，イメージがわきにくい，②

[*1] Masafumi Okada／松戸整形外科病院リハビリテーションセンター
[*2] Takeo Ishii／松戸整形外科病院，医師

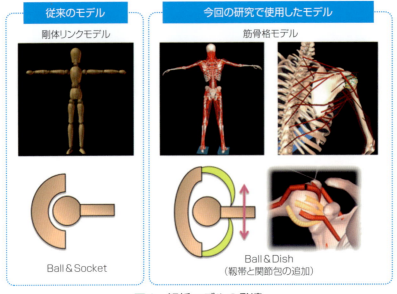

図1 解析モデルの発達
筋骨格モデルでは，鎖骨や肩甲骨が導入された．関節周囲には，解剖学的走行に沿って筋や靱帯が配置されている．関節は6自由度であり，関節不安定性を表現できる

危険因子（関節トルクや力など）を減らすためにどのような動作が必要なのかが明確に提示されない，などが考えられる．そして，医療者が理解できなければ，患者へ伝えることも難しい．

筆者はこうした状況を打開するために，以下の3つを骨子とするコンピュータシミュレーションの開発を行っている．

①さまざまな動作をコンピュータ上で作り出し，その動作での負荷を推定する．
②負荷を減らす（増やす）ための最適な動作を導くアルゴリズムを実装する．
③導かれた動作を3Dアニメーションで表現することで，医療者や患者の理解を助け，情報を共有できるようにする．

動作分析でこうした要件を満たすシミュレーションを構築できれば，臨床に役立つと考えられる．しかし，従来の動作分析では，次に述べる理由からこうしたシミュレーションの作成は困難であった．

従来の動作分析の問題点とその解決策

ここでは，肩関節に着目して従来の動作分析での問題点とその解決策を概説する．

a．解析モデルの発達（図1）

動作分析の研究は，体表に貼付したマーカの位置座標を求めていく三次元映像解析技術の発達に寄与するところが大きい．得られたマーカの位置座標データを剛体リンクモデルに置き換えて，さまざまな物理量を推定する．剛体リンクモデルの関節は，いわばロボットのモーターのように単純化されることが多く，このモデルを用いて逆動力学解析をすることで関節トルクなどを算出する．

ここで，いくつか注意しなければならないことがある．肩関節の病態は，骨・靱帯・筋肉などの組織レベルで論じられることが多い．しかし，剛体リンクモデルから算出される関節トルクは複数の筋や関節構成体から得られる「モーメントの総和」を表しているに

すぎず，組織ごとに分配された物理量を表しているわけではない．つまり，「棘上筋に働く張力を知りたい」と思っても，剛体リンクモデルでは求めることができない．また，人間の肩甲帯は上腕骨・鎖骨・肩甲骨で構成されるが，剛体リンクモデルでは，肩甲骨や鎖骨などが十分にモデル化されていないことが多い．したがって，生体と剛体リンクモデルとの間には関節機構において多く相違点があり，このことが従来の動作分析の解釈を難しくさせていた．

こうした歴史を経て，近年，剛体リンクモデルに代わって筋骨格モデルが開発されるようになった．筋骨格モデルとは関節周りに解剖学的走行と一致するような筋要素を組み込んだモデルである．この筋骨格モデルでは逆動力学解析で各筋に働く筋張力を推定できる．つまり，「棘上筋に働く張力を知りたい」場合に，筋骨格モデルでは「棘上筋の張力は＊＊N」と推定できるようになった．

筋骨格モデルは，剛体リンクモデルをさらに発展させたモデルであり，今までのロボット工学の概念が人間により近づいたともいえる．筆者は，筋骨格モデルを用いた解析を行っており，さまざまな動作における全身の筋張力を推定できるようになった．しかし，筋張力は「推定」はできても，生体の真の筋張力は「実測」できないため，その値が正しいかどうかは現時点の科学技術では検証できない．臨床的に動作分析の結果を検証するためには，以下に述べるような仕組みが必要となる．

b．最適な動作を導く主成分分析シミュレーション（図2）

筋張力を定量的に検証できないのなら，さらに一歩進み，推定された筋張力を用いて動作を生成し，そこで臨床の知見と定性的に検証してはどうかと筆者は考えた．また，臨床においては患者の状況やニーズに臨機応変に対

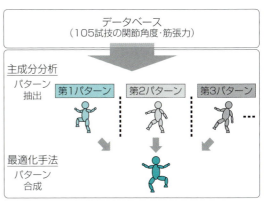

図2　主成分分析シミュレーション
主成分分析の原理を活用することで，動作パターンを抽出し，そのパターンを合成することで，さまざまな動きを作り出せ，その時の物理量（力など）を速やかに推定する

応しなければならないという実態もある．

そこで筆者は，推定された筋張力を用いつつ，さまざまな条件下でニーズを満たす最適な動作を求める仕組みを開発したいと考えた．そして，これを実現させるためにはシミュレーションが必要になる．

バイオメカニクスの分野では，シミュレーションというと「順動力学シミュレーション」が一般的である．基本的には，「動作」を入力して「力」を出力する時には逆動力学解析（動作→力）を用い，「力」を入力して「動作」を出力する時には順動力学解析（力→動作）を用いる．そして，シミュレーションを構築するためには，こうした双方向性の演算が必要不可欠となる．しかし，順動力学シミュレーションで全身運動をシミュレーションするためには，非常に難解なプログラムが必要であり，計算コストも多大であることから，現状で臨床応用するためには大きなハードルが残されている．

そこで，筆者は順動力学シミュレーションに代わって「主成分分析シミュレーション」というものを開発した（図2）．このシミュレーションはデータベースに主成分分析と最適化手法を組み合わせることで構築できる．

主成分分析シミュレーションでは，以下のような3つの特徴がある．
① さまざまな動作をコンピュータ上に作り出せる．（データベースに入っていない動作も作り出せる）．
② その動作によって生じうる物理量（力など）を速やかに推定できる．
③ 事前に患者の目的動作と制約条件を設定することで，最適な動作を導くことができる．

主成分分析シミュレーションで作成した動作は，アニメーション表示され，三次元空間のあらゆる視点から観察できるため，医療者間での情報共有や患者教育に役立つと期待される．そして，シミュレーション結果が臨床での知見と合致するならば，シミュレーションの演算体系（仕組み）の妥当性も検証できることになる．

シミュレーション開発の実際

開発の概要

筆者が行った主成分分析シミュレーションの開発の実例を紹介する．理論的には，いろいろな状況のシミュレーションを作成できるが，今回はその中で，鏡視下腱板修復術後1～6カ月のリハビリテーションを想定したシミュレーションを作成した．肩の腱板断裂では，棘上筋や棘下筋の腱成分が断裂する頻度が高く，修復もその部位になされることから，本シミュレーションでは肩関節の腱板にかかる負荷を「棘上筋と棘下筋に働く筋張力（合力；N）」と定義した．そして，主成分分析シミュレーションを導入することで，腱板への負荷が少なくなる動作パターンをコンピュータ上で求め，3Dアニメーションで表現した．

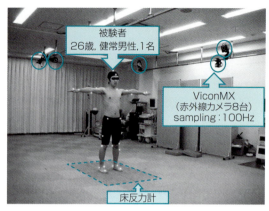

図3 測定環境

方　法

a．測定環境（図3）

被験者は26歳の成人男性1名とし，三次元動作解析装置（日本SGI社製ViconMX），床反力計を使用した．全身に赤外線反射マーカを41個貼付した．右上肢を動作側として，肩に関連する動作105試技の撮影を行った．基本動作を肩関節挙上・伸展・内外転・内外旋・水平内外転として，それぞれの試技は基本動作を多様に組み合わせ，すべて異なる動作とした．

b．力学解析

筋骨格モデルの力学解析ソフトウェア（Motion Analysis社製SIMM）を使用し，全身の関節角度（合計30関節）と右上肢の筋張力（合計49筋）を算出した．右上肢下垂位から動作を開始し，動作終了も右上肢下垂位とした．解析区間を時間で正規化して101フレーム（0～100％）に分割した．ここまでのデータをリレーショナル・データベースの形式で格納した．

c．シミュレーションの作成

統計ソフトウェアはR Studio（R studio社），表計算ソフトウェアはExcel（Microsoft社）を用いてシミュレーションの作成を行った．コンピュータ上に動画を描出するビューワー

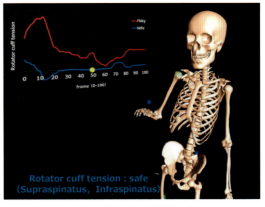

a．腱板にかかる張力が大きいパターン　　b．腱板にかかる張力が小さいパターン

図4　前方リーチ動作の序盤の姿勢

ソフトウェアは SIMM（Motion Analysis 社）を用いた．

　データベース内の情報を可逆圧縮し，主成分（パターン）を抽出するために，相関行列・主成分分析を行った．主成分分析を行うことで，データベース内の任意の試技データから固有ベクトル行列を介して，その試技の主成分得点を求めることができるようになる．また逆に，主成分得点から固有ベクトル行列を介してある試技データを求めることも可能になる．本システムでは，この双方向性の演算を利用することでシミュレーションの根幹部を作成した．特に，このシミュレーションでは各主成分得点を変化させることで，新しい動作を容易に作り出すことができ，その動作で生じうる腱板筋群の筋張力を推定できる．算出された関節角度データをビューワーソフトウェアに入力すると，動作の 3D アニメーションをコンピュータ上で閲覧できる．

　さらに，Excel のソルバー機能を活用することで最適化計算を行い，ある制約条件のもと，腱板の負荷を減らす（増やす）ための最適な動作を探索できるようにした．Excel が最適な解を求めるまでは通常，数分である．

結　果

　このシミュレーションでは，肩に関連するさまざまな動作を作成することができるが，今回は日常生活の中で頻度の高い「前方リーチ動作」「結帯動作」「洗顔動作」に着目した．腱板の負荷を減らす（増やす）ための特徴的な動作パターンをシミュレーションで作成したので，その結果を提示する．ここでは，特徴的な姿勢を静止画で示したが，以下に記載した URL（http://supolab.jimdo.com/movie/adl/）で動画も閲覧できるので参照されたい．また，今回の解析結果が臨床での経験と合致するかどうかの私見も記したので，読者とともに考察できれば幸いである．

a．前方リーチ動作

　日常生活において前方リーチ動作は，物を取る・渡す・ボタンを押す際などに行われる．シミュレーションの結果を図4，図5に示す．

　腱板の負荷が増加する動作では，動作の初期に肩関節を外旋，肘関節を伸展，前腕を回外させた姿勢になっており，その姿勢からリーチ動作を行うと腱板に大きな張力がかかっていた．逆に腱板の負荷が減少する動作では，動作の初期に，肩関節を内旋，肘関節を屈曲，前腕を回内させた姿勢になっており，

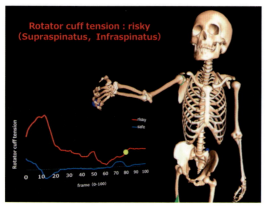
a．腱板にかかる張力が大きいパターン

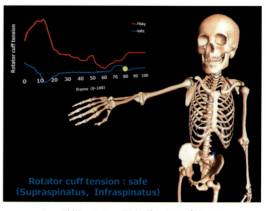
b．腱板にかかる張力が小さいパターン

図5　前方リーチ動作の終盤の姿勢

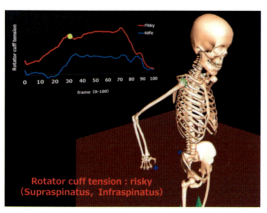
a．腱板にかかる張力が大きいパターン

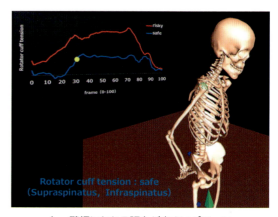
b．腱板にかかる張力が小さいパターン

図6　結帯動作の序盤の姿勢

その姿勢からリーチ動作を行うと腱板にかかる張力は相対的に減少した．

　臨床においても，動作開始前の下垂位のアライメントが肩関節外旋位，前腕回外位となっている患者はリーチ動作を行った際に疼痛を訴えることが多く，臨床での経験と合致する．

b．結帯動作

　日常生活において結帯は，女性に多い動作である．エプロンを結ぶ，ズボンをあげる，下着の着脱をする際などに行われる．シミュレーションの結果を図6，図7に示す．

　腱板の負荷が増加する動作では，動作の初期に腰部をやや伸展させ，手を体幹から離していた（肩関節の伸展角度を大きくしていた）．逆に，腱板の負荷が減少する動作では，動作の初期に腰部をやや屈曲させ，手を体幹に沿わせていた（肩関節の伸展角度を小さくしていた）．

　臨床においても，結帯で痛みを訴える患者は腰部の屈曲や骨盤の後傾にて代償することが多く，臨床での経験と合致する．

c．洗顔動作

　日常生活において洗顔は，毎日行う動作であり，類似する動作として食事をする，歯を磨く，化粧をするなどがあげられる．シミュレーションの結果を図8，図9に示す．

　腱板の負荷が増加する動作では，動作の初期に腰部を伸展させ，両肘が体幹から離れており，その姿勢から肩関節を屈曲させる動作

第 11 節　肩関節の理学療法における新たなコンピュータシミュレーション　109

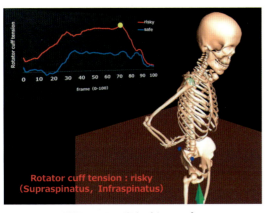
a．腱板にかかる張力が大きいパターン

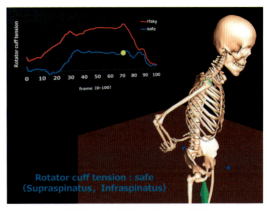
b．腱板にかかる張力が小さいパターン

図7　結帯動作の終盤の姿勢

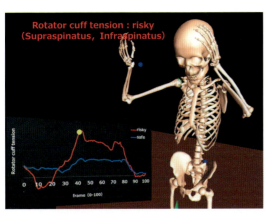
a．腱板にかかる張力が大きいパターン

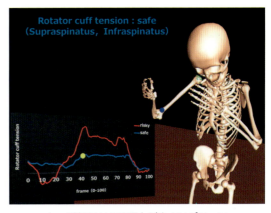
b．腱板にかかる張力が小さいパターン

図8　洗顔動作の序盤の姿勢

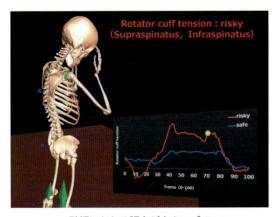
a．腱板にかかる張力が大きいパターン

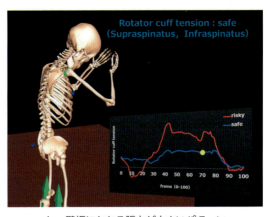
b．腱板にかかる張力が小さいパターン

図9　洗顔動作の終盤の姿勢

を行うと腱板に大きな張力がかかっていた．逆に，腱板の負荷が減少する動作では，動作の初期に腰部を屈曲させ，両肘が体幹から離れておらず，その姿勢から肩関節を屈曲させ

る動作を行うと腱板にかかる張力は相対的に減少した.

臨床においても,洗顔動作で痛みを訴える患者は脊柱全体の柔軟性が低下していることが散見される.こういった患者に脊柱の柔軟性を改善するアプローチを行うことで肩の動作時痛が減少することを経験する.

以上,腱板の負荷を減少させる治療戦略として,動作の開始姿勢に着目することと,脊柱に対する評価・治療が重要であると考えられた.

シミュレーションの臨床応用

腱板断裂の術後の再断裂を防ぐ

今回は鏡視下腱板修復術後1〜6カ月のリハビリテーションを想定したシミュレーションを作成した.装具除去から術後6カ月までは,腱板が再断裂する危険性があり,この時期のリハビリテーションでは再断裂に注意を払いながら可動域を回復させていく.

しかし,これまではどういう動作がどれほど腱板に負荷がかかるかということが定量的に明らかではなかったため,再断裂のリスクマネジメントは動作の観察による仮説や経験に依存する勘の部分が多かった.そのため,経験の浅い理学療法士にとっては,どのような動作が安全で,どのような動作が危険なのか判断に迷うことがあった.

本シミュレーションでは,さまざまな日常動作における腱板の負荷を推定でき,危険な動作パターンをアニメーションで提示できることから,経験の浅い理学療法士の啓蒙になるとともに,患者教育にもつながると期待される.

研究の限界と今後の展望

この研究の限界を以下に列挙する.

①筋張力の定量的な精度検証は,現時点の科学技術では不可能である.今回のデータベースの筋張力は,モデルの体格パラメータなどが変われば,その値も変化するため,筋張力の多寡は相対的に解釈することが望ましい.

②主成分分析シミュレーションにより導かれた動作は,実際の計測データをもとにしているため,内挿的な推定であれば大きく外れることは考えにくい.シミュレーションの精度検証は,シミュレーション結果と臨床との整合性を定性的に評価していくことが望ましい.

③現場に本シミュレーションを介入した例はまだ少ないため,このシステムが真に現場に役立つかどうかは前向きな介入研究を必要とする.

このように,課題はまだ山積しているが,主成分分析シミュレーションは,肩関節に限らず,さまざまな関節に応用できるので,ぜひ試していただきたい.今後,シミュレーションの普遍性や妥当性を向上させるためには,さまざまなデータを幅広く収集し,データベースを大きくしていくことが重要である.

患者・医療者とも容易に理解できる情報を提供することによって安全性や効率を高め,理学療法の質の向上に貢献していきたい.

文 献

1) 石井壮郎:投球動作のモーション・シンセサイザ,バイオメカニズム学会誌 **39**:5-10, 2015
2) Delp SL:A graphics-based software system to develop and analyze models of musculoskeletal structures. *Comput Biol Med* **25**:21-34, 1995
3) Zajac FE:Muscle and Tendon:Properties, Models, Scaling, and Application to Biomechanics and Motor Control. *Crit Rev Biomed Eng* **17**:359-411, 1989

第12節

肩関節の病態に関連するバイオメカニクスと動作分析—何を分析し，何を目指すべきか？

村木孝行[*1]

☑ Summary

　健常者の肩関節運動の詳細が解明されてきているとともに，各病態における肩関節運動の特徴も少しずつ明らかになってきている．しかしながら，臨床に有益な動作分析を行うためには各病態に特徴的な運動に着目するのみでなく，その運動によって肩関節に加わる負荷や病態の特性と照らし合わせなくてはならない．そこで，症例の呈する肩関節運動がどのような意味をもっているか判断する必要がある．その判断をより正確にするためのバイオメカニクス研究が今後望まれる．

Key Words　肩関節，バイオメカニクス，動作分析，肩甲上腕関節，肩甲骨

はじめに

　生体力学（バイオメカニクス）は肩関節障害の病態を理解し，適切な理学療法プログラムを立てるうえで手がかりとなる重要な学問である．臨床においては，視覚的・触覚的に捉えられる関節運動や筋活動，すなわち運動学的要素に触れることが多い．しかしそれだけでなく，肩関節のような運動器障害においては関節および特定の組織にどの程度の負荷がかかっているかといった，運動力学的要素も踏まえて動作を分析する必要がある．本稿では，ベースとして健常者の肩関節バイオメカニクスについて示し，そのうえで肩関節の病態に関連する運動力学的要素が運動学的

要素とどう結びついているかを解説する．さらに，それに基づいた臨床応用や今後の研究の方向性について述べる．

健常者の肩関節バイオメカニクス

肩関節運動の定義

　医学領域において，上腕骨がアームとなる肩関節運動では屈曲（前方挙上），外転（側方挙上），伸展（後方挙上），水平内転（水平屈曲），水平外転（水平伸展）のように3平面（矢状面，前額面，水平面）上の運動で表される．それに上腕骨自体が運動軸になる内旋・外旋が加わる．また，肩関節に特有な運動として，

[*1] Takayuki Muraki／東北大学病院リハビリテーション部

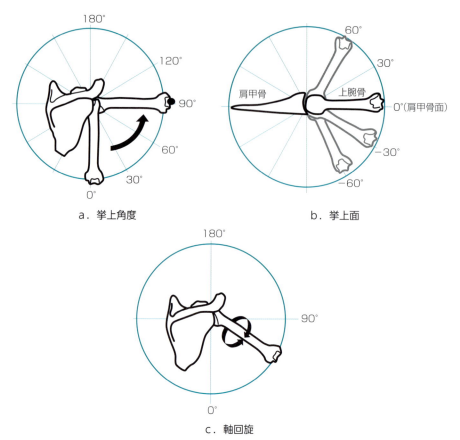

図1 国際バイオメカニクス学会による肩甲上腕関節運動の定義

肩甲骨面上での上腕骨挙上（肩甲骨面挙上）が一般的に使用されている．肩甲骨面とは，肩甲骨体部の面を運動面としたものである．解剖学的に肩関節は肩甲上腕関節，肩鎖関節，胸鎖関節，肩甲胸郭関節で構成されているが，基本的には各関節の運動を合わせたものを肩関節運動としている．

一方，バイオメカニクス領域ではより詳細に関節運動を捉えるため，3平面上での運動ではなく3つの回旋運動と3方向の並進運動の組み合わせ（6自由度）で表すのが一般的になっている．これにより，矢状面と前額面の間の挙上運動や各平面から外れた位置での回旋運動なども表すことができる．さらに近年では，肩関節を構成する各関節の三次元（6自由度）動作解析が行われている．

肩甲上腕関節運動

バイオメカニクス領域において，肩甲上腕関節の運動は挙上，挙上面，軸回旋で表される[1]（図1）．挙上面とは水平面上のどの位置で上腕骨が挙上しているのかを示す．一般的に肩甲骨面に対して前方に何度，または後方に何度の挙上面というように表す（図1b）．

従来の挙上面において最も大きな肩甲上腕関節の挙上可動域が得られる挙上面は肩甲骨面であり，それに屈曲，外転と続く[2]．しかし，挙上面を細かくみた場合は，肩甲骨面よりもさらに約23°前方の面で最大の挙上可動域が得られる[3]．これは生体において意図的に肩甲骨面で挙上を行っても，最終域には肩甲骨面より約6°前方にずれてしまうというLudewigら[2]の報告もこのためと考えられる．

また，生理的に挙上運動には軸回旋運動が伴う．前額面から前方の挙上運動では上腕骨の外旋が生じる．挙上運動の中間域では外転，肩甲骨面，屈曲の順で外旋が大きく，最終域では屈曲，肩甲骨面，外転の順に外旋が大きくなるとされている[2]．また，上腕骨の下制運動では挙上運動よりも外旋位で行われる．

挙上運動が前額面より後方になるにつれて上腕骨は内旋するようになり，挙上可動域は外旋位より内旋位で大きくなる．したがって，最大限の伸展（後方挙上）運動を行うには，上腕骨の内旋が必要になる[3]．

肩峰下圧

上腕骨の上方には，腱板組織や肩峰下，三角筋下滑液包が存在し，肩峰と上腕骨のスペースを埋めている．肩関節運動時には，それらが肩峰の下を円滑に動くような構造になっており，支障のない運動が実現できている．この構造や機能に異常をきたして肩峰と上腕骨間の圧（肩峰下圧）が高まり，痛みなどの症状が生じるものが肩峰下インピンジメント症候群と呼ばれている．しかし，そのような異常がない状態でも，肩関節運動時には一定の肩峰下圧が生じている[4,5]．さらに，肩峰下圧の増減は肩甲上腕関節の角度に依存するところが大きい．肩甲上腕関節の角度の変化に伴う肩峰下圧の増減パターンは運動方向によって異なる．例えば，前額面から前方の挙上面での挙上運動や挙上位での内旋・外旋運動は，中間域で肩峰下圧が最大になる．一方，水平内転・外転では最終域で肩峰下圧が高まる[4]．肩峰下圧は外転時に最も大きくなり，次いで水平外転が大きい．

肩甲骨運動

現在のバイオメカニクス領域では肩甲骨運動を三次元的に記述するのが標準となっている．肩甲胸郭関節上での肩甲骨運動は，回旋運動（rotation）が上方・下方回旋，内旋・外旋，前傾・後傾，平行移動運動（translation）が挙上・下制，後退・前方突出で表される．

上肢を前額面より前方に挙上する場合，屈曲，外転，リーチなどの肩関節運動の種類にかかわらず肩甲骨は胸郭上で上方回旋および後傾する[2,6,7]．一方，肩甲骨の内旋・外旋は運動方向によって異なる．上肢下垂位の時と比べると屈曲初期では肩甲骨は内旋し，外転初期では肩甲骨は外旋する．しかし，挙上最終域では屈曲でも外転でも上肢の位置はほぼ同じになり，その際に肩甲骨は外旋しているとされている[2,6,7]．

肩甲胸郭関節の運動は，さらに肩鎖関節と胸鎖関節の運動に分けて分析することでより詳細が理解できる．肩鎖関節を運動軸の中心とした場合，肩甲骨運動は鎖骨に対しての回旋運動のみとなり，上方・下方回旋，内旋・外旋，前傾・後傾で表される．上肢挙上運動では，肩甲胸郭関節と同様に肩甲骨は鎖骨に対して上方回旋，後傾する．上方回旋は肩関節屈曲より外転のほうが大きくなる．しかし，肩甲骨内旋・外旋に関しては，肩関節運動が屈曲であっても外転であっても肩甲骨が鎖骨に対して内旋する．これは後述する鎖骨の後退を相殺する動きになり，鎖骨と肩甲骨が胸郭を挟んでいる形状によるものと考える．相殺の結果としては，鎖骨の後退のほうが大きいため，肩甲骨は胸郭上では外旋していることになる．

鎖骨の運動は，胸鎖関節を運動軸として行われる．肩甲骨が上方回旋，または後傾する肩関節運動においては，鎖骨は後方回旋する[2,8]．上肢最大挙上運動での鎖骨後方回旋は30°程度である．また，上肢の挙上運動では鎖骨の挙上や後退も生じ，どちらも肩関節の屈曲より外転で大きくなる．健常者では，肩関節外転で鎖骨の挙上が10°程度，後退が25°程度とされている[2]．

外転 90°位における外旋の中間域では肩甲骨の動きは少ない．しかし，最終域では後傾，上方回旋，外旋する[7]．

関節内圧

肩関節運動は，肩関節を構成する各関節で支点をつくったうえで，周囲の筋が骨を動かす．肩関節運動の中間域であれば，上腕骨頭の軟骨部分と関節窩の中心周辺に支点がつくられる．一方，最終域であれば上腕骨頭に結合組織が付着している部分と関節窩の縁の部分で支点がつくられる．関節内圧は，この支点にかかる圧力のことを示す．ちなみに，関節内は陰圧になっている．水腫の状態や注射後などでない限り，支点となって接触している箇所以外は圧がかからない．健常な状態では，筋収縮または外力が大きくなるにつれて，支点となる部位にかかる圧が大きくなる．一般的に，外力による圧の上昇は最終域に起こりやすい．最終域付近では可動域が大きくなるにつれて関節内圧が高まる．例えば，外転位・外旋位で水平外転角度を大きくしていくと，後上方の関節窩や関節唇にかかる圧も大きくなっていく[9]．

各病態と関連する生体力学的要因

肩峰下インピンジメント

肩峰下インピンジメントは，肩峰と上腕骨間の圧が肩峰前外側の骨棘形成，および上腕骨頭の上方変位によって上昇することで起きると考えられている．このような肩峰下圧の上昇は，形態異常および関節機能低下が原因となって起こる．骨棘は若年者で形成されることはほとんどなく，加齢とともに形成されやすくなる．それゆえ，長年の肩峰下圧の繰り返しが原因とも考えられており，その背景には関節機能低下が含まれている可能性もある．

上腕骨頭の上方変位に関係する関節機能低下には，関節拘縮と筋機能低下がある．後方関節包の拘縮は，肩関節屈曲運動時に上腕骨頭を前上方に変位させる作用があるとされている[10]．新鮮凍結遺体標本を用いた研究では，後方関節包を縫縮することにより（後方関節包拘縮のシミュレーション），肩関節屈曲時や投球動作のフォロースルー期に肩峰下圧が上昇することが確認されている[4, 11]．しかし，外転や内旋・外旋での圧上昇は認められなかった．これらの運動において肩峰下圧の上昇による症状がある場合は，裏を返すと，後方関節包の拘縮以外の要因が関与しているといえる．拘縮の生じる部位や範囲によって上腕骨頭の変位方向や変位量が異なるため，症状の出る運動方向と上腕骨頭の変位方向を確認することが重要である．例えば，外転位外旋時に制限や痛みがある時に，上腕骨頭が後上方に変位する場合は前下方の関節包・靱帯の拘縮が関与している可能性が高い．

上腕骨頭の上方変位は筋の作用によっても生じる．この作用は三角筋が最も大きいとされている．それ以外には上腕二頭筋短頭，烏口腕筋，上腕三頭筋長頭が上腕骨頭を上方に引き上げる作用があると報告されている[12]．

肩甲骨運動の異常は肩甲骨運動異常（scapular dyskinesis）として知られている[13]．しかし，肩甲骨運動と肩峰下圧の関係は，あまり明らかになっていない．肩峰下圧の上昇が関係していると考えられている肩インピンジメント症候群症例は，健常者と肩甲骨運動が異なるとの報告が多くされている[14~19]（**表1**）．すべての報告が一致しているわけではないが，症例では肩甲骨後傾が減少しているとする報告が多い[14, 15, 17]．しかし，運動力学的な研究では後傾の減少による肩峰下圧の上昇は証明されていない[20]．

第 12 節　肩関節の病態に関連するバイオメカニクスと動作分析　115

表1　各病態における肩甲骨運動の特徴

研究者名	病態（疾患）	健常者との肩甲骨運動の違い
Lukasiewicz ら[14]	インピンジメント	後傾↓，挙上↑，上方回旋→，内旋→
Ludewig ら[15]	インピンジメント	上方回旋↓，後傾↓，内旋↑
Graichen ら[16]	インピンジメント	上方回旋→
Endo ら[17]	インピンジメント	上方回旋↓，後傾↓，内旋→
Hebert ら[18]	インピンジメント	内旋↑，上方回旋→，後傾→
McClure ら[19]	インピンジメント	上方回旋↑，後傾↑，内旋→，挙上↑，後退↑
Ogston ら[27]	肩関節不安定症	内旋↑，上方回旋↓，後傾→
Ozaki ら[28]	肩関節不安定症	内旋↑，上方回旋↓
von Eisenhart-Rothe ら[29]	肩関節不安定症	内旋↑，上方回旋↓，後傾→
Rundquist[30]	凍結肩	上方回旋↑，内旋→，後傾→
Vermeulen ら[31]	凍結肩	上方回旋↑
Wassinger ら[32]	実験的疼痛（健常者）	上方回旋↑

インターナルインピンジメント

　病的な状態では，関節内圧の上昇が肩関節運動最終域で生じ，それにより関節内の損傷を起こしている組織が圧負荷を受けることで症状として現れる．これはインターナルインピンジメントとして知られる．最終域での外力の大きさが関節内圧を大きくする最大要因であるが，それを助長する要因がある．

　その一つは後方関節包の拘縮である．この拘縮が存在すると外転・外旋時に上腕骨頭が後上方に変位し，関節窩後上方の圧が高まるとされている[21,22]．しかし，水平外転角度が大きくなると後方関節包の拘縮作用は有意でなくなる．

　別の要因として，腱板筋群の作用バランスも関節内圧の上昇に影響する．肩関節外転・外旋運動では，肩甲下筋の作用が弱まると外旋角度が増大し，関節内圧も高まる[23]．結果的には肩甲上腕関節の角度が重要といえる．

　また，肩甲骨位置も関係している．同じ肩関節外転・外旋角度でも，肩甲胸郭関節で肩甲骨が内旋していたり，下方回旋していたりすると関節内圧が高まる[24]．これもまた，結果として肩甲上腕関節の水平外転や挙上角度

が大きくなるためと考えられる．

肩関節不安定症

　肩関節不安定症では，上腕骨頭が関節窩上を大きく滑り，亜脱臼または脱臼することが問題となる．外傷性の肩関節不安定症は単一方向へ骨頭が滑る．非外傷性の肩関節不安定症は症例によって骨頭が滑る方向が異なる（多方向性不安定症）[25]．多方向不安定症であっても肩甲骨運動は上方回旋が減少し，内旋が増加することは先行研究でも一致している（表1）[26〜29]．これは肩甲骨の動きが少なく，上腕骨頭の滑り運動も含めて肩甲上腕関節が大きく動いているといえる．

肩関節拘縮（凍結肩）

　上腕骨頭の運動は，肩峰下インピンジメントで述べたように，拘縮部位が伸張される肢位で上腕骨頭が反対側に押し出される．しかし，これは拘縮部位が局所である場合であり，全周性に拘縮が生じている場合の上腕骨頭運動は明らかでない．臨床的に，特に痛みの強い凍結肩症例においては骨頭の変位がほとんどみられないことが多い．

　拘縮例の肩甲骨運動は，不安定症例と反対

に上方回旋が増加する（**表1**）[30, 31]．拘縮例では肩甲上腕関節の可動域が制限されているため，上肢の可動範囲を増大させるための代償運動と考えられている．

疼痛に対する反応

健常者の肩峰下に注射を行い，疼痛を誘発させた状態で上肢挙上運動を行うと，注射前より肩甲骨の上方回旋が大きくなる（**表1**）[32]．また，上方回旋筋である僧帽筋下部や前鋸筋の増加がみられ，痛みに対する代償反応と考えられる[33, 34]．さらに，広背筋の活動増加も同時に観察されており[33]，これは肩甲上腕関節の挙上運動を制限するために働いていると考えられる．

このように，健常者の痛みに対する反応は肩関節に痛みを有する症例における機能的な問題を明確にするための判断材料となる．それがなければ目の前の症例の肩関節運動は痛みによるものなのか機能低下によるものなのかを区別することが困難になる．また，同じような構造上の破綻があっても疼痛を有する症例（有症候例）と疼痛のない症例（無症候例）が存在する．特に腱板断裂では有症候例と無症候例の違いが痛みを生じさせる要因の一つとして注目されている．Ishikawa ら[35]の報告では，無症候性腱板断裂症例は同年代の健常者より上肢挙上時の肩甲骨上方回旋が有意に大きくなるとしている．また，有症候性腱板断裂例では健常者より肩甲骨上方回旋が大きいが，有症候性症例よりも有意に小さくなっている．これらの結果は，無症候性腱板断裂症例が肩甲骨を代償的に上方回旋させており，無症候症例はその代償が十分に行えていないとも解釈できる．さらに Ishikawa ら[35]は無症候性腱板断裂症例と比べて有症候性腱板断裂症例では，僧帽筋上部線維だけでなく肩甲挙筋の筋活動も増加していることを明らかにした．有症候症例において，僧帽筋上部線維が過活動であるのにかかわらず肩甲骨上方回旋が十分に行えていないのは，拮抗筋である肩甲挙筋の作用のためと考えられる．

筆者は，有症候性腱板断裂症例に対する疼痛緩和がどのように肩関節運動に影響を与えるかを調べた．肩外科医による肩峰下への麻酔注射の前後で上肢挙上運動の三次元動作解析を行ったところ，肩甲骨上方回旋の増大がみられ，肩甲上腕関節挙上の減少がみられた．また，筋活動も同時に調べたところ肩甲骨上方回旋の増大に反して，上方回旋筋群である僧帽筋と前鋸筋の筋活動は注射後に低下していた（**図2**）．もし，有症候症例と無症候症例との違いが痛みによるものだけであれば，疼痛を誘発された健常者における反応とまったく逆の反応が生じるはずである．筋活動の変化は健常者と同じと捉えられるが，肩甲骨運動はまったく反対の変化を示している．これは Ishikawa ら[35]の研究と同じく，有症候症例においては拮抗筋が肩甲骨運動を阻害していたと考えられる．

動作分析では何を分析するか？

病態と関連づけるためには，まずはどの肩関節位置（運動角度）の時に症状が生じるかを明確する必要がある．次に，その前後で運動に特徴があるかどうかを観察していく．一側の問題であれば反対側（健側）と比較して肩関節運動時の肩甲骨運動，あるいは肩甲上腕リズムの非対称性を観察する．特に，特徴的な肩甲骨運動が観察された場合は肩甲骨と鎖骨に分けて観察する．また，特徴的な肩甲骨運動がみられない場合は上腕骨（頭）の位置（変位）について観察していく．肩甲骨運動と比べて視覚的に捉えるのが難しいため，触診しながらの観察が必要となる場合が多い．

また，肩甲骨や上腕骨の運動だけではなく，

第12節　肩関節の病態に関連するバイオメカニクスと動作分析　117

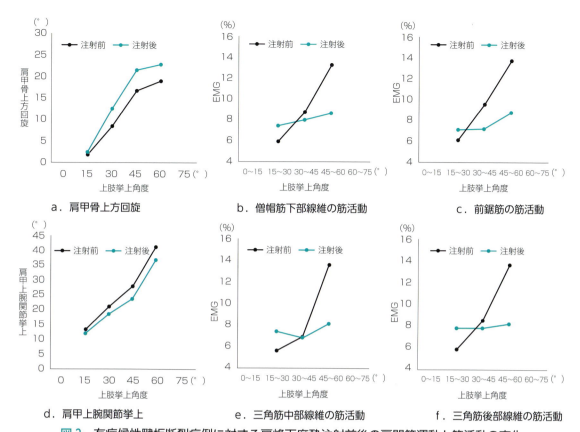

図2　有症候性腱板断裂症例に対する肩峰下麻酔注射前後の肩関節運動と筋活動の変化
注射後に肩甲骨上方回旋が増大しているのに対し，肩甲上腕関節の挙上運動は減少している．筋活動は注射後に総じて減少している

それらに関係する筋活動についても視診あるいは触診を駆使して観察する．その際，主動作筋の収縮不全だけでなく拮抗筋の過剰収縮も観察する必要がある．

これらの情報がそろったところで，症例の呈する運動が病態の原因なのか，結果なのかを判断する必要がある．特徴的な運動をアシストしたり抑制したりするような介入をしたうえでの動作観察も，その判断には有用である．

今後の研究の方向性

動作分析で運動の特徴や非対称性を観察することは，それほど難しくない．問題となるのは，その特徴的な動きが病態の原因か，そ

れとも結果（代償）かである．肩関節の動作分析に関する研究は，異なる状態の対象（例：腱板断裂症例と健常者）を比較する横断的研究がほとんどである．介入研究や縦断的研究による因果関係の吟味が不可欠といえる．その際には，既存の診断名による対象の分類ではなく，一定の病態をもとにした分類を行うべきである．例えば，肩峰下インピンジメントとインターナルインピンジメントを区別する，肩関節周囲炎の病期で対象を分ける，などである．

文　献
1) Wu G, et al；International Society of Biomechanics：ISB recommendation on definitions of joint

coordinate systems of various joints for the reporting of human joint motion--Part Ⅱ : shoulder, elbow, wrist and hand. *J Biomech* **38** : 981-992, 2005

2) Ludewig PM, et al : Motion of the shoulder complex during multiplanar humeral elevation. *J Bone Joint Surg* **91-A** : 378-389, 2009

3) Browne AO, et al : Glenohumeral elevation studied in three dimensions. *J Bone Joint Surg* **72-B** : 843-845, 1990

4) Muraki T, et al : Effects of posterior capsule tightness on subacromial contact behavior during shoulder motions. *J Shoulder Elbow Surg* **21** : 1160-1167, 2012

5) Yamamoto N, et al : Contact between the coracoacromial arch and the rotator cuff tendons in nonpathologic situations : a cadaveric study. *J Shoulder Elbow Surg* **19** : 681-687, 2010

6) Braman JP, et al : In vivo assessment of scapulohumeral rhythm during unconstrained over head reaching in asymptomatic subjects. *J Shoulder Elbow Surg* **18** : 960-967, 2009

7) McClure PW, et al : Direct 3-dimensional measurement of scapular kinematics during dynamic movements in vivo. *J Shoulder Elbow Surg* **10** : 269-277, 2001

8) Sahara W, et al : Three-dimensional clavicular and acromioclavicular rotations during arm abduction using vertically open MRI. *J Orthop Res* **25** : 1243-1249, 2007

9) Mihata T, et al : Excessive glenohumeral horizontal abduction as occurs during the late cocking phase of the throwing motion can be critical for internal impingement. *Am J Sports Med* **38** : 369-374, 2010

10) Matsen FA, et al : Shoulder surgery—Principles and Procedures. WB Saunders, Philadelphia, 2004, p418

11) Muraki T, et al : Effect of posteroinferior capsule tightness on contact pressure and area beneath the coracoacromial arch during pitching motion. *Am J Sports Med* **38** : 600-607, 2010

12) Halder AM, et al : Dynamic inferior stabilizers of the shoulder joint. *Clin Biomech*（Bristol, Avon）**16** : 138-143, 2001

13) Kibler WB, et al : Scapula summit 2009 : inlroduction. *J Orthop Sports Phys Ther* **39** : A1-A13, 2009

14) Lukasiewicz AC, et al : Comparison of 3-dimensional scapular position and orientation between subjects with and without shoulder impingement. *J Orthop Sports Phys* **29** : 574-583, 1999

15) Ludewig PM, et al : Alterations in shoulder kinematics and associated muscle activity in people with symptoms of shoulder impingement. *Phys Ther* **80** : 276-291, 2000

16) Graichen H, et al : Three-dimensional analysis of shoulder girdle and supraspinatus motion patterns in patients with impingement syndrome. *J Orthop Res* **19** : 1192-1198, 2001

17) Endo K, et al : Radiographic assessment of scapular rotational tilt in chronic shoulder impingement syndrome. *J Orthop Sci* **6** : 3-10, 2001

18) Hébert LJ, et al : Scapular behavior in shoulder impingement syndrome. *Arch Phys Med Rehabil* **83** : 60-69, 2002

19) McClure PW, et al : Shoulder function and 3-dimensional scapular kinematics in people with and without shoulder impingement syndrome. *Phys Ther* **86** : 1075-1090, 2006

20) Karduna AR, et al : Contact forces in the subacromial space : effects of scapular orientation. *J Shoulder Elbow Surg* **14** : 393-399, 2005

21) Burkhart SS, et al : The disabled throwing shoulder : spectrum of pathology Part Ⅰ : pathoanatomy and biomechanics. *Arthroscopy* **19** : 404-420, 2003

22) Mihata T, et al : Effect of posterior shoulder tightness on internal impingement in a cadaveric model of throwing. *Knee Surg Sports Traumatol Arthrosc* **23** : 548-554, 2015

23) Mihata T, et al : Effect of rotator cuff muscle imbalance on forceful internal impingement and peel-back of the superior labrum : a cadaveric study. *Am J Sports Med* **37** : 2222-2227, 2009

24) Mihata T, et al : Effect of scapular orientation on shoulder internal impingement in a cadaveric model of the cocking phase of throwing. *J Bone Joint Surg* **94-A** : 1576-1583, 2012

25) von Eisenhart-Rothe RM, et al : Relevance of arm position and muscle activity on three-dimensional glenohumeral translation in patients with traumatic and atraumatic shoulder instability. *Am J Sports Med* **30** : 514-522, 2002

26) Illyés A, et al : Kinematic and muscle activity characteristics of multidirectional shoulder joint instability during elevation. *Knee Surg Sports Traumatol Arthrosc* **14** : 673-685, 2006

27) Ogston JB, et al : Differences in 3-dimensional shoulder kinematics between persons with multidirectional instability and asymptomatic controls. *Am J Sports Med* **35** : 1361-1370, 2007

28) Ozaki J : Glenohumeral movements of the involuntary inferior and multidirectional instability. *Clin Orthop Relat Res* **238** : 107-111, 1989

29) von Eisenhart-Rothe R, et al : Pathomechanics in atraumatic shoulder instability : scapular

positioning correlates with humeral head centering. *Clin Orthop Relat Res* **433** : 82-89, 2005

30) Rundquist PJ : Alternations in scapular kinematics in subjects with idiopathic loss of shoulder range of motion. *J Orthop Sports Phys Ther* **37** : 19-25, 2007

31) Vermeulen HM, et al : Measurement of three dimensional shoulder movement patterns with an electromagnetic tracking device in patients with a frozen shoulder. *Ann Rheum Dis* **61** : 115-120, 2002

32) Wassinger CA, et al : Clinical measurement of scapular upward rotation in response to acute subacromial pain. *J Orthop Sports Phys Ther* **43** : 199-203, 2013

33) Diederichsen LP, et al : The influence of experimentally induced pain on shoulder muscle activity. *Exp Brain Res* **194** : 329-337, 2009

34) Sole G, et al : Electromyographic response of shoulder muscles to acute experimental subacromial pain. *Man Ther* **19** : 343-348, 2014

35) Ishikawa H, et al : Differences in scapular upward rotation and activities of downward rotators during arm elevation between symptomatic and asymptomatic rotator cuff tears. *Physiotherapy* **101** (Suppl 1) : e651-e652, 2015

第13節

頸部運動療法のバイオメカニクス的解釈

上田泰久[*1]

✅ Summary

　頸椎の退行変性疾患では，退行変性の進行に大きく関与する力学的負荷について評価することが重要である．矢状面・前額面・水平面の座位姿勢では，頸椎の病態運動が生じやすい条件が存在する．頸椎の病態運動は力学的負荷の増大を引き起こし，さらに病態運動を反復させることにより静的安定化機構や動的安定化機構が破綻する．バイオメカニクスに基づく姿勢・動作分析では，頸椎の病態運動の有無に着目して力学的負荷の増大が生じていないか正しく評価することが大切である．この評価から頸椎疾患に対する運動療法で力学的負荷の増大を軽減させて，症状の緩和・再発予防へとつなげることが重要である．

Key Words 　退行変性疾患，力学的負荷，バイオメカニクス，頸椎の病態運動，姿勢・動作分析

はじめに

　頸椎疾患では，頭痛，頸部痛，上肢痛・可動域制限，感覚障害，筋力低下などを伴うことが多く，整形外科領域に関わる理学療法士にとって担当する頻度の高い疾患の一つである．脊柱の中でも，特に頸椎は安定性と可動性が求められる部位であり，退行性変化をきたしやすい．頸椎の退行変性疾患（頸椎症・頸椎症性神経根症・頸椎症性脊髄症など）の進行過程には，力学的負荷（圧縮，伸張，捻じれ，剪断）の増大が大きく関与している[1]．不適切な姿勢・反復する動作は，頭頸部の力学的負荷の増大に大きく関与するため，生体力学（以下，バイオメカニクス）に基づく姿勢・動作分析により力学的負荷の増大が生じていないか正しく判断できることが重要である．この姿勢・動作分析から，頭頸部に生じている力学的負荷の増大を軽減させる運動療法を展開することが大切である．

　本稿では，頸椎疾患に対する運動療法のバイオメカニクスに基づく解釈について，①頭頸部のバイオメカニクス，②頭頸部に対する姿勢・動作分析，③姿勢・動作分析の臨床応用の順に，筆者の臨床と研究データを含めて述べる．

[*1] Yasuhisa Ueda／文京学院大学 保健医療技術学部

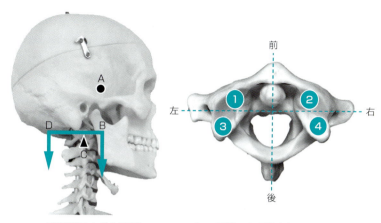

a．頭頸部の力学的平衡　　b．環椎の上関節突起の上関節面

図1　頭頸部の安定性

a：頭部の重心（A）は，外耳孔の前上方に位置する．荷重点（B）は頭部の重心（A）から垂直に延長した部分，支点（C）は環椎後頭関節，力点（D）は頸部伸筋群の付着部になる．抗重力位では，頭頸部には常に屈曲モーメントが加わるため，頸部伸筋群の筋活動による伸展モーメントを発生させて頭頸部を安定させている

b：関節面を左前方（❶），右前方（❷），左後方（❸），右後方（❹）の4区画に分類した．頭頸部の安定性が高い場合，頭部の重量と筋活動により関節面の4区画に均等な圧縮が加わる．一方，環椎のアライメント異常などにより頭頸部の安定性が低い場合，関節面の4区画には不均等な圧縮が加わる

頭頸部のバイオメカニクス

ここでは，頭頸部のバイオメカニクスについて，筆者の臨床と研究データを含めながら，まず「頭頸部の安定性と可動性」について，次に「頭頸部の荷重分散」について，最後に「頭頸部の運動解析」について解説する．

頭頸部の安定性と可動性

頭頸部の安定性は，「第1のてこ」で供給されている（図1a）[2]．頭部の重心は，支点の前上方に位置するため，抗重力位では常に外的屈曲モーメントが加わる．そのため，頭頸部の安定性を確保するには頸部伸筋群による内的伸展モーメントをタイミングよく発揮できることが重要になる．頭頸部の安定性が高い症例では，頭部の重量と頸部伸筋群の筋活動により環椎の上関節突起の上関節面に均等な圧縮が加わる（図1b）．一方，頭頸部の安定性が低い症例では，環椎の上関節突起の上関節面に不均等な圧縮が加わる．後述する「頸椎の病態運動」において，環椎のアライメント異常が生じ，関節突起の上関節面に後頭骨の後頭顆が適合できていないことが非常に多い．

頭頸部の可動性については，各分節の運動特性を理解することが大切である．まず，屈曲・伸展可動域（図2a）は上位頸椎，C4/5，C5/6で大きい．また，側屈可動域（図2b）は下位頸椎，回旋可動域（図2c）は上位頸椎（特にC1/2）で大きい[3]．これらの可動域は，後述する「座位姿勢」で容易に制限されてしまい可動域の少ない他の分節で代償してくる．この代償が過剰になると，関節面には過度な力学的負荷が生じる．

頭頸部の荷重分散

頭部の重量と筋活動により頭頸部に加わる

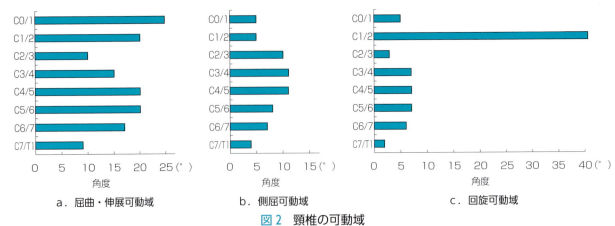

図2 頸椎の可動域
a：屈曲・伸展可動域は上位頸椎，C4/5，C5/6の関与が大きい
b：側屈可動域は下位頸椎の関与が大きい
c：回旋可動域は環軸関節（C1/2）の関与が大きい

(White AA, et al：Clinical biomechanics of the spine 2nd ed. JB Lippincott, Philadelphia, 1990, pp86-102 より改変転載)

荷重は，上位頸椎では左右環椎後頭関節および左右外側環軸関節，下位頸椎では左右椎間関節および椎体間関節（上下の椎体と椎間板）で下位へ伝達されて分散される（図3）[4]．そのため，頭頸部の各運動を制御する上位・下位頸椎の靱帯や関節などの受動的要素の役割（静的安定化機構）と筋群などの能動的要素の役割（動的安定化機構）について理解することが大切である．

まず受動的要素として，上位頸椎では関節包，蓋膜，環椎横靱帯，翼状靱帯の機能が重要である．関節包は各運動を制御し，蓋膜は屈曲，伸展を制御する．環椎横靱帯は環椎の前方変位を制御し，翼状靱帯は回旋，側屈を制御する[5]．下位頸椎では，関節包，後縦靱帯，黄色靱帯，棘上靱帯，棘間靱帯，前縦靱帯，椎間関節，鈎状突起の機能が重要である．関節包は各運動を制御し，後縦靱帯，黄色靱帯，棘上靱帯，棘間靱帯は屈曲を制御する．前縦靱帯と椎間関節は伸展を制御し，鈎状突起は側屈および回旋を制御する[6,7]．

次に，表層筋の僧帽筋上部線維，肩甲挙筋，斜角筋，胸鎖乳突筋などの機能的要素や，深層筋の椎前筋，回旋筋群などが頭頸部の安定

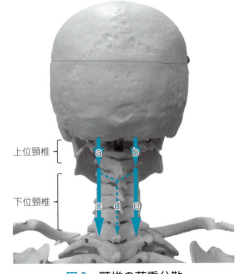

図3 頸椎の荷重分散
上位頸椎では，左右の環椎後頭関節と左右の外側環軸関節（実線a，実線b）が荷重を分散するうえで重要になる．下位頸椎では，左右の椎間関節（実線c，実線e）と椎体間関節（破線d）が荷重を分散するうえで重要になる

性と可動性を提供するうえで重要になる[3]．

頭頸部の運動解析

近年のスマートフォンやコンピュータの普及に伴い，頭頸部に症状を有する症例は非常に多くなっている．バイオメカニクスの観点

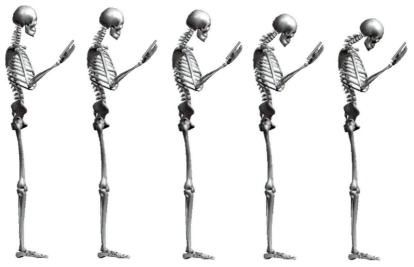

a. 屈曲 0°　　b. 屈曲 15°　　c. 屈曲 30°　　d. 屈曲 45°　　e. 屈曲 60°

図4　頭頸部の屈曲角度と力学的負荷の関係

頭頸部の屈曲 0°（a）では，4〜6 kg の負荷が加わる．頭頸部の屈曲 15°（b）では，12 kg の負荷が加わる．頭頸部の屈曲 30°（c）では，18 kg の負荷が加わる．頭頸部の屈曲 45°（d）では，22 kg の負荷が加わる．頭頸部の屈曲 60°（e）では，27 kg の負荷が加わる（Hansraj KK：Assessment of stresses in the cervical spine caused by posture and position of the head. *Surg Technol Int*　**25**：277-279, 2014 より改変転載）

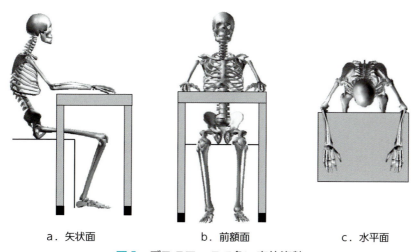

a．矢状面　　　　　　　b．前額面　　　　　　　c．水平面

図5　デスクワークで多い座位姿勢

デスクワークで多い座位姿勢では，キーボードを打つ際に上肢および上肢帯の自由度が制限される．そのため，頭頸部の反復運動では頸椎だけが動きやすく，頸椎の病態運動につながりやすい

から姿勢・動作と頭頸部の関係をみると，スマートフォンを操作する際の頭頸部の屈曲角度の増大は，頭頸部に加わる力学的負荷を増加させる（図4）[8]．また，コンピュータを使用したデスクワーク時の座位姿勢（図5）や頭頸部の反復運動は，力学的負荷を増加させ，筋骨格系障害（以下，反復性運動障害）を引き起こす[9]．

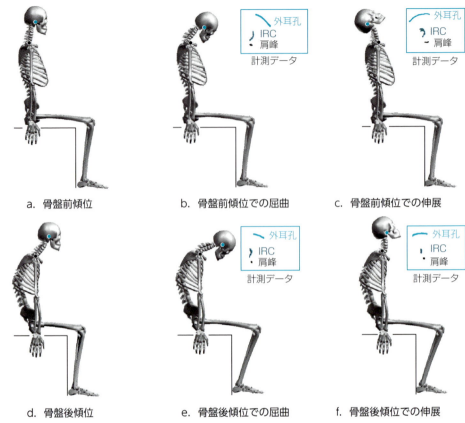

図6 座位姿勢と頭頸部の屈曲・伸展の関係

計測データは，三次元動作解析装置を用いて求めた頭頸部の屈曲・伸展における外耳孔，肩峰，瞬間回転中心（ICR）の軌跡である．外耳孔は頭部の回転運動を示し，回転運動の中心を瞬間回転中心（ICR）として示す．骨盤前傾の座位姿勢（a）では，頭頸部を屈曲（b）・伸展（c）させるとICRは停滞せずに移動する．胸椎後弯を伴う骨盤後傾の座位姿勢（d）では，頭頸部を屈曲（e）させるとICRは停滞せずに移動するが，伸展（c）させるとICRは下位頸椎付近に停滞する

　デスクワーク時に多い，座位姿勢における頭頸部の屈曲・伸展・回旋について筆者の研究データを踏まえて解説する．まず，頭頸部の屈曲・伸展は矢状面における頭部の回転運動である．このある時点での頭部の回転運動の中心を瞬間回転中心（ICR：Instantaneous Center of Rotation）という．筆者は，運動の質的評価として，このICRを用いて頭頸部の運動解析を行った[10]．その結果，頭頸部の屈曲・伸展ではICRは一定の速度で移動する傾向であった．さらに姿勢変化と頭頸部の屈曲・伸展時のICRについて検証すると，胸椎後弯を伴う座位姿勢では頸椎伸展時にICRが下位頸椎付近に停滞した（図6）[11]．これは，胸椎後弯により上位胸椎と下位頸椎の協調運動が障害されて，下位頸椎の過剰な分節運動が生じたと考えられる．次に座位において，座圧中心と上半身質量中心（第7〜9胸椎高位の前方）を移動させた際の右回旋可動域について検証した[12]．その結果，座圧中心と上半身質量中心を左側へ移動させると，頭頸部の右回旋可動域が向上した（図7）．これは，座圧中心と上半身質量中心を移動させた際に上位胸椎のアライメント変化が影響したため生じたと考えられる．また，座位姿勢の前額面アライメントの非対称性でも頭頸部の左右回

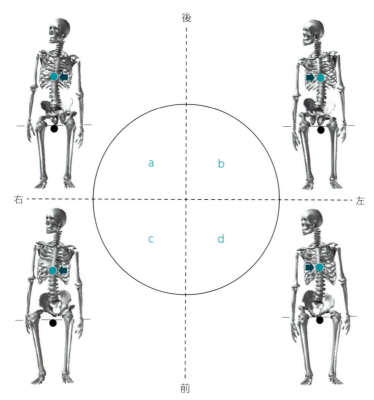

図7 上半身質量中心および座圧中心と頭頸部の右回旋の関係

円内のa, b, c, dは座面の区画を上からみた図である．上半身質量中心および座圧中心を右後方（a）へ移動させた右回旋可動域は57.1±7.2°，左後方（b）へ移動させた右回旋可動域は70.3±7.7°，右前方（c）へ移動させた右回旋可動域は59.1±8.2°，左前方（d）へ移動させた右回旋可動域は68.1±8.8°であった．また，上半身質量中心および座圧中心を左側へ移動させると右回旋可動域が有意に向上した

旋に影響を及ぼす[13]．そのため，頭頸部と矢状面・前額面・水平面の座位姿勢の関係を考慮しながら，頸椎疾患に対する運動療法を展開することが重要だと，筆者は考えている．

頭頸部に対する姿勢・動作分析

ここでは，筆者が臨床で実践している姿勢・動作分析[14,15]について，「矢状面，前額面，水平面における頸椎の病態運動」に分けて簡潔に紹介する．

矢状面における頸椎の病態運動

上半身質量中心が後方偏位した座位姿勢（図8a）では，頸椎の伸展時に下位頸椎が優位に動きやすい運動特性を有する．さらに，頸椎の伸展時に上位胸椎の屈曲および肩甲骨の前傾が生じると，頸椎胸椎移行部に過剰な分節運動が生じる．この過剰な分節運動を「頸椎の病態運動」として捉えることが重要である．

前額面における頸椎の病態運動

上半身質量中心が左偏位した座位姿勢（図8b）では，頸椎の右側屈で下位頸椎，左側屈で上位頸椎が優位に動きやすい運動特性を有する．さらに頸椎の右側屈時に，右肩甲骨の挙上や上半身質量中心の右偏位が生じると，

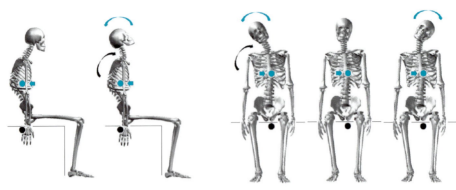

a．矢状面の病態運動　　　　　　　　　　b．前額面の病態運動

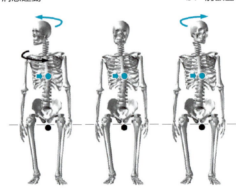

c．水平面の病態運動

図8　座位姿勢と頸椎の病態運動

a：上半身質量中心が後方偏位した座位姿勢を示す．この座位姿勢では，頸椎の伸展時に下位頸椎が優位に動く．さらに，頸椎の伸展時に上位胸椎の屈曲や肩甲骨の前傾を伴うと，頸椎胸椎移行部に過剰な分節運動が生じる
b：上半身質量中心が左偏位した座位姿勢を示す．この座位姿勢では，頸椎の右側屈時に下位頸椎，左側屈時に上位頸椎が優位に動く．頸椎の右側屈時に右肩甲骨の挙上や上位胸椎の右側屈の連動性の欠如を伴うと，頸椎胸椎移行部に過剰な分節運動が生じる．また，頸椎の左側屈時に側屈可動域の少ない上位頸椎を過剰に動かすと，上位頸椎の静的安定化機構の破綻につながる
c：上半身質量中心が左偏位した座位姿勢を示す．この座位姿勢では，頸椎の右回旋時に下位頸椎，左回旋時に上位頸椎が優位に動く．頸椎の右回旋時に上位胸椎の逆回旋（左回旋）や右肩甲骨の外転を伴うと，頸椎胸椎移行部に過剰な分節運動が生じる．また，頸椎の左回旋時に環軸関節の可動域を過剰に確保すると環椎のアライメント異常を引き起こす

頸椎胸椎移行部に過剰な分節運動が生じる．また頸椎の左側屈時に，側屈可動域の少ない上位頸椎で可動域を確保すると上位頸椎に過剰な分節運動が生じる．この座位姿勢では，右側屈では下位頸椎に「頸椎の病態運動」が出現しやすく，左側屈では上位頸椎に「頸椎の病態運動」が出現しやすい．

水平面における頸椎の病態運動

上半身質量中心が左偏位した座位姿勢（図8c）では，頸椎の右回旋時に下位頸椎，左回旋時に上位頸椎が優位に動く運動特性を有する．さらに頸椎の右回旋時に，上位胸椎の逆回旋（左回旋）や右肩甲骨の外転が生じると，頸椎胸椎移行部に過剰な分節運動が生じる．また頸椎の左回旋時に，環軸関節を過剰に動かして可動域を確保すると，上位頸椎に過剰な分節運動が生じる．この上位頸椎の過剰な分節運動が環椎のアライメント異常を引き起こし，頭頸部の安定性の低下につながる．

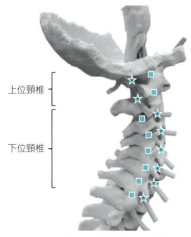

図9　頸椎と頸神経の関係
　頸椎の上下の関節突起（■）とC1〜C8頸神経（★）の位置関係を示す．上位頸椎では，頸神経の前方に上下の関節突起がある．そのため頸椎の病態運動により，上位頸椎の頸神経は前方から障害されやすい．一方，下位頸椎では，頸神経の後方に上下の関節突起がある．そのため頸椎の病態運動により，下位頸椎の頸神経は後方から障害されやすい

姿勢・動作分析の臨床応用

　ここでは，「姿勢・動作分析の臨床的意義」について機能解剖の視点から解説し，最後に「今後の研究の方向性」について述べる．

姿勢・動作分析の臨床的意義

　矢状面の病態運動（図8a）では，反復性運動障害により下位頸椎の伸展を制御している前縦靱帯および椎間関節が障害されると考えられる．特に受動的要素である下位頸椎の椎間関節の過剰な分節運動は，頸神経後内側枝を伸長させて神経系の機能障害を引き起こす[16]．頸神経後内側枝は，頭頸部の安定性で重要な能動的要素である多裂筋などを支配するため，神経系の機能障害は動的安定化機構の破綻にもつながる．また，頸椎と頸神経の位置関係を考えると，上関節突起に対して下関節突起が後下方へ滑り運動を起こすのが頸椎の伸展である．下位頸椎の伸展が過剰に出

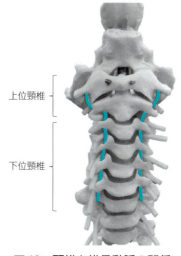

図10　頸椎と椎骨動脈の関係
　椎骨動脈は，C6横突孔から入り上行する．そして環椎横突孔を通り，環椎の上関節突起の内側へ回り込む．この椎骨動脈は，頭頸部の複合運動により血流障害を引き起こしやすい

現すると，頸神経は後方の関節突起により障害される（図9）．

　前額面と水平面の病態運動（図8b, c）では，同じく反復性運動障害により下位頸椎の側屈・回旋を制御している鉤状突起，上位頸椎の側屈・回旋を制御している翼状靱帯が障害されると考えられる．特に受動的要素である鉤状突起は，椎間孔を形成する重要な構造であり，過剰な分節運動による力学的負荷の増大は，退行性変化を進行させる大きな要因となる．また，左側屈・左回旋時に上位頸椎が過剰に動く症例で左右翼状靱帯ストレステストを実施すると，右翼状靱帯のゆるみを生じていることが多い．この静的安定化機構の破綻により，上位頸椎の運動が過剰に出現しやすくなると，頭痛と関係の深い大後頭神経も障害されやすくなる[17]．また，上位頸椎の運動が過剰に出現した頭頸部の複合運動（特に伸展や回旋）では，急激に走行を変える上位頸椎の椎骨動脈で血流障害を引き起こしやすくなる（図10）．

　頸椎の退行変性疾患は，過剰な分節運動に

よる力学的負荷の増大が大きく関与する．そのため，理学療法士として姿勢・動作分析により「頸椎の病態運動」が生じやすい条件を正しく判断し，運動療法で改善させることが症状の緩和や再発予防に重要と考えている．

今後の研究の方向性

頭頸部の運動は，上位胸椎を土台にして運動が形成されており，胸椎・肋骨を含めた胸郭形態の影響を大きく受けている[18,19]．また頭頸部の運動は，上肢や上肢帯からも大きく影響を受けている[20]．今後は，頭頸部と胸郭形態，上肢，上肢帯との関係も含めて，よりエビデンスレベルの高い研究で詳細に検証することが必要である．

おわりに

臨床では，既存の運動療法で解決できない問題に直面した際，新たな発想が必要であることに気づかされる．先行研究を調査してエビデンスがなければ，自らがエビデンスをつくっていく側に立つことも専門職として非常に重要なことである．姿勢・動作分析から展開する頭頸部の運動療法に関しては，まだまだエビデンスの蓄積が必要な領域である．筆者も専門職として自分なりの臨床観を持ち続け，臨床に還元できる研究でエビデンスを蓄積していくことに少しでも貢献したいと考えている．

文　献

1) 越智隆弘, 他（編）：整形外科外来シリーズ5 頸椎の外来. メジカルビュー社, 1998, pp2-19, 164-195

2) Porterfield JA, et al：Mechanical Neck Pain. Saunders, Philadelphia, 1995, pp1-20

3) White AA, et al：Clinical biomechanics of the spine 2nd ed, JB Lippincott, Philadelphia, 1990, pp86-102

4) 鎧　邦芳：頸椎のバイオメカニクス. 脊椎脊髄 **17**：461-469, 2004

5) 鎧　邦芳, 他：わかりやすいバイオメカニクスと最新の知識—頸椎. 脊椎脊髄 **12**：435-440, 1999

6) Penning L：Functional anatomy of joint and disc：The Cervical Spine 2nd ed, JB Lippincott, Philadelphia, 1989, pp33-56

7) Kotani Y, et al：The role of anteromedial foraminotomies and the uncovertebral joints in the stability of the cervical spine. A biomechanical study. *Spine（Phila Pa 1976）* **23**：1559-1565, 1998

8) Hansraj KK：Assessment of stresses in the cervical spine caused by posture and position of the head. *Surg Technol Int* **25**：277-279, 2014

9) Sluiter JK, 他（著）, 日本整形外科学会労働産業委員会（監訳）：上肢筋骨格系障害の診断ガイドライン—作業関連障害の評価基準. 南江堂, 2004

10) 上田泰久, 他：頸椎屈曲伸展運動における運動中心の軌跡分析. 理学療法学 **32**（Suppl 2）：321, 2005

11) 上田泰久, 他：頸椎の運動解析（第2報）—姿勢変化と頸椎の屈伸運動の関係. 理学療法学 **34**（Suppl 2）：254, 2007

12) 上田泰久, 他：上半身質量中心位置の変化と頸椎の回旋可動域の関連性. 文京学院大学保健医療技術学部紀要 **3**：1-6, 2010

13) 上田泰久, 他：姿勢の非対称性が頸椎の回旋に及ぼす影響. 理学療法科学 **27**：37-40, 2012

14) 福井　勉, 他（編）：理学療法MOOK17 理学療法技術の再検証—科学的技術の確立に向けて. 三輪書店, 2015, pp84-94

15) 上田泰久：頭痛・頸椎症性神経根症に対する理学療法. PTジャーナル **49**：403-410, 2015

16) 都築暢之, 他：頸椎椎間関節近傍における頸神経後内側枝走行と椎間板関節包に対する神経枝分布形態. 東日本整災会誌 **13**：48-54, 2001

17) 上田泰久, 他：大後頭神経の肉眼解剖. *The Journal of Clinical Physical Therapy* **16**：39-41, 2014

18) 川崎智子, 他：頸椎側屈運動における胸郭形状と座圧の左右特性. 理学療法学 **42**（Suppl 2）：P1-A-0147, 2015

19) 小関泰一, 他：頸椎回旋位が胸郭形状および胸椎偏位に及ぼす影響. 理学療法学 **42**（Suppl 2）：P3-C-0973, 2015

20) 上田泰久, 他：上肢の肢位が頸部の軟部組織および可動域に及ぼす影響. 体力科学 **61**：715, 2012

第14節

胸郭と上肢運動に対する動作解析装置を用いた臨床応用

廣江圭史[*1]

☑ Summary

肩関節疾患に対して，胸郭の可動性や運動が重要であることは諸家により報告されており，臨床では胸郭を安定化することや肋骨の回旋運動を促すことによって肩関節屈曲90°以降の可動性や運動性の改善を経験することが多い．今回の検討により，一側上肢挙上時に肩関節屈曲90°を境に上部肋骨と下部肋骨の回旋誘導，第2肋骨後方回旋，第10肋骨前方回旋させることが屈曲可動性を向上するために必要なことがわかった．今後，肩関節屈曲運動のみでなく肋骨が肩関節に与える影響を明らかにすることで，肩甲骨を含めた肩関節複合体の運動性を向上させる胸郭アプローチを考案していきたい．

> **Key Words** 胸郭，肋骨誘導，一側上肢挙上，三次元動作解析，重心移動

はじめに

日常生活の中では，頭上を越えて手を使うことが多くあり，オーバーヘッドスポーツでは一側上肢挙上時の肩関節の可動性は必要不可欠となってくる．上肢運動を行ううえで，肩関節運動時に肩甲骨と胸郭，体幹との関係は諸家によって多く報告されてきている[1,2]．いままでの肩関節と胸郭，肩甲骨の報告は両側上肢挙上動作が多く[3,4]，一側上肢挙上における検討では挙上位における胸郭と肩甲骨の運動について報告をしているが，一側上肢挙上運動ではなく，挙上位における胸郭の運動

を計測している[5]．一側上肢挙上動作における肩関節と胸郭，脊柱運動について明らかにすることは，より日常生活場面やスポーツ場面での動作解析や治療立案に重要であると考えられる．筆者は，臨床場面において肩甲胸郭関節に対してアプローチする際は胸椎のみでなく，肋骨に対して行ってきた．しかしながら，肋骨の運動方向によって肩関節の可動性や運動性が変化するという報告はなく，肋骨を誘導する方向によって肩関節の可動性や肩関節にかかるモーメントの変化，重心移動の変化などを明らかにすることは，肩関節に対してアプローチするうえで重要な情報とな

[*1] Keiji Hiroe／聖隷横浜病院リハビリテーション室

胸郭運動について

胸郭は胸椎と胸骨，12対の肋骨から構成されており，呼吸器としての役割が主であるが，胸郭形状やその運動は動作への影響を与えていると考えている．そのため，胸郭を構成するそれぞれの可動性を考慮することが必要となってくる．胸郭の運動は胸椎と肋骨のcoupling movementが報告されており，一側上肢挙上運動時に胸椎は挙上側に側屈・回旋し[6]，また胸郭は上部胸郭，下部胸郭，浮遊肋の3つに分類されており，運動時にそれぞれが異なる機能を果たしているといわれている[7]．そのため，胸郭運動を捉えるうえで胸椎の動きのみではなく，肋骨運動も考慮に入れることが必要である．しかしながら，胸郭は呼吸器としての役割があるため，ヒトの性状として自発的に肋骨運動を行うことは難しいが，その可動性は肩関節運動時の脊柱可動性や運動性と関係があるのではないかと考えている．肩関節屈曲120°以降には脊柱の参加が必要であり[2]，特に一側上肢挙上150°以降では有意な胸椎後弯角の減少が生じるとされている[8]．これらの研究においては，矢状面上の検討が多く，水平面の検討は少ない．今回の研究では肋骨にテーピングを貼付することで肋骨運動を変化させた肩関節屈曲90°および120°の最終域での胸椎の三次元角度，肩関節屈曲モーメント，重心移動量などから検討していくこととした．

対象と方法

対　象

対象は上肢帯，脊柱の整形外科的疾患や神経学的疾患がなく，実験時に疼痛などの愁訴のない男性12名とした．平均年齢は26歳（22〜36歳）であり，利き手は全被験者とも右利きであった．事前に本研究の趣旨と内容，得られたデータは研究の目的以外に使用しないこと，プライバシーの保護には十分留意することを口頭で説明し同意を得た．

方　法

測定機器は，三次元動作解析装置Vicon370（OXFORD METRICS社）を使用し，サンプリング周波数は60 Hzで測定した．計測マーカはplug in gait marker placementの貼付部位に準じた，頭部4，上肢帯14，体幹8，下肢帯12に右肩甲骨部へのダミーマーカ1点を加えたに39点に貼付した．測定肢位は股関節，膝関節屈曲90°，骨盤を中間位とした椅座位とし，肩関節屈曲運動に伴って骨盤の前後傾運動が生じないように骨盤をベルトで椅子に固定した．測定課題は一側上肢挙上動作とし，被験肩は右肩関節として上肢下垂位からの肩関節屈曲運動を最大挙上まで行った．一側上肢挙上動作中に目線を一定にするため，被験者の目の高さに設置した前方の指標を測定が終了するまで注視するよう指示した．肩関節屈曲運動を行う際の口頭指示は「手を前方から上げてください」とし，被験者自身が過剰な努力なしに行える範囲の肩関節屈曲動作を最大まで行ってもらった．計測条件は肋骨誘導をしない群（以下，対照群）と第2肋骨，第10肋骨を同方向に回旋させる両前方回旋群，両後方回旋群，と上部胸郭と下部胸郭でのねじれを生じさせる上部前方・下部後方回旋群（以下，前方・後方回旋群），上部後方・下部前方回旋群（後方・前方回旋群）の5条件とした．肋骨誘導には，マルチポア（キネシオテーピング）を用いて，福井ら[9]の皮膚誘導の方法を参考にし，皮膚の伸張・弛緩によって骨突起部位の可動性を変化させる目的で第2肋骨，第10肋骨下縁の皮膚に対

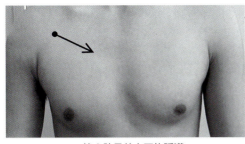
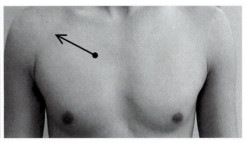
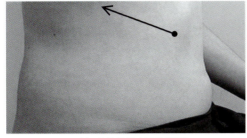
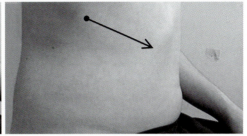

a. 第2肋骨前方回旋誘導　　　　　b. 第2肋骨後方回旋誘導

c. 第10肋骨前方回旋誘導　　　　　d. 第10肋骨後方回旋誘導

図1　テーピング貼付方法
●印に貼付したのち，矢印の方向へ向かって貼付した

して貼付した．肋骨の前方回旋を促す場合は肋骨下縁の皮膚を弛緩させ，後方回旋を促す場合は伸長する方向に貼付した（図1）．測定回数は，各条件において3回実施した．計測項目は，下垂位から肩関節最大挙上角度までの胸郭，脊柱の屈曲伸展・側屈・回旋角度と肩関節屈曲モーメント，上下・左右の重心移動量を算出した．重心移動量に関しては，開始肢位の身体重心座標点からの肩関節屈曲角度ごとの身体重心座標点を除することで算出した．

解析方法

一側上肢挙上時の胸郭・脊柱の運動解析をした後，肩関節屈曲90°，120°，最大挙上における胸郭・脊柱の回旋，側屈角度，肩関節屈曲モーメント，重心移動量を5群間の差を比較した．肋骨誘導方向の違いによって5条件間における肩関節最大挙上角度の差についても比較した．統計解析には，5群間の比較において反復測定による分散分析を行い，その後，多重比較検定にTukey-Kramer法を用い

て解析した．なお，有意水準を5％未満とした．

結　果

一側上肢挙上時の胸郭運動について（図2）

胸郭・脊柱が側屈および回旋運動を始める肩関節屈曲角度は60°付近であった．また，胸郭・脊柱ともに肩関節屈曲最終域につれて胸郭・脊柱の角度変化も最大となっていた．胸郭は，側屈角度より回旋角度のほうが大きくなっていた．胸郭と脊柱の角度変化をみると，肩関節屈曲角度の増加に伴い，逆方向の運動をしていた．胸郭は右上肢挙上運動に伴い，右側屈・左回旋を行っており，脊柱は左側屈・右回旋が生じていた．

一側上肢挙上時の重心移動量について（図3）

上下重心移動量では，肩関節屈曲90°まで

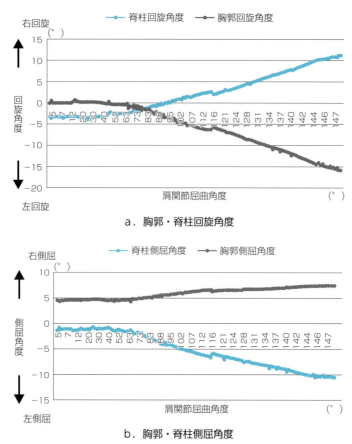

図2 肩関節屈曲運動時の胸郭運動について（一例）

肩関節屈曲角度が増加するにつれて胸郭・脊柱の側屈および回旋角度ともに増加していた．肩関節屈曲60°付近で胸郭・脊柱の側屈および回旋ともに動き始めていた

は下方に移動し，肩関節屈曲90°以降では最大挙上角度まで上方に移動していた．また，肩関節屈曲90°は120°および最大挙上角度に比べ，有意に重心が下方移動しており（$p<0.01$），最大挙上角度では90°および120°に比べ，有意に重心が上方移動していた（$p<0.01$）．左右重心移動量では，上肢挙上側である右側への重心移動が肩関節屈曲60°までに多く，120°付近で右側への重心移動のピークを迎えた．左右重心移動量に関しては，各角度間において有意差は認められなかった．

肋骨誘導による胸椎・脊柱角度，肩関節屈曲モーメント，重心移動量の変化（表1）

今回の5条件において，胸郭・脊柱の各角度における差は肩関節屈曲120°時の胸椎右回旋角度の両前方回旋群と両後方回旋群にのみ認められた（$p<0.05$）．

肩関節屈曲モーメントに関して，肩関節屈曲90°では後方・前方回旋群が両後方回旋，前方・後方回旋群に比べて有意に減少していた（$p<0.05$）．また，肩関節屈曲120°では重心移動量に関しては両後方回旋群が両前方回旋群に比べて挙上側への移動量が有意に多

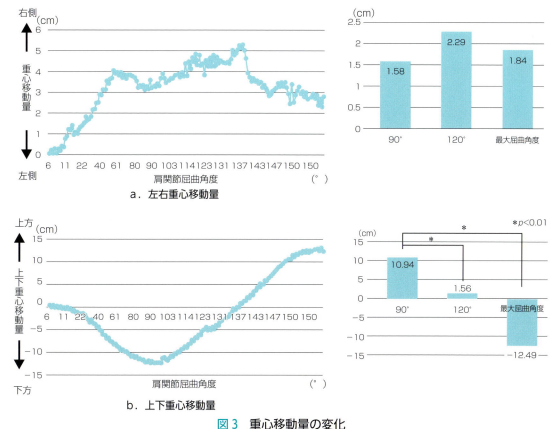

図3 重心移動量の変化
上下重心移動量は挙上側へ重心移動しており，肩関節屈曲120°付近で最大値を認めた

かった（$p<0.05$）．さらに，肩関節屈曲120°では前方・後方回旋群が対照群および両前方回旋群に比べて有意に減少していた（$p<0.05$）．肩関節最大挙上角度では5群間に有意差を認めなかった．

左右重心移動量に関しては，肩関節屈曲90°において両前方回旋群が前方・後方回旋群に比べて有意に少なかった．肩関節屈曲120°においては，両前方回旋群が対照群および前方・後方回旋群に比べて有意に少なかった．肩関節最大挙上角度では，前方・後方回旋群が他のテーピングで誘導した群に比べて有意に少なかった（$p<0.05$）．

肩関節最大挙上角度に関しては，上部後方・下部前方回旋群が両後方回旋および上部前方・下部後方回旋群に比べて有意に増大した（$p<0.05$）．

動作分析への応用

一側上肢挙上動作において胸郭・脊柱ともに肩関節屈曲60°付近で動き出すことがわかった．これらはCodman[10]によって提唱された肩甲上腕リズム（scapulo-humeral rhythm）における静止期（setting phase）の時期と同期しており，肩甲骨が上腕骨の安定化を図るうえでこの時期に胸郭・脊柱を固定できることが重要になると考えられる．肩関節120°においては，一側上肢挙上側への重心移動が最大となり，一側上肢最大挙上では挙上側と対側へ移動していた．また，肩関節挙上角度の増加につれて胸郭と脊柱が逆側の回旋・側屈運動を生じていたことから，代償動作を行わずに一側上肢挙上動作時を肩関節において遂行することに必要になってくると考えられる．

表1　肋骨誘導による胸椎・脊柱角度，肩関節屈曲モーメント，重心移動量の変化

肩関節屈曲角度		対照群	助骨誘導方向			
			両前方回旋	両後方回旋	前方・後回旋	後方・前方回旋
胸椎右側屈角度(°)	90°	1.97±1.92	2.21±1.90	2.27±1.93	1.81±2.67	2.00±2.00
	120°	2.69±2.17	3.09±1.88	3.04±2.00	2.77±1.89	2.74±1.89
	最大挙上	3.06±2.39	4.41±2.00	3.45±2.35	3.21±2.12	3.22±2.49
胸椎右回旋角度(°)	90°	−1.93±3.90	−1.80±2.43	−1.85±2.58	−2.35±2.81	−2.38±3.30
	120°	−6.39±2.71	−5.96±1.85*	−6.79±2.03*	−6.66±2.50	−5.62±3.47
	最大挙上	−9.22±5.29	−9.60±3.77	−9.46±4.32	−9.05±4.58	−8.82±6.24
腰椎右側屈角度(°)	90°	−1.72±2.35	−2.09±1.62	−1.81±1.64	−2.46±1.16	−2.14±1.59
	120°	−4.38±1.96	−4.63±1.32	−4.54±1.61	−4.70±1.07	−4.18±1.89
	最大挙上	−6.02±3.56	−7.60±2.61	−6.06±2.97	−5.74±2.17	−5.83±3.55
腰椎右回旋角度(°)	90°	−0.22±3.34	−0.56±3.10	−0.95±3.57	−0.01±4.13	−0.35±4.47
	120°	3.52±2.48	2.89±2.81	3.48±2.78	3.63±3.73	2.39±4.39
	最大挙上	5.99±3.82	5.27±3.37	5.81±4.19	5.77±4.85	5.25±5.71
挙上側重心移動量(cm)	90°	1.58±5.29	0.31±4.11*	1.24±3.79	2.78±3.97*	1.03±6.19
	120°	2.29±4.55	0.02±3.82*	1.11±3.97*	2.84±327*	−0.39±6.83*
	最大挙上	1.84±5.09*	−1.74±3.90*	0.33±4.35	1.65±4.11*	−1.01±6.65
肩関節屈曲モーメント(N・m)	90°	99.18±29.81	113.27±46.53	118.56±37.60*	108.12±30.62*	89.39±30.39*
	120°	94.63±17.46*	100.26±12.56*	89.66±26.83	76.42±23.28*	86.14±22.17
	最大挙上	76.52±35.14	58.06±38.38	71.64±31.70	67.15±30.75	71.17±32.52
肩関節最大挙上角度(°)		143.70±7.20	145.18±8.40	143.39±10.44*	143.07±10.26*	149.07±10.26*

* $p < 0.05$，表中の数値は平均値±標準偏差

一側上肢挙上動作時の肩関節屈曲モーメントに関しては，肋骨誘導によって有意差を認めた．

　肩関節屈曲モーメントが低値を示していたものは，肩関節屈曲90°までは肋骨上部を後方回旋，下部を前方回旋させ，肩関節屈曲120°では肋骨上部を前方回旋，下部を後方回旋させることでモーメントを減少させることができた．このことから，一側上肢挙上動作において胸郭運動は一様な方向性の運動よりも90°を境に逆側の運動を行うことが角度変化に応じた肩関節への負荷を軽減できることが示唆される．一側上肢挙上の動作分析を行う際，肩関節屈曲60°までは胸郭・脊柱運動が生じていないことを観察し，肩関節屈曲60°以降において胸郭が脊柱に対して逆側の動きができているかを観察する必要があると考えられる．また，肩関節屈曲90°を境に肋骨の前方・後方回旋運動を行えるだけの胸郭可動性を評価する必要があると考えられる．

臨床応用と今後の展開

　肋骨運動方向によって肩関節90°前後での肩関節屈曲モーメントを減少させ，肩関節への負荷を軽減できることが示唆された．特に，肩関節屈曲0°〜90°の間では肋骨上部を後方回旋，下部を前方回旋すること，肩関節屈曲120°では肋骨上部を前方回旋，下部を後方回旋させることが必要になると考えられる．そのため，胸郭の可動性を考慮した治療展開が必要となり，胸郭内での回旋を生じるために肩甲骨が浮遊している上部胸郭のみでなく，下部胸椎の分節的な動きを引き出す必要もある．また，肋骨の回旋運動は挙上側のみで生じているものではなく，左右の肋骨と胸椎によってなされるものであるため，胸椎の左右への回旋運動や並進運動の改善を考慮に入れる必要がある．臨床上，肩関節運動時の脊柱の動きを改善するうえで肩関節屈曲60°まで挙上できない症例は体幹の安定性を考慮に入れ，肩関節屈曲60°〜90°までは胸郭を挙上側と同側側屈，対側回旋を引き出し，肋骨の後方回旋誘導と下部体幹の安定化を図る必要があると考えられる．肩関節屈曲90°以降に関しては，上肢を上方へ押し出すために胸郭で生じていた挙上側と同側側屈，対側回旋に拮抗する力を生じさせる必要があると考えられる．三浦ら[11]によると，上肢挙上120°時に上肢挙上30°と比較して前鋸筋および外腹斜筋活動の増加を認めており，そのため肩関節0°〜120°においては体幹安定化と上方回旋を促すためにも前鋸筋や外腹斜筋といった筋の活動が必要になると考えられる．

　肋骨誘導によって胸郭角度に有意差をみられなかったが，最大屈曲角度に有意差を認めた．このことから，胸郭全体の角度変化ではなく，より詳細に胸郭運動を捉えるために胸椎各分節間の回旋・側屈角度の変化を検討することで，肩関節屈曲運動時のより詳細な胸郭運動を捉えることが重要である．

おわりに

　今回の検討では，肩関節屈曲運動のみであり，肩甲骨を計測できていない．そのため，肩関節複合体のより詳細な解析を行うためにも，肩関節全方向における肩甲骨を含めた胸郭の運動解析を行う必要があると考えている．また，若年健常者のみを対象としていたため，加齢により胸椎や健康胸郭関節における運動制限を伴うことが報告されている[12,13]ことからも肩関節疾患で難渋する症例が多い年代である中高齢者においての検討を行い，治療方法の考案をしていきたい．

文　献

1) 小宮山伴与志，他：上肢挙上反応動作に伴う大腿および腰部筋群の筋放電開始順序．姿勢研究 **9**：15-23，1989

2) Kapandji lA（著），荻島秀男（監訳）：カパンディ関節の生理学 1 上肢．医歯薬出版，2001，pp2-73

3) 鈴木加奈子，他：両上肢前方挙上動作における肩甲骨と体幹の動きの関係について．理学療法科学 **26**：203-207，2011

4) 塚本芳久：上肢前方挙上時における脊柱の動きに関する動態学的研究—肩甲帯との関係．リハ医学 **27**：453-458，1990

5) 立原久義，他：健常者の上肢挙上に伴う胸郭と肩甲骨の運動．肩関節 **36**：795-798，2012

6) Lee D：Manual Therapy for the Thorax. DOPC, Delta, British Cloumbia, 1994, pp49-50

7) 柿崎藤泰：胸郭の機能障害と理学療法のポイント．理学療法 **32**：580-588，2015

8) 甲斐義浩，他：上肢挙上角と脊柱弯曲角との関係—健常成人における検討．理学療法科学 **25**：19-22，2010

9) 福井　勉：皮膚運動学．三輪書店，2010，pp1-153

10) Codman EA：The shoulder. Thomas Todd, Boston, 1934, pp32-64

11) 三浦雄一郎，他：上肢挙上時の運動側外腹斜筋による体幹安定化メカニズム．関西理学療法 **12**：29-34，2012

12) 田中直史：肩甲胸郭関節の彼による動きの低下と上肢運動連鎖としての機能について．別冊整形外科 **36**，13-18，2002

13) 上田泰之，他：若年者と高齢者における上肢挙上時の体幹アライメントの違い．体力科学 **57**：485-490，2008

第**15**節

スポーツ動作に対する動作改善のコンディショニング―バイオメカニクスの観点から

小泉圭介[*1]

☑Summary

走動作，泳動作いずれの推進動作においても主動作筋は背側の筋群であり，効率のよい推進力発揮のためには，拮抗作用としての腹筋群による体幹固定が必要である．よって，パフォーマンス向上と障害予防のためのコンディショニングには，①胸椎後弯の抑制のための胸郭の可動性（肋間の可動性と胸椎伸展可動性），②推進力となる背筋・殿筋群の活動に拮抗する腹筋群の持続的な作用，③望ましい体幹アライメントを保持可能な体幹スタビリティ，④望ましい推進力発揮動作の獲得の4点が必要である．

Key Words 走動作と泳動作，抵抗，浮心と重心，地面反力，コンディショニング

はじめに

スポーツ動作は，日常生活動作と比較してより大きな関節可動域や高い筋出力が必要とされることが多い．その中で，効率のよい動作を遂行することは，パフォーマンス向上と同時に障害発生のリスクを軽減することにつながる．本稿では走動作と泳動作という2種類の循環運動におけるバイオメカニクスと動作分析，そしてコンディショニングのためのトレーニングについて概説する．

バイオメカニクス

走動作

走動作は，左右の脚で地面を蹴り，その地面反力で水平移動する移動方法であるが，一言で走動作といっても短距離と長距離では走り方が異なり，またスタート局面・加速局面・維持局面でも，その力源となる筋発揮パターンや姿勢はまったく違うものとなる．さらには，投てき競技の助走や球技での走動作とさまざまな種類の走動作がある．

しかし，すべて走動作では地面反力を利用し推進する．よって，陸上競技など前方へ進

[*1] Keisuke Koizumi／Perform Better Japan

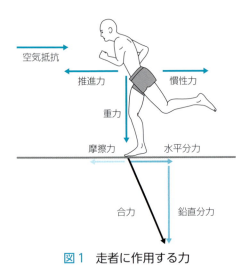

図1 走者に作用する力

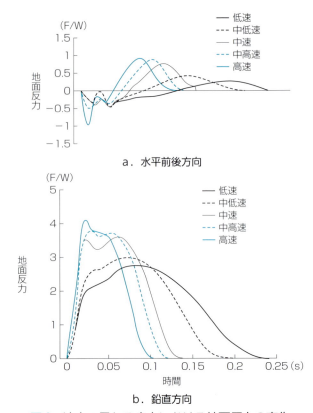

a．水平前後方向

b．鉛直方向

図2 速度の異なる疾走における地面反力の変化
（阿江通良，他：疾走中の地面反力の変化―疾走速度の増大による影響．日本体育学会 35：381，1984 より転載）

むことだけを目的に走る場合，この反力における前方への水平成分の増加が推進効率を向上させることになる（図1）．

a．走行中の地面反力

阿江ら[1]は走動作中の地面反力を異なる速度で測定し，水平成分と鉛直成分のそれぞれの変化を報告している（図2）．いずれの速度でも支持期前半では身体に前方から後方に，支持期後半では前向きの地面反力が作用しており，接地直後のブレーキ作用が認められる．しかし，速度間での差では高速になるに従い後ろ向き反力の増加が確認できる．これは，長距離走ではブレーキ作用が減少し効率化が図られる可能性を示唆している．また，鉛直成分は中速以上の走速度において接地直後の大きな作用を確認できる．この瞬間的な作用では，着地の際に筋が伸張され，弾性エネルギーが蓄積されて短縮時に再利用される（筋のバネ作用）と考えられている．

b．走行中の関節の角速度およびトルク

図3は，全力疾走での下肢関節の角速度およびトルクを示している[2]．この中で，特に時間軸ゼロから正の局面である支持期（0〜100 ms）に注目すると，股関節では前半に接地の衝撃による急激な屈曲トルクの立ち上がりが認められ，その後，伸展トルクと変化し，後半に屈曲トルクが優位となる．支持期をとおして股関節の角速度は伸展を示していることから，股関節伸展筋の作用は支持期前半に前方推進力として発揮され，後半は大腿の引き戻しに作用していることが推察される．

このように，走動作は前方への支持期後半に股関節伸筋が推進力として作用している．つまり，弾性エネルギーを発揮する下腿三頭筋とともに背筋群・殿筋群といった背側の筋群が走動作の推進力となる．

泳動作

a．泳法

競泳競技は，自由形（主にクロール），バタフライ，背泳ぎ，平泳ぎという4泳法と，個人メドレーからなる競技がある．これらの泳法は，それぞれに大きく異なる推進メカニズ

第15節 スポーツ動作に対する動作改善のコンディショニング 139

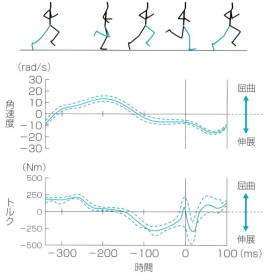

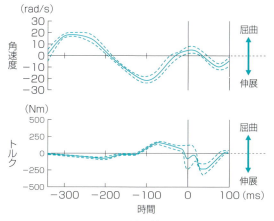

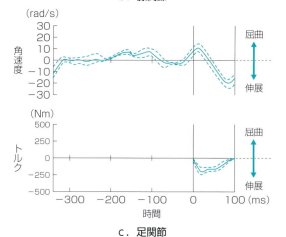

図3 短距離疾走における下肢関節の角速度および関節トルク（馬場崇豪, 他：短距離走の筋活動様式. 体育学研究 45：186-200, 2000 より改変転載）

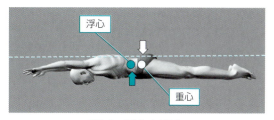

図4 浮心と重心

ムを有しており，上肢による推進力の依存率も自由形（クロール）が60〜80％，背泳ぎが60〜70％，バタフライが50〜60％であるのに対し，平泳ぎは30〜40％とされ，泳法により推進力の発揮システムが大きく異なる[3]．しかし，水中を進む競技であるという観点からいえば，いかに水の抵抗を減らした状態で進むかということが重要であることは共通している．

b．浮心と重心（図4）

水泳は他の競技と比べ，支点のない水中で浮いたまま行われる競技であるという点において大きく異なる性質をもつ．

浮力とは，流体中の物体に対し流体が及ぼす上向きの力であり，浮力の中心が浮心である．水中で浮いている状態での身体の位置は，重心と浮心の位置関係により規定される．陸上の立位での重心は第2仙骨高位，浮心は重心の位置から2〜3cm頭側に位置する．

c．抵抗（摩擦抵抗，形状抵抗，造波抵抗）

水泳中に泳者に働く抵抗には，いくつかの種類がある．主な抵抗としては，泳者が水面と衝突することで生じる造波抵抗や，泳者の表面と水の間に生じる摩擦抵抗，そして圧力抵抗の3種類がある（図5）．この中で最も影響が大きいといわれるのが，泳者の身体フォルムの不均等によって流れに乱れが生じ発生する圧力抵抗である．よって，泳動作の基本姿勢であるけのびの姿勢（ストリームライン）では，圧力抵抗を最小限にするために凹凸を減ら

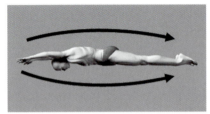

図5 泳者に作用する流体抵抗
a. 抵抗の種類
b. 抵抗小
c. 抵抗大

して滑らかな姿勢の獲得と維持が重要である

動作分析

走動作

走動作の1周期は，足底が路面に接触し推進力となるサポート期と，足底が路面から離れているリカバリー期の2期に分類され，それぞれ3相に分類される（図6）．

a．フットストライクの位置

走動作の推進力を効率化するためには，地面反力のブレーキ作用を増加させないことが重要である．仮に，フットストライクの位置が重心の前方に過剰に偏位すると，地面反力は後方回転モーメントとなるためブレーキ要素となる．長距離走など効率的な動作が求められる場合はこのブレーキ作用を抑制する必要があり，接地位置は重心に近いことが望ましく，テイクオフでの殿筋群による股関節伸展が十分に求められる（図7）．

また，速度が速くなると，それに比例しストライドが延長され，接地位置も前方へ移動する．この時，進行速度に比例した体幹の前傾が生じ[4]，この前傾姿勢によって重心位置も相対的に前方に偏位することになり，接地位置の前方偏位を防ぐことになる．

このように，動作分析において身体重心位置とフットストライクの相対的な位置関係の把握は重要である．

b．姿勢分析─立位姿勢（図8）

長距離走者で「がんばって走っているのになかなかスムーズに前に進んでいる気がしない」という感想を語る選手をしばしば経験する．この場合，走動作の主動作筋である背筋群の活動が腹筋群に対し優位となり，結果として適度な前傾を維持できず上体が起き上がった走姿勢になっている場合が少なくない．そのような状態では，走動作のみならず立位姿勢においても矢状面で上半身重心の後方化が確認できる．この上半身重心を適正に前方化することで，走動作時の重心移動を効率化することが可能であり，よって姿勢の評価は客観的指標として重要である．

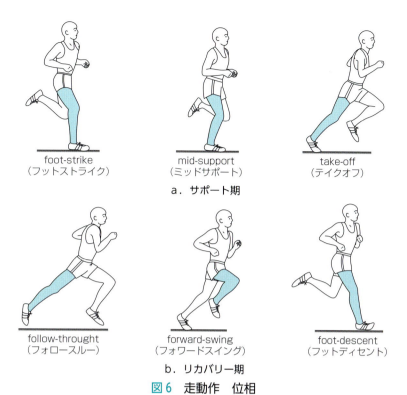

図6 走動作 位相
走動作は歩行と異なり両脚遊脚期が存在する．これを浮遊相（float phase）と呼ぶ

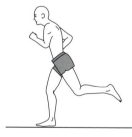

接地位置が身体重心に近い場合，ブレーキ作用は少ない

前方接地の場合，地面反力はブレーキ作用となる

図7 フットストライクの位置

泳動作（ストローク）

　泳動作の中で，上肢の動きはストローク（stroke）と呼ばれ，1周期は推進力となるプル期（pull phase）と戻しの局面となるリカバリー期（recovery phase）に分類される（図9）．

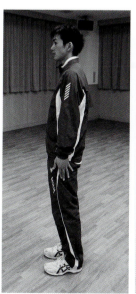
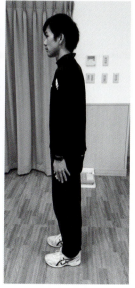

a．上半身重心：後方偏位姿勢　　b．上半身重心：前方へ適正化

図8 姿勢分析および立位姿勢

a．ハイエルボー

　上肢によって前方への推進力を得る場合，

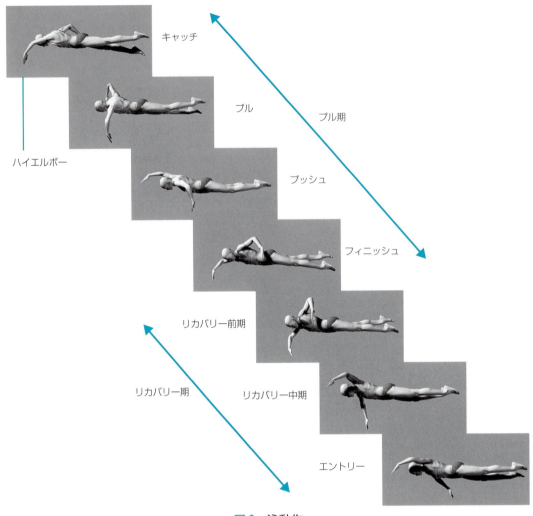

図9 泳動作

手掌面を後方にプッシュする並進運動が必要となる．よって，競泳競技では一般的に肘を立てたハイエルボーというテクニックを用い，手掌面を後方に向けた推進力を発生させる．指導者は「肘を立てる」という言葉を用い，この上肢のハイエルボーテクニックを表現する．

b．プル動作時の体幹固定

泳動作では，推進力として広背筋が作用しており，熟練者ほど肩や頸部の過剰努力が少ないとされている[5]（図10）．このプル動作の際，広背筋の作用に対して体幹の固定が不十分であると，後方へ推進力として働くべき水圧が上半身の起き上がりモーメントに変換される．広背筋による肩関節伸展作用を効率よく前方推進力に変換するには，前述のハイエルボーによるストローク時の併進運動とともに体幹筋，特に腹筋群による広背筋に対する拮抗作用が重要である（図11）．

c．姿勢分析―ストリームライン[3]

ストリームラインは上肢挙上位であり，重心の位置は静止立位時と比べ若干頭側に移動する．すなわち，重心と浮心の距離が近づくことで水中でのバランスが向上し，長時間ストリームラインを維持した状態で水面に浮くことが可能になる（図12a）．一方，浮心と重

第15節 スポーツ動作に対する動作改善のコンディショニング 143

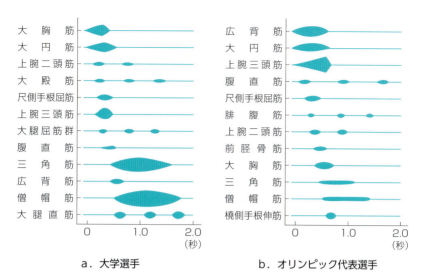

a．大学選手　　　　　　　　　　　　　b．オリンピック代表選手

図10 自由型水泳中の筋電図（模式図）（宮下充正：水泳の科学．杏林書院, 1970より改変転載）

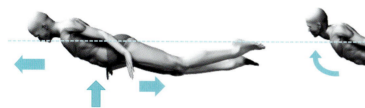 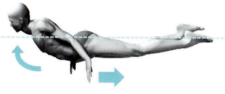

a．体幹の固定により効率よい推進力が得られる　　b．体幹の固定が不十分で推進力が効率よく伝わらず，起き上がりモーメントが生じる

図11 プッシュ動作―バタフライでの例

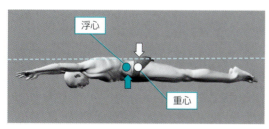 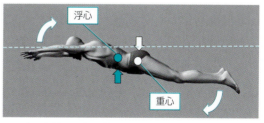

a．浮心と重心が近いストリームライン　　　　　b．浮心と重心が離れているストリームライン

図12 ストリームライン

心の距離が遠ければ回転が生じることになり，足が沈む状態となってストリームラインを維持することが困難となる（図12b）．浮心と重心の位置に差が生じる原因は，以下の点があげられる．

①上半身に対し下半身の筋量が多い場合，重心は浮心に対し尾側に離れるため回転が生じ足が沈みやすい状態となる．
②上肢を頭上で組んだ際，頭側に伸ばすことで重心の位置をわずかに頭側へ移動す

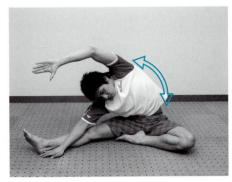
a．胸郭のストレッチ

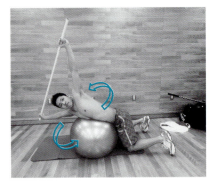
b．胸郭回旋エクササイズ

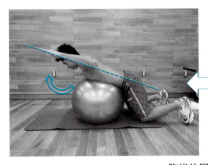
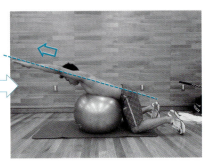
c．胸椎伸展エクササイズ

図13　胸郭トレーニング

ることが可能になるが，逆に上肢が伸びていない場合は重心が浮心に近づかないため，水中でのストリームラインの維持は困難となる．
③下部胸郭の可動性が低下することで吸気量が胸郭上方に偏り，浮心が頭側へ移動する[6]．

コンディショニング

走動作，泳動作のいずれの推進動作においても背側の筋が主動作筋となり，腹筋群が拮抗することで重心の後方化を防ぐことになる．よって，コンディショニングに必要な要素としては，以下の点が重要である．
①胸椎後弯の抑制のための胸郭の可動性（肋間の可動性と胸椎伸展可動性）．
②推進力となる背筋・殿筋群の活動に拮抗する腹筋群の持続的な作用．
③望ましい体幹アライメントを保持可能な体幹スタビリティ．
④望ましい推進力発揮動作．

これらを実現するための以下のトレーニングがコンディショニングとして必要である．

胸郭トレーニング（図13）

前述のように，走動作の効率化には体幹の適度な前傾が必要であり，泳動作においても後方重心化はストリームラインの持続を困難とするため避けなければならない．このいずれの場合にも胸郭の可動性が求められる．よって，肋間の拡大を伴った回旋トレーニング，また腰椎伸展を伴わない胸椎のみの選択的伸展トレーニングを実施する．

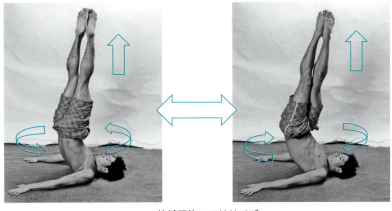

a．体幹回旋エクササイズ

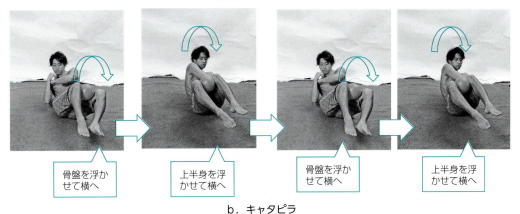

骨盤を浮かせて横へ　上半身を浮かせて横へ　骨盤を浮かせて横へ　上半身を浮かせて横へ

b．キャタピラ

図14　持続的体幹トレーニング

屈曲方向の持続的体幹トレーニング（図14）

走動作・泳動作ともに循環運動であり，体幹筋の機能として持続的かつ周期的な動作に基づくトレーニングが求められる．しかし，特にランニング姿勢において上半身がアップライト（起き上がりやすい選手）になりやすい選手では，背筋力が腹筋力に対し優位であるために背臥位での「上体起こし」が不可能である選手も少なくない．よって，体幹屈曲方向で持続的な回旋を伴うトレーニングが効果的である．

スタビライゼーショントレーニング—フロントブリッジ姿勢（図15）

スタビライゼーショントレーニング時の姿勢を観察すると，スポーツ動作時の姿勢と共通する傾向がある．長距離走者で上体が起き上がりやすい場合，立位姿勢で胸椎後弯，骨盤前傾，腰椎過前弯が確認されるが，同様のアライメントをフロントブリッジでも確認できる．このような場合，自分の現在の姿勢がいわゆる真っ直ぐであると捉えていることが多く，身体イメージのズレが生じていることになる．よって，動作の修正のみならず身体イメージの修正を図っていく必要があり，このイメージの修正によってエクササイズ時の姿勢改善が走行時のアライメント改善につな

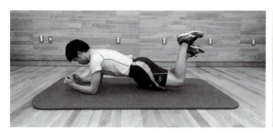 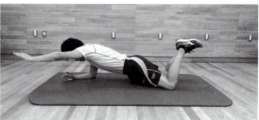

a．片手あげ　　　　　　　　　　　　　b．片脚あげ

図15　フロントブリッジ（elbow-knee）

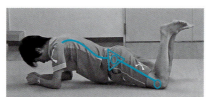 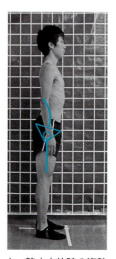

a．エクササイズ時の姿勢　　　　b．静止立位時の姿勢

図16　身体イメージのずれ

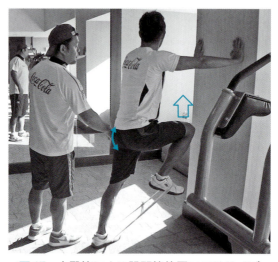

図17　大殿筋による股関節伸展エクササイズ

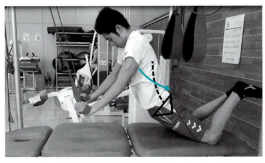
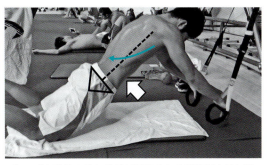

a．プル動作時に体幹固定が不十分であるため腰椎が前弯

b．プル動作の前に体幹が固定され広背筋が有効に機能している

図18　サスペンションを用いたプル動作エクササイズ

がると考えられる（図16）．

推進力を発揮する動作学習

a．大殿筋による股関節伸展エクササイズ（図17）

走動作の推進力となる大殿筋により股関節伸展を促す際，遊脚側股関節屈曲と協調するには骨盤・体幹が前傾位で安定化する必要がある．軽いチューブでの負荷を用い，素早いタイミングでの大殿筋収縮を促すことで，走動作での股関節伸展における足部末端への力みを軽減した感覚につなげたい．

b．サスペンションを用いたプル動作エクササイズ（図18）

前述のように，泳動作では上肢によるストローク動作が前方推進力として有効に機能しているか否かが重要になる．サスペンションを用いてプル動作をシミュレーションすると，体幹固定が不十分な場合には広背筋により腰椎が前弯し効率的推進力を確保できない．

今後の臨床応用と研究の方向性

近年では，競技スポーツにおいてバイオメカニクスの観点による動作の検討は一般化してきており，バイオメカニクス的視点に興味を抱く選手や指導者も少なくない．よって，われわれメディカルスタッフも力学的な考察に基づき選手の動作改善にアプローチしなければならない．

文献

1) 阿江通良，他：疾走中の地面反力の変化―疾走速度の増大による影響．日本体育学会大会号 **35**：381，1984
2) 馬場崇豪，他：短距離走の筋活動様式．体育学研究 **45**：186-200，2000
3) 窪　康之，他：レベルアップ水泳4泳法完全マスター．西東社，2013，pp26-27
4) Hay JG（著），吉田康行（編）：スポーツ技術のバイオメカニクス．ブックハウスHD，2011
5) 宮下充正：水泳の科学．杏林書院，1970
6) 小泉圭介：水泳．赤阪清和，他（編）：スポーツ理学療法学競技動作と治療アプローチ．メジカルビュー社，2014，pp62-82

第16節

傷害予防に基づいた効率的なゴルフスイング動作の指導とバイオメカニクス

西村圭二[*1]　宇於崎孝[*2]

☑ Summary

　身体負担の少ない効率的なゴルフスイングとは，主に脊柱および上下肢の各関節にかかる剪断力が非常に少ない動作である．これを獲得するためには，バイオメカニクス的観点に基づいた分析が必要である．スイング動作をとおして，「回転と平行移動による体重移動とそれに伴い移動する運動軸」「頭頸部と体幹の一体化」「中枢からの運動の伝達」が適切に行われることが理想とされる．日常的な不良姿勢が，非効率的なゴルフスイングに影響を与えることが推察された．特にセットアップポジションにおいて，胸腰椎屈曲位を呈する姿勢でのスイングでは，体幹および骨盤の回旋可動域が小さく，力の伝達が非効率的である．そのため，脊柱および上肢への負担が増大する可能性が高い．したがって，身体機能を把握したうえでスイング分析を行い，機能的なトレーニングを実施していくことが傷害予防において重要である．

Key Words 効率的なゴルフスイング，バイオメカニクス，オンブロック，傷害予防

はじめに

　さまざまなスポーツの中で，ゴルフは幼児から高齢者まで老若男女問わず幅広く，そして長く続けられるスポーツの一つである．レジャー白書2015[1])によると，日本のゴルフ人口は2014年時点で720万人といわれているが，近年減少傾向にある．それは，2025年を迎えるにあたり，団塊の世代がゴルフから徐々にリタイヤしていることと関連していると考えられる．競技として，またレクリエーションとして健康増進や維持など，目的はさまざまであるが，少しでも長く，そして健康にゴルフを続けられるためには，スコアの良し悪しだけでなく，身体に負担が少なく傷害が生じないゴルフスイングを習得することが望ましいといえる．

　ゴルファーは，主としてスイングに伴う傷

[*1] Keiji Nishimura／市立長浜病院リハビリテーション技術科，European Association Golf Physio Therapy & Golf Medical Therapy e. V

[*2] Takashi Uozaki／滋賀医療技術専門学校理学療法学科，European Association Golf Physio Therapy & Golf Medical Therapy e. V

害が多い[2]．ゴルフスポーツ傷害・外傷における報告によると，プロや競技選手では，腰部，頸部，背部，肩，肘，手関節の順に多いのに対し，アマチュアでは腰部，肘，肩，膝，頸部，背部の順に多い[3]とされる．プロや競技選手は，ハードな練習やトーナメントをこなす必要があり，繰り返し行うスイングによる傷害が多い．アマチュアでは，練習不足や加齢に伴う筋力および柔軟性低下が原因で正しいスイングができないことによって起こる傷害も多い．また，ゴルフ傷害はアマチュアおよびプロに共通して，腰痛の頻度が最も高い．腰椎の全体的な回旋可動域は5°～16°と少なく[4]，椎間関節の配列がほぼ矢状面上にあるため，椎間関節面の接近により横断面上の回旋の動きが非常に制限される[5]ことが一要因である．ゴルフスイングは，非対称性であり，ダウンスイングからインパクトにかけて体幹が右回旋の巻き戻し（左回旋）に加え右側屈することから，右側優位の腰痛の頻度が多い[6,7]とされている．スイングの理想としているプロでさえも傷害を負うことがあり，状態によっては手術適応となることも多い．このことより，よいスイングが傷害の少ないスイングといえるかどうかは疑問である．

そこでわれわれは，European Association Golf Physio Therapy & Golf Medical Therapy e. V.（ヨーロッパゴルフフィジオセラピー＆ゴルフメディカルセラピー協会；EAGPT）による認定 Golf-Physio-Trainer®（GPT），認定 Golf-Physio-Therapist®（GPTH）の資格を取得し，理学療法士として身体負担の少ない効率的なゴルフスイングを推奨している．本稿では，EAGPT が提唱するバイオメカニクス的観点からみた効率的なスイングコンセプトに基づき，身体負担の少ないゴルフスイングについて解説し，セットアップ姿勢の違いにおけるゴルフスイングへの影響，ゴルフスイング分析に基づいたエクササイズについて紹介

する．

バイオメカニクス的観点に基づく効率的なスイングと不良スイングによる問題

ゴルフ傷害を予防するうえで理想とされるスイングとは，脊柱および上下肢の各関節にかかる剪断力が非常に少ない動作である．さらに，スイング動作をとおして，「回転と平行移動による体重移動とそれに伴い移動する運動軸」「頭頸部と体幹の一体化」「中枢からの運動の伝達」が適切に行われることが重要である[8]．

われわれが推奨している効率的なスイングについて，相〔セットアップポジション，バックスイング，トップオブバックスイング，ダウンスイング（インパクト），フォロースルー，フィニッシュポジション〕ごとに説明する（図1)[9]．なお，ここでは右打ちとして解説する．

セットアップポジション （図1a）

セットアップ（アドレス）ポジションは，スイングを行ううえでの基本姿勢である．「スイングの80％はアドレスで決まる」[10]ともいわれ，動作開始において非常に重要な姿勢となる．この姿勢では，足の位置は肩幅で，目標側（左）の足をやや開いたオープンスタンドとする．荷重割合は左右同等で，膝関節の屈曲角度はクラブシャフトの長さによって異なるが，わずかに屈曲する程度である．脊柱は正常な弯曲を保ち，体幹はクラブを握る手の位置関係からわずかに右側に移動される．腕は自然に下垂され，グリップはニュートラルグリップが望ましい．したがってセットアップポジションは，ボールの位置，クラブシャフトの長さ，身長，立ち位置，地面の環境，荷重配分，姿勢アライメントなどにより変化するため，十分な観察が必要となる．

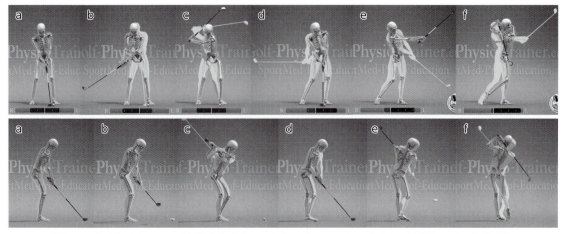

図1　バイオメカニクス的観点からみた効率のよいスイング（上：正面，下：右後方）
a：セットアップポジション，b：バックスイング，c：トップオブバックスイング，d：ダウンスイング（インパクト），e：フォロースルー，f：フィニッシュポジション（Hochmuth D：Golf Physiotherapie. Thieme-Verlag, Stuttgart, 2015 より転載）

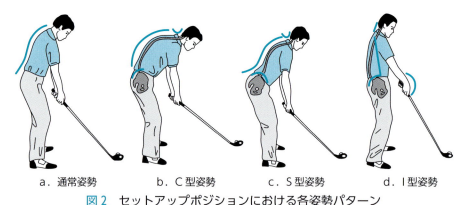

a．通常姿勢　　b．C型姿勢　　c．S型姿勢　　d．I型姿勢

図2　セットアップポジションにおける各姿勢パターン
（Hochmuth D：Golf Physiotherapie. Thieme-Verlag, Stuttgart, 2015 より転載）

　われわれは，体幹前傾角度を7番アイアンで29.0±2.0°を基準に，すべてのシャフトの長さを調整するように推奨している．セットアップにおける不良姿勢は，主にC型姿勢，S型姿勢，I型姿勢の3つがあげられる（図2)[9]．

　C型姿勢とは，胸腰椎屈曲，頭部前方位，骨盤後傾を呈した姿勢であり，シャフトが短いことやグリップ位置が体から離れていることで生じる．またこれは日常生活動作やデスクワーク姿勢などの影響も考えられる．初心者や高齢者ゴルファーに多い姿勢であり，脊柱および肩甲骨の可動域に制限が生じやすく，腕のみのスイング（手打ち）となる傾向がある．頭部前方位による後頭下筋群の過緊張が頸椎へのストレスを増大させる可能性もあり，身体的ストレスの大きい姿勢といえる．

　S型姿勢は，胸椎屈曲，腰椎伸展，骨盤前傾位を呈した姿勢である．主に若年層に多く，特に腰仙椎部での剪断力が大きいため，腰痛の原因となる可能性が高い．

　I型姿勢は，脊柱の弯曲および骨盤前傾が減少し，手関節が尺屈位で後方（踵）重心を呈した姿勢である．初心者にみられることが多く，クラブシャフトが長い場合にもみうけられる．シャフトが長いと打ち損ねて地面を

激しくたたく可能性があり，上肢損傷の危険性がある．以上のことから傷害予防を考えるうえで，まず理想的なセットアップポジションが行えることは，スイング動作分析おいて重要といえる．

バックスイング （図1b）

セットアップポジションからスイング動作を開始する際には，まず左足底内側で地面を押し，頭部と脊柱，両上肢が一体となるオンブロックの状態で動く必要がある．スイング動作は常にオンブロックにて平行移動と回転の組み合わせで行われ，右下肢を支持脚として左下肢と骨盤が動き，脊柱を中心に回転することが理想である．不良例として，頭部を固定し，ボールを注視した状態でのスイング始動では，肩の回転が阻害され，頸椎への剪断力が増大する．さらにボールを見続けると，右膝関節が伸展し体幹左側屈が生じ，腰椎への負担も増加する．

トップオブバックスイング （図1c）

下肢関節はセットアップポジションの角度を維持し，右足底内側で主に体重を支持する．体幹は，床面に対する垂直線と脊柱との角度（リバーススパインアングル）がV字を示すようにし，頭部は固定せずボールを視界に残す程度とする．両上肢は肩関節を中心に回転し，右肩関節は外転・外旋させる．不良例では，頭部を固定しボールを見続けると，右膝関節が伸展し体重が左に残存する．そのためリバーススパインアングルが減少し，体幹および頸椎が左側屈したオーバースイングとなり，脊椎に対するストレスは増大する．

ダウンスイング （図1d）

バックスイングの終了前に目標方向への体重移動が開始し，上部体幹に先行して骨盤の移動と回転が生じる．この捻転差をx-factor

stretchという．これが大きいほどクラブヘッドに大きな力を与えることができる．さらに，オンブロックの状態で体重移動と体幹および肩の回転が生じる．手や腕は意識しない．そして，右足底外側が上がり，母趾へと体重が移動し地面を押す．不良例では，体重移動や骨盤の回転が欠如すると，右下肢に体重が残存するため，上肢を強く使い振り下ろす，いわゆる手打ちとなる．さらに体幹と骨盤が左に偏位し右側屈が生じる．したがって，体幹側屈増大による腰椎への負荷や上肢の各関節にストレスが生じる．

インパクト （図1d）

オンブロックの状態で回転し，右足部は踵が上がり左下肢に体重移動する．インパクトは，力を入れるポイントとして捉えるのではなく，クラブを振り抜く途中の位置と考えるのが望ましい[11]．不良例では十分に体重移動ができていないと，体幹の右側屈が生じやすく，腰痛を引き起こす可能性がある．さらに左肩甲帯の後退と左肘関節の過伸展を強制することにより，上肢へのストレスが大きくなる[12]．

フォロースルー （図1e）

オンブロックの状態で回転し，右足を目標方向へ緩めながら左下肢に体重移動する．不良例では右下肢に体重が残存していると，上肢優位で振り切るため，左肩関節外転・内旋位となり左脇が開いた，いわゆる「チキンウイング」となる．これは，左上肢や腰椎への傷害の原因となりうる．

フィニッシュ （図1f）

完全に左下肢に体重移動し，右下肢は足先が接触する程度である．体は目標方向を向き，体幹の過度の回旋や伸展が生じないまっすぐな姿勢でのフィニッシュが理想である．女性

や若年層では体幹の柔軟性が高い場合，不良例では過剰な体幹回旋や伸展が生じる．これにより脊柱へのストレスが増大するため筋による制動が必要となる．

異なった条件がスイング動作に与える影響

セットアップ姿勢の違いによる影響

　日常生活における習慣的な不良姿勢や加齢に伴う姿勢変化により，ゴルフスイングに必要な身体機能が損なわれることは多い．ゴルフは全身スポーツであるがゆえに，傷害を負わずに長く続けるためには機能を維持する必要がある．前述したセットアップ姿勢の中で，多くみられるC型姿勢に着目し，これを想定した疑似的姿勢でのスイングと通常姿勢でのスイングの違いについて三次元動作解析装置を用いて関節角度の観点から比較検討した．被験者は日本プロゴルフ協会（PGA：Professional Golfers' Association）のA級ティーチングプロ1名とした．マーカーを全身およびクラブシャフトに合計32個貼付し，スイング解析システムGEARS（NaturalPoint社製）にて，正面からみた体幹傾斜（骨盤と第1胸椎を結ぶ線と垂直線とのなす角），右後方から見た体幹傾斜（骨盤と第1胸椎を結ぶ線と垂直線とのなす角），体幹回旋（両側肩峰を結ぶ線と床面とのなす角），骨盤回旋（両側腸骨稜を結ぶ線と床面とのなす角）を計測した．角度の算出時期は，セットアップポジション，バックスイング（正面からみてクラブシャフトが9時の位置），トップオブバックスイング，ダウンスイング（正面からみてクラブシャフトが9時の位置），インパクト，フォロースルー（正面からみてクラブシャフトが3時の位置），フィニッシュポジションとした．使用クラブは，ドライバーとした．計測肢位は，

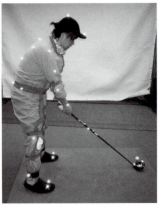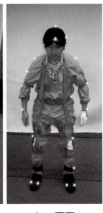

a．右後方　　　　b．正面

図3　疑似的なC型姿勢（お年寄り体験スーツ装着）

通常姿勢（脊柱の生理的弯曲位）と疑似的なC型姿勢（胸腰椎屈曲位）とし，C型姿勢についてはお年寄り体験スーツ（坂本モデル社製）を装着して脊柱屈曲位を再現した（図3）．

　結果は，通常姿勢では，スイングをとおしてオンブロックでの動作ができており，トップオブバックスイングからダウンスイングでは，上部体幹と骨盤の捻転差が約30°生じ，足底からの反力を受け，骨盤の左回旋が得られ，十分な体重移動が行えていた．フォロースルーからフィニッシュポジションでは，やや腰椎伸展増強を認めたが，前述した効率的なスイングとほぼ同等の動作となっていた（図4a，d）．C型姿勢では，スイング全体をとおして通常姿勢よりも体幹および骨盤の回旋可動域が減少していた．バックスイングはオンブロックにて行えているが，捻転差は小さく全身的な回旋となっており，左膝関節屈曲による代償が生じていた．さらに胸椎伸展が乏しいため，バックスイングでクラブを振り上げることができず，左膝関節および肘関節を屈曲し，左下肢に体重が移動した状態でのトップオブバックスイングを呈していた．捻転差は約18°生じていたが，ダウンスイングからインパクトにかけて減少し，体重も右

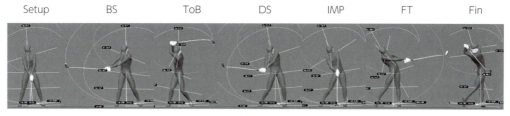
a．通常姿勢

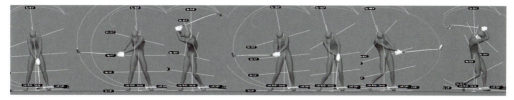
b．C型姿勢

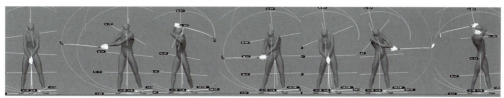
c．症例（ギランバレー症候群）

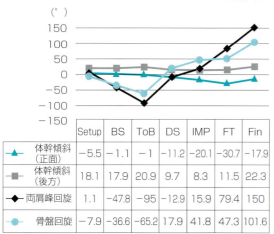

	Setup	BS	ToB	DS	IMP	FT	Fin
体幹傾斜（正面）	-5.5	-1.1	-1	-11.2	-20.1	-30.7	-17.9
体幹傾斜（後方）	18.1	17.9	20.9	9.7	8.3	11.5	22.3
両肩峰回旋	1.1	-47.8	-95	-12.9	15.9	79.4	150
骨盤回旋	-7.9	-36.6	-65.2	17.9	41.8	47.3	101.6

d．通常姿勢における各相の角度変化

	Setup	BS	ToB	DS	IMP	FT	Fin
体幹傾斜（正面）	-7.4	-3.9	-1	-10.8	-15.7	-18.3	-2.4
体幹傾斜（後方）	22.1	22.1	24.8	13.4	13.8	16.5	18.2
両肩峰回旋	3.5	-28.7	-72.5	-0.3	19.6	48.9	108.6
骨盤回旋	-4.4	-26.8	-54.8	7.4	17.5	24.5	79.2

e．C型姿勢における各相の角度変化

	Setup	BS	ToB	DS	IMP	FT	Fin
体幹傾斜（正面）	-0.8	0.6	-2.1	-5.5	-7.3	-14.4	-11.5
体幹傾斜（後方）	16.4	17.1	23	15.9	11.3	7.7	12.4
両肩峰回旋	5.7	-51	-96.4	-16.8	2.7	54.6	124.2
骨盤回旋	-0.1	-33.3	-50.8	10.3	19.3	32.5	77

f．症例（ギランバレー症候群）における各相の角度変化

図4 各条件におけるスイング動作
右側傾斜・後方傾斜・右回旋はマイナス，左側傾斜・前方傾斜・左回旋はプラス．Setup：セットアップポジション，BS：バックスイング，ToB：トップオブバックスイング，DS：ダウンスイング，IMP：インパクト，FT：フォロースルー，Fin：フィニッシュポジション

下肢に残存していた．インパクトからフォロースルーでは骨盤よりも両肩の回旋が先行した，いわゆる手打ちとなっていた（図 4b, e）．

福井[13]は，座位姿勢における座圧中心点は上半身の身体質量中心（上半身重心）の座面投影点とほぼ一致し，腰椎運動と相関を示すと述べている．さらに椎間関節の構造などにより，下部体幹が屈曲位にて右回旋する場合は左坐骨結節に荷重し，左回旋時には右坐骨結節に荷重する．立位でも胸椎後弯が大きい場合には，右回旋で左下肢荷重が，左回旋で右下肢荷重が生じる[14]．つまり，C 型姿勢のトップオブバックスイングでは左下肢荷重，ダウンスイングからフィニッシュポジションまでは右下肢荷重となったのは，腰椎の回旋と側屈が相互に依存したカップリングモーション[4]によるものといえる．さらに，脊柱屈曲位では肩甲骨の可動性低下や脊柱の回旋制限を伴いやすい．したがって，C 型姿勢はスポーツ動作で基本となる体幹前面が向いた方向の下肢に荷重することの原則に適合しないため[14]，力の伝達が非効率的であり，体幹および上肢への負担が増大したスイングとなる．そのため，姿勢アライメントの修正は必要と考えられる．

足関節コントロールが乏しい症例のスイング

症例は 40 歳前半の男性で，12 歳でギランバレー症候群を発症し，現在の足関節可動域は背屈左 5°，右 −5° で，両足関節全方向の筋活動の困難により両足関節プラスチック型短下肢装具を装着している．しかし，日常生活やゴルフは問題なく行えている（ゴルフ歴 22 年，平均スコア 83，ベストスコア 77）．

スイング全体をとおして両足底が地面に接地しており，足底から骨盤，体幹への力の伝達が少なく上半身に依存した動きとなってい

る．バックスイングでは頭部固定がみられ，体幹回旋が大きく生じていた．トップオブバックスイングでの捻転差は約 45° で x-factor stretch は十分に行えているが，ダウンスイングでは骨盤に対して上半身の回旋の割合が大きく，踵が接地したままであるため足底からの反力も十分に得られていない．そのため，右下肢に体重が残存した状態でのいわゆる手打ちとなっており，フォロースルーで左にチキンウイングが出現し，右膝関節伸展位のままでのフィニッシュポジションとなっていた（図 4c, f）．

ラウンドでは地形環境によって立位バランスが不安定となるため下肢は可能な限り固定した状態で，より上半身でのバランスコントロールを強いられた上半身優位のスイングとなっていることが推測される．現在は，疼痛や違和感などの症状は出現していないが，将来的には脊椎や上肢に問題が生じる可能性が示唆される．このように，足関節コントロールが不十分な場合は，骨盤回旋の遅延や体重移動減少により，体幹および上肢への依存割合が増大することが結果から推察された．したがって，傷害予防の観点から体重移動や骨盤回転において足関節機能は重要であることが明確となった．

身体負担の少ないゴルフスイングを行うためには

前述した効率的なスイング動作を基準として，観察および分析を行い，各フェーズの問題点に対する理学療法を展開していく．日常生活における習慣的な不良姿勢や加齢変化に伴う機能低下を認める場合には，姿勢アライメントや身体機能についても必要に応じて詳細に評価していく．また，セットアップ姿勢での骨盤，体幹の運動性の評価も行う．スイング動作では，股関節の内旋・外旋可動域が

第16節　傷害予防に基づいた効率的なゴルフスイング動作の指導とバイオメカニクス　155

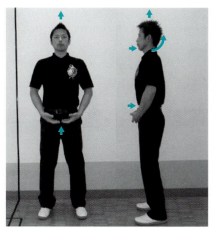

図5　基本的な体幹の緊張を維持した立ち方（basic tension）

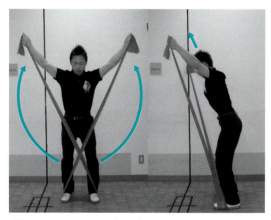

図6　セットアップポジションの安定化エクササイズ

重要であるが，軟部組織による制限だけでなく，craig検査による大腿骨前捻角の確認も望まれる．身体の柔軟性低下を認める場合には，可能な限りの可動性の確保が必要である．そのうえで，身体負担の少ないゴルフスイングを獲得するためのエクササイズを進めていく．以下に主なエクササイズの一部を紹介する．

理想的な姿勢でスイングするためのエクササイズ

　前述したように，不良なセットアップ姿勢を呈するとスイングは非効率的かつ身体負担の大きな動作となる可能性が高い．また，体幹は四肢の基盤であり運動の主体である[15]．そのため，まずは理想的なセットアップ姿勢の獲得が望まれ，静的および動的姿勢を維持するうえで，下部体幹筋の収縮は重要である．特に腹横筋，多裂筋，横隔膜，骨盤底筋は腹腔内圧上昇に関与している．腹横筋は上下肢の運動を行う筋に先行して収縮することから[16,17]，動作の準備段階として意識的に収縮を入れることが望ましいと考える．

a．基本的な体幹の緊張を維持した立ち方（basic tension）（図5）

　体幹を頭尾方向へ伸展することで腹横筋の活動が増大することから[18]，まず頭尾側方向に体幹を伸展し，腹部を背側に引き込む．さらに，骨盤底筋を収縮させるように意識する．収縮は回旋動作を抑制しない程度とする．この姿勢および緊張を基本（basic tension）としてエクササイズやセットアップポジションを行う．

b．セットアップポジションの安定化エクササイズ（図6）

　足底から下肢にゴムバンドを巻き付け，basic tensionを意識しセットアップポジションを保持したまま両上肢挙上運動を行う．

c．股関節内旋・外旋エクササイズ[19]（図7）

　安定した股関節軸での回旋を行うために，椅子の背もたれを把持し，basic tensionを意識した片脚立位にて支持側の股関節の内旋・外旋運動を行う．この時，体幹と骨盤は一体化して動かすようにする．

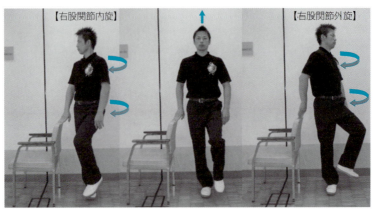

図7　股関節内旋・外旋エクササイズ

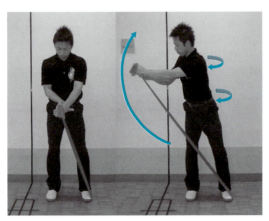

図8　オンブロックを意識したバックスイングエクササイズ

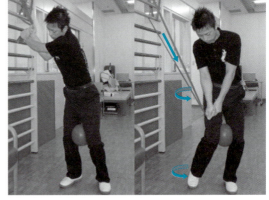

図9　オンブロックを意識したダウンスイングと骨盤回旋エクササイズ

効率的なスイングを獲得するためのエクササイズ

a．オンブロックを意識したバックスイングエクササイズ（図8）

ゴムバンドを使用し，頭部，脊柱，両上肢が一体となりバックスイングを行う．約2秒でバックスイングし，約4秒でダウンスイングからインパクトまで行う．

b．オンブロックを意識したダウンスイングと骨盤回旋エクササイズ（図9）

ゴムバンドを使用し，オンブロックを意識してトップオブバックスイングからインパクトまでの動作を行う．両大腿間にボールを挟むことで，骨盤回旋を誘導する．重心移動に伴い右踵を挙上し右足底内側で地面を押すことも意識する．

c．スイング中の重心移動エクササイズ

トランポリン上でスイング動作を行い，重心移動の認識や足底で地面を押す感覚を高める．

おわりに

ゴルフは，長年にわたり継続可能なスポーツである．そのため，身体負担の少ないゴルフスイングを獲得することは，傷害予防や健康寿命を延ばすうえでも非常に有効であると

考える．スコアを向上させるためにやみくもにスイング練習を行うだけではなく，自らの身体機能を把握し，バイオメカニクス的観点に基づいたスイング分析を行い，そのうえで機能的にトレーニングしていくことが重要といえる．そのための理学療法士による介入は非常に有意義であり，今回紹介した内容がゴルファーおよび患者指導の一助となれば幸いである．

文　献

1) 日本生産性本部（編）：レジャー白書2015，日本生産性本部，2015

2) 渡會公治：ゴルフとスポーツ障害・外傷．治療 **88**：1709-1717，2006

3) 岩本　潤：ゴルフ障害・外傷の疫学．臨床スポーツ医学 **33**：222-226，2016

4) Grieve GP：Common Vertebral Joint Problems. Churchill-Livingstone, New York 1981

5) Oatis CA（著），山﨑　敦，他（監訳）：オーチスのキネシオロジー──身体運動の力学と病態力学．ラウンドフラット，2012

6) 菅谷啓之，他：プロゴルフ選手のスポーツ障害について──アンケート調査より．臨床スポーツ医学 **12**：928-934，1995

7) 菅谷啓之，他：ゴルフスイングにおける脊柱の三次元動作解析．日臨バイオメカ会誌 **17**：157-161，1996

8) 宇於崎孝，他：ゴルフでの実践．臨床スポーツ医学 **32**：962-966，2015

9) Hochmuth D：Golf Physiotherapie. Thieme-Verlag, Stuttgart, 2015

10) 小山佳恵：ゴルフコーチからみた理想とする効率的なスイング．臨床スポーツ医学 **33**：228-233，2016

11) 日本プロゴルフ協会：PGA基本ゴルフ教本 第3版．日本プロゴルフ協会，2013

12) 江連智史：ゴルフスイングにおける動作分析と機能的トレーニング．臨床スポーツ医学 **33**：264-269，2016

13) 福井　勉：力学的平衡理論，力学的平衡訓練．山嵜　勉（編）：整形外科理学療法の理論と技術．メジカルビュー社，2003，pp172-201

14) 福井　勉：体幹からみた動きと理学療法の展開．山口光國，他（編）：結果の出せる整形外科理学療法．メジカルビュー，東京，2009

15) Davies PM（著），冨田昌夫（監訳）：ライト・イン・ザ・ミドル──成人片麻痺の選択的な体幹活動．シュプリンガー・ジャパン，1991

16) Hodges PW, et al：Feedforward contraction of transversus abdominis is not influenced by the direction of arm movement. *Exp Brain Res* **114**：362-370, 1997

17) Hodges PW, et al：Contraction of the abdominal muscle associated with movement of the lower limb. *Phys Ther* **77**：132-144, 1997

18) 石井美和子：多関節運動連鎖からみた腰部の保存的治療戦略．井原秀俊，他（編）：多関節運動連鎖からみた変形性関節症の保存療法，全日本病院出版会，2008

19) 竹井　仁：正しく理想的な姿勢を取り戻す 姿勢の教科書．ナツメ社，2016

第**17**節

野球用語を動作的に考える
―「手投げ」「下半身を使って投げる」とは？

久保田正一[*1]

☑ Summary

投球動作において，現場ではさまざまな「野球用語」が用いられている．「手投げ」「下半身を使って投げる」などがその例であるが，実際に指導を受けた選手はそのような用語でいわれても，実際にどうしていいのかわからない選手も少なくはない．そこで今回，ワインドアップから重心移動までの下半身の動きを，軸脚，踏み出し脚，それぞれバイオメカニクス的にどのような動きが必要なのか説明する．なお，軸脚，踏み出し脚，それぞれの下肢を具体的にどのように動かせば「下半身が使えているのか？」，使えていなければ「手投げ」になる，ということを理解していただければと思う．

Key Words 野球用語，下半身を使う，軸脚，踏み出し脚

はじめに

投球動作において，下半身の重要性は諸家がさまざまな研究で報告しており，投球障害との関連のみでなく，球速などのパフォーマンスにも影響する．野球の現場でもほとんどの指導者や保護者は，前述の重要性を把握しており「下半身をしっかり使って投げなさい」とよく指導している．しかし，この「下半身をしっかり使って投げる」という野球用語を具体的な動作として説明できる指導者は非常に少なく，言葉だけが先行し，実際の動作指導につながっていないことが多々ある．筆者

が運営している野球動作指導練習所BASEBALL-STATION でも「下半身を使え」と指導されながらも，実際はどうしてよいかわからない選手がほとんどである．

そこで今回，「下半身を使って投げる」という野球用語はバイオメカニクス的にどういう動作のことを示しているのか．そして，下半身の使い方には選手間で共通する部分と異なる部分を明らかにし，アプローチするうえでの機能面と動作面の双方から考える必要性を，筆者が今まで選手の動作分析・動作指導の経験をもとに紹介する．

[*1]Masakazu Kubota／くろだ整形クリニック，BASEBALL-STATION

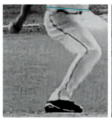 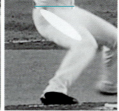 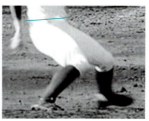

　　a．股関節屈曲大　　　b．股関節屈曲中　　　c．股関節屈曲小

図1　ワインドアップ後の軸脚股関節屈曲

軸脚の動き

　投球動作の重心移動は，まず軸脚に荷重をかけることから始まり（ワインドアップ期），そこから投球方向へ重心を移動させて投球する．そこで骨盤の動きが重要となるが，ワインドアップ時には骨盤は投球方向に対して横向き（三塁方向）に位置している．その後，軸脚の回転から骨盤の回旋へと移行し，骨盤の回旋が体幹，上半身へとつながり腕を振るという動作となる．すなわち，骨盤は横向きのまま投球方向（ホーム方向）へ移動し，ある時期から投球方向へ回旋（右投げであれば左回旋）する．投球方向へ骨盤を向けて立ったまま上半身を捻るだけで投球する場合と，骨盤を投球方向に対し横向きから骨盤を回旋させて投げる場合を比較すると，骨盤を回旋させながら投げるほうの球速が速くなる．よって，骨盤の回旋が投球動作において重要なことは理解できる．渡辺ら[1]は骨盤の回旋速度がボールの初速との間に正の相関関係が認められると報告しており，また一流投手と高校生の比較では，一流投手のほうがより体幹の回旋を使って投げていることが報告されており[2]，体幹の回旋が骨盤の回旋に大きな影響を及ぼしていると考えられる．しかし，骨盤の回旋だけでは球速を上げる要素としては不足しており，投球方向に対して横向きで移動し骨盤の回旋を用いて投げるほうが，球速がさらに増加する．このことを考慮すると，投球動作において骨盤の回旋のみではなく，骨盤の横向きでの移動も必要な動作であることがわかる．外野の選手がバックホーム返球する際は，時速170キロ近い球速となるが，これは助走スピードを骨盤の横移動に変換し，骨盤の回転速度を増加させていると考えられる．それだけ骨盤の横移動と回転運動が球速を上げることに重要であるということがいえる．

　このような骨盤の横移動と回転運動を「十分に用いて投げられる」ことが「下半身を使えている」ということを示していると考えているが，この動作がどのようになれば「使えているか？」という基準が明確ではないのが現状である．

ワインドアップ後の軸脚股関節について

　まず，横移動をするうえで軸脚の股関節の重要性が認識されている．ここでよく用いられる野球用語に，「お尻から移動しなさい（お尻を投球方向へ出しなさい）」「股関節に体重をのせなさい」という言葉がある．いわゆる「ヒップ・ファースト」という動きである．この動きを運動学的に考察してみる．

　図1にワインドアップ後の軸脚股関節屈曲角度が異なる3人の投手の写真を示す．左から順に股関節屈曲角度が大きいことがわかる．重心移動における軸脚股関節の重要なポ

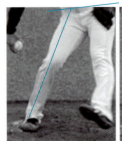
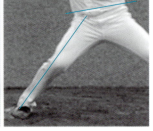

a. 股関節外転・内旋　　b. 股関節屈曲・内旋

図2　軸脚股関節「屈曲」「内旋」「外転」の組み合わせ

a. 重心移動直後　　b. 股関節が外転していく

図3　重心移動での軸脚股関節外転

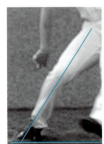
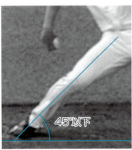
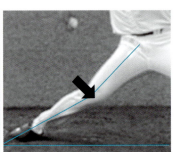

a. 重心移動直後　　b. 回転直前　　c. 回転直後

図4　軸脚の傾き

イントに股関節の屈曲運動がある．しかし，単純に屈曲していることのみが重要なのではなく，このワインドアップから重心移動する際に軸脚の股関節の屈曲・外転・内旋といった，3つの動きの組み合わせで，この動きを行うことが重要である（図2）．

動作指導の中で，この3つの動きのうち，最も獲得が難しいのが「股関節屈曲」であり，その理由として踏み出し脚の影響が考えられる．この時期の踏み出し脚の股関節は屈曲し，下肢が宙に浮いた状態である．望ましい動きは，骨盤の前傾を保ったままで軸足の股関節を屈曲にすることである．しかし，この時期の踏み出し脚の股関節は屈曲し，下肢が宙に浮いた状態にあり，この状態で軸足の股関節を屈曲すると，骨盤が後傾しやすいことが獲得の難しい理由であると考えられる．

横移動について

股関節では，屈曲と内旋に関しては個人差が多いが，外転は共通した動きである（図3）．この股関節外転により動作で横移動を行い，その後内旋が生じ，骨盤の回転を生じさせる．

ここで重要になるのが，どれくらいの長さ（どのくらいの角度）で，股関節外転を続ければよいのかということである．よく「開きをがまんする」という野球用語を用いる時があるが，どれだけがまんすればよいのかということは明確でない．定性的ではあるが，レベルの高い投手を分析すると，ほとんどの投手が足関節・膝関節・股関節を結ぶ線が一直線のまま投球方向へ45°傾斜したあとに膝関節が内に入る，すなわち股関節が内旋する（図4）．この傾きが45°まで傾斜せずに膝が内に

第 17 節　野球用語を動作的に考える　161

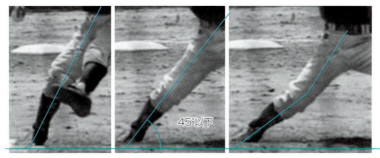
a．45°傾斜していない

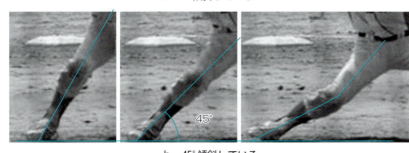
b．45°傾斜している
図5　軸脚傾きの比較

入る，すなわち股関節が内旋すると，横移動が不十分な状態であると考えている．

　図5で比較するが，上段は45°まで傾かずに膝が内に入っているが，下段は45°まで傾いてから膝が内に入っている．この違いが横移動の長さにつながることが考えられ，いわゆる「開きをがまんする」ということであると考えられる．

　これは「踏み出し脚の歩幅」にも関係しており，一般的に「歩幅が広いほうがよい」とされているが，この軸脚の傾きが傾くほど踏み出し足が投球方向に近い場所へ着地する（歩幅が広くなる）ことも理解できる（図6）．当然，この傾き以外にも軸脚の股関節外転運動，骨盤の回転に伴う股関節伸展運動，膝関節伸展運動，足関節底屈運動などで，前方への推進力を得るため，踏み出し脚の歩幅に影響を及ぼす要因はあるが，この傾きの影響が最も大きいと考えている．

　その理由として，傾きが大きいほど，横移動の推進力が増加し，その推進力と骨盤の回

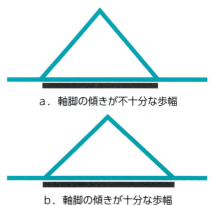
a．軸脚の傾きが不十分な歩幅

b．軸脚の傾きが十分な歩幅
図6　軸脚の傾きと踏み出し脚の歩幅の違い

転で上半身を回転させる力を増加させることが考えられる．しかし，傾けすぎてもよくないことを一色ら[3]は述べており，傾けすぎは踵離れが遅くなり，回転エネルギーをブロックさせ運動連鎖に乱れを生じるため不適切であることも報告されている．どれくらいまで傾けることが適切かは個人差があるため，明確な基準はないが，その後の骨盤の回転に支障を与えるくらいの過大な傾きは不適切であ

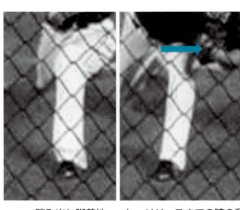

a．踏み出し脚着地　　b．リリースまでの膝の動き
図7 「膝の割れ」という動き

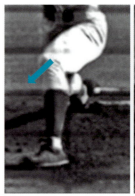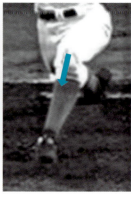

a．内側を向く投手　　b．正面を向く投手
図8 膝の向きの違い

ると考えられる．以上，「下半身をしっかり使う」という軸脚に関する動作的な見解を述べた．

踏み出し脚について

踏み出し脚の役割は「固定」である．前述したように，骨盤は横移動した後に回転するが，その途中で踏み出し脚は着地する．そこで踏み出し脚の役割としては，着地することで前方移行も制動し，横移動から回転運動に変換するか，ということが重要になる．骨盤の回転で上半身を回転させ，腕を早く振るためには，踏み出し脚が固定されていないと骨盤の回転が遅くなってしまう．骨盤の回転が遅くなれば，当然その上に位置する上半身の回転も遅くなってしまう．下（踏み出し脚）が固定されているからこそ，上（骨盤）が加速されるのである．松尾ら[4]は投球速度の向上には，「踏込脚接地からボールリリースまでにかけての踏込脚の加重」が重要だと報告しており，踏み出し脚の固定の重要性を述べている．「膝が割れる」という言葉について，筆者はこの踏み出した脚が着地した後に，踏み出し脚の膝が回転方向に動くことを「膝が割れる」と考えている（図7）．

この踏み出し脚の着地の仕方は大きく分けて2種類あり，それぞれで必要な機能が若干異なってくるため，踏み出し脚の膝の位置に着目した動作分析が必要となる．ステップの位置に関わらず，投手には踏み出し脚の膝が内側を向く投手と正面（やや内側）を向く投手に分かれる（その中間の投手も存在する：図8）．これはどちらが良い悪いではなく，投手の今までの経験や投げやすさ，身体機能の違いにより異なる．しかし，それぞれの膝の向きで，必要な機能，特に柔軟性が変化するため注意が必要である．

まず，重心移動での骨盤の回転に伴う踏み出し脚の股関節の動きについてである．よく「内旋制限があると骨盤がしっかり回らない」などということがある．しかし，この骨盤の回転時には，踏み出し脚の股関節は内旋ではなく，内転をしている（図9）．空間的に骨盤が回転しているので内旋と間違いやすいが，この時の踏み出し脚の大腿骨は地面とほぼ平行の位置まで股関節は屈曲している．その状態で回転すると，股関節は屈曲位での内転の動きとなる．厳密にいうと屈曲と同時に内転しているが，ここでは回転の話を中心に行うため内転に限局して述べる．

膝が内側を向く投手は，大腿骨が内を向くことになり，骨盤の回転に伴い，股関節内転可動域（股関節屈曲位での）が必要となる．

第17節　野球用語を動作的に考える　163

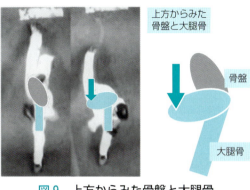

図9　上方からみた骨盤と大腿骨

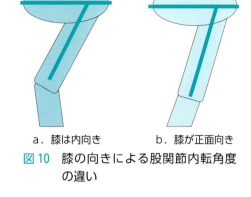

a．膝は内向き　　b．膝が正面向き

図10　膝の向きによる股関節内転角度の違い

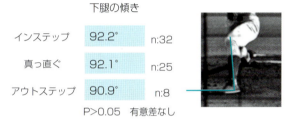

図11　ステップの位置と下腿の傾きの関係

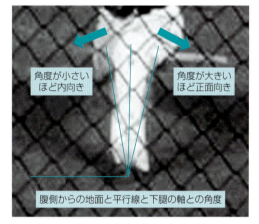

図12　膝の位置と下腿の角度の関係

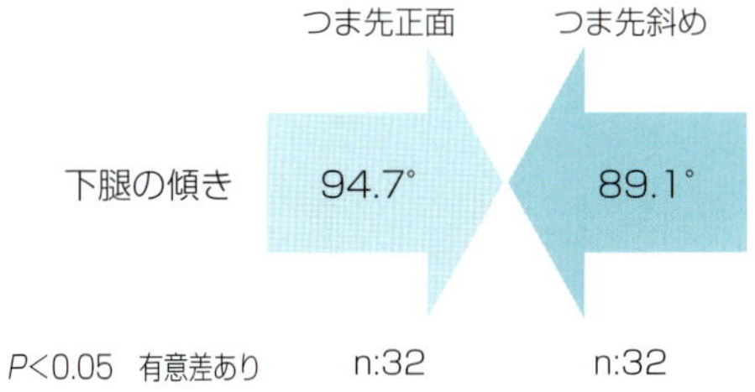

つま先正面　　つま先斜め

下腿の傾き　94.7°　　89.1°

P<0.05　有意差あり　n:32　　n:32

図13　つま先の向きと下腿の傾きの関係

つま先の向きでは，正面向きに比べて斜め向きのほうが優位に傾きが小さかった

股関節内転の可動域が制限されていれば，大腿骨が投球方向に動くことになる．いわゆるこれが，「膝の割れ」である．膝が正面を向く投手も股関節内転の可動域は必要だが，比較すると膝が内側を向いている投手のほうがより股関節の内転可動域が必要である（図10）．

そこで，膝の向きに影響を及ぼす因子を検討した[5]．ステップの位置では，下腿の傾きには有意差はみられなかった（図11）．下腿の傾きは，膝の向きを表しており，角度が小さいほど膝が内向きであり，大きいほど正面向きであることを示している（図12）．角度に有意差がみられたのは，つま先の向きであった（図13）．すなわち，つま先の向きが内向きになれば膝の向きは内向きになりやすく，つま先の向きが正面向きになれば膝の向きは正面向きになりやすいという結果となった[5]．

それぞれのステップの位置における問題点を考える．膝が内向きになる投手は，①股関節屈曲位での股関節内転角度が十分でないと骨盤の回転とともに膝が動いてしまう，②膝

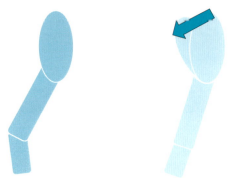

a. 内側を向く投手　　b. 正面を向く投手
図14　膝の向きと股関節外転角度の違い

膝が正面を向くと，膝が内向きに比較して股関節の外転可動域（屈曲位）がないと骨盤の回転（開き）が早くなる．

が正面向きになる投手は，踏み出し脚を出す際に，踏み出し脚の股関節屈曲位での股関節外転角度が十分にないと骨盤が早く回転してしまうことが考えられる（図14）．踏み出し足が着地した時点での骨盤の回転角度は，その時点までの回転角度が少ないほうが，その後の骨盤回転で上半身を回転する力となるため重要な動きとなる．

　この2つの要因の臨床的意義は，機能面と動作面のアプローチの仕方が変わるため，非常に重要な点である．膝の向きが内を向く投手（つま先が内を向く投手）は，股関節屈曲位での股関節内転角度が十分に必要であり，さらに可動域制限があれば，柔軟性を改善するという機能的アプローチと，動きを変えるという動作的アプローチの両面を考えながら進行していかなければならない．また，膝が正面を向く投手（つま先が正面を向く投手）は股関節屈曲位での股関節外転角度が十分に必要であり，さらに可動域制限があれば，柔軟性を改善するという機能的アプローチと，動きを変えるという動作的アプローチの両面を考えながら進行していかなければならない．

アプローチ・指導を行ううえでの注意点

　投球動作において，投球フォームの修正はよく行われる．投球フォームの修正は，機能的なアプローチで改善する場合と改善しない場合がある．そのよう要因の一つとして，機能的な側面と動作的な側面を双方考えてアプローチせずに，どちらか一方の側面だけ考えてアプローチしていることが考えられる．本来その選手の問題が，機能的な問題なのか，あるいは動作的な問題なのかなど，双方の側面を考慮しながらその選手に必要な機能（機能的な動きも，動作的な動きも）を獲得していくようなアプローチ・指導をしていく必要がある．

おわりに

　野球用語は，現場では日常茶飯事に使われている．今回のテーマであった「下半身を使って投げる」もその一つであり，ほかにも多くの野球用語が用いられている．われわれ理学療法士でも，投球動作をしっかりと評価することができていない人は多い．その要因に野球用語の影響も関与しているだろう．しかし，われわれ理学療法士は，動きをみるスペシャリストである．漠然としている野球用語をわれわれなりにしっかりと捉え，きちんと運動学として把握しないと，よいと思って行っているアプローチが選手のために不適切なことも十分考えられる．

　動作につなげるのであれば，必ずまずは動作がどのような動きで行われているのか？それをしっかりと観察・分析し，その動きにつながるようなアプローチが必要である．

　まだまだ投球障害に関して不明な点や，諸家で意見の相違が多々ある．その要因に，投球動作の見方の相違が関係していると考えて

いる．投球動作は多様で，今回説明したように共通しなければならない動きと，それぞれで違う動きとがある．それを明確に分けたうえで検証していかなければ，投球障害を減らすことはできないのではないかと考える．

文 献

1) 渡辺幹彦，他：投球障害肩における野球選手の身体特性 No25 野球．日本体育協会スポーツ医・科学研究報告 **2**：312-314, 1997

2) 渡辺幹彦，他：投球動作における体幹の回旋について―投球動作解析（第2報）―日本体育協会スポーツ医・科学研究報告 **2**：334-336, 1996

3) 一色房幸，他：野球選手の投球動作と足底圧との関係―肩・肘障害に与える影響について．理学療法学 **30**（suppl 2）：43, 2003

4) 松尾知之，他：投球動作指導における着眼点の分類と指導者間の意見の共通性―プロ野球投手経験者および熟練指導者による投球解説の内容分析から．体育学研究 **55**：343-362, 2010

5) 久保田正一，他：投球時のつま先の向きが下腿に与える影響．日本臨床スポーツ医学会誌 **23**：5174-5174, 2015

第18節

動作における運動協調性

阿南雅也[*1]

☑ Summary

　患者が動作を行う際に，自由度を減少して動作を行っているか，また高次のタスク変数を意識して関節運動の協調運動によってタスクの安定化と最適化を確実なものとしているのかを運動協調性の観点から検討する必要がある．そして，運動協調性の改善のためにタスク変数に影響しない範囲での関節運動の変動は許容されつつも，タスク変数を安定化させる適切な動作戦略の獲得，身体運動の再組織化が必要である．今後は，運動協調性を高めた運動プログラムの有効性を確立することが期待される．

Key Words 運動協調性，自由度，冗長性，Uncontrolled Manifold（UCM）解析

はじめに

　ヒトは動作に多くの自由度をもっているが，制御しなければならない．さらに運動の協調とは筋や関節などの冗長な自由度を制限する過程であり，身体を制御可能な系に変換することであるといわれている[1]．これまでの動作におけるバイオメカニクス的な研究結果に加えて，臨床において患者が行っている動作がどのように達成されているか運動協調性の観点からも動作分析を行うことで，新たな重要な問題点に対して理学療法アプローチを立案できる可能性がある．

　そこで本稿は，まず運動協調性のバイオメカニクスについて述べ，次いで動作分析にど

う活かすか，今後の臨床への応用と研究の方向性について述べる．

運動協調性のバイオメカニクス

　身体運動における自由度とは，運動のために独立して動くことができ，制御されなければならない変数の数である[2]．もともと生体は，多くの自由度を駆使してタスク（課題）を達成する一方で，タスク達成において重要でない点にはあまり注意を払っていないとされている[1]．また，ある特定のタスク目標を実現するための各関節角度や各筋活動量の組み合わせは無数にあり，さらにヒトにおいてタスクは全身運動であるため多くの自由度を

[*1]Masaya Anan／大分大学福祉健康科学部理学療法コース

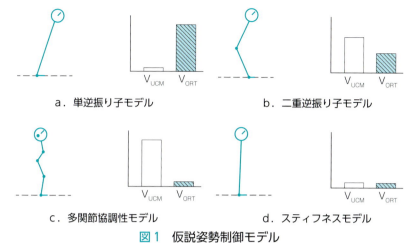

図1 仮説姿勢制御モデル
V_{UCM}：タスク達成に影響を与えない変動要素，V_{ORT}：タスク達成に影響を与える悪い変動要素（Hsu WL, et al：Control and estimation of posture during quiet stance depends on multijoint coordination. J Neurophysiol 97：3024-3035, 2007 より転載）

制御しなければならない．よって，このタスクを達成するためには運動協調性の利用が重要である．図1は静止立位時の矢状面における関節の自由度の数に対する姿勢制御を示している[3]．ここでのタスクは身体重心を支持基底面内にとどめ，立位姿勢を保つことである．

ここで3つの仮定について説明する．一つ目に立位姿勢制御の特徴が単逆振り子モデル（自由度が足関節のみ；図1a）に近似している場合，その自由度は1であり足関節の運動だけが身体重心位置の動きに影響する．次に二重逆振り子モデル（自由度が股関節と足関節；図1b）に近似している場合，自由度は2であり身体重心位置は2つの関節の組み合わせで決まる．そして，頸椎や腰椎，膝関節の運動まで加わった多関節協調性モデル（図1c）の場合，自由度は5であり身体重心位置に影響を与える関節の組み合わせは大幅に増える．このことが随意運動における「自由度問題」である．また，タスクを達成するのに過剰な自由度が存在することは冗長性と呼ばれ，自由度の問題は冗長性の問題とされる．

この問題に対する解決方法の一つが，余分な冗長性を取り除き自由度を減らすことである[2]．例えば乳児の自立座位の発達において，一人では座っていられない生後4～5.5ヵ月から上肢で身体を支えることで自立して座ることができる生後5～6.5ヵ月までに頭部・体幹の自由度を減じた姿勢制御戦略を指向する．これは新しいスキルを学習する時に，まだ協同収縮系が適切に組織化されていないためにみられる現象であるとされている[4]．また，自由度には加齢や疾患による影響もあり，高齢者では立位姿勢制御において，外乱後に身体重心位置を安定化させる際に，多関節を柔軟に制御する補償戦略を失うとされている[4]．さらに変形性膝関節症（以下，膝OA）患者は，歩行時の膝関節周囲筋の共同収縮[5]やスティフネス（stiffness）[6]が増大するとの報告もある．これは歩行時に共同収縮によって膝関節安定性を高めるためで，そのために自由度を減少させ，画一的な歩容を呈すると考えられている．しかし，膝関節の自由度を減少した動作を行っているために正常な膝関節運動が阻害され，膝関節へのメカニカルストレスを増大させている[7]とも考えられる．

もう一つの解決方法は，冗長な自由度を活かして協調運動の実現に影響を及ぼす関節運

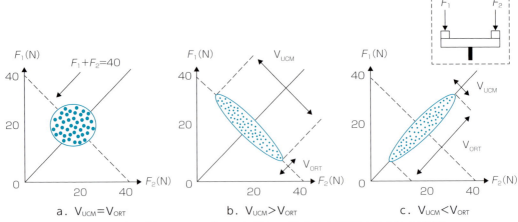

図2　2本の指で2つのボタンを押し一定の力を発揮するタスクの例

2つの力の計測データは，aはそれぞれが20Nに近い値をとる（$V_{UCM}=V_{ORT}$）ため円形の塊で形づくる，bは$F_1+F_2=40N$となる点線に沿って分布する（$V_{UCM}>V_{ORT}$），cは$F_1+F_2=40N$となる点線に直交する実線に沿って分布する（$V_{UCM}<V_{ORT}$）という，大きく3つのパターンに分類できる．V_{UCM}：タスク達成に影響を与えない協調した変動要素，V_{ORT}：タスク達成に影響を与える悪い変動要素（Latash ML：Synergy. Oxford University Press, New York, 2008 より転載）

動のばらつきを質・量ともに変えてしまうことである[2]．これまで運動のばらつきは，データ解析を複雑にするやっかいな要素であるノイズとしてみなされてきた．人間の中枢神経系は「シナジー（synergy）」と呼ばれる構造単位で冗長性をもつ多要素を制御しているとされており，シナジーの考え方では，すべての自由度が運動に効果的に用いられることを意味している．つまり，関節運動のばらつきをタスク遂行のために利用していると捉えることが重要である．Bernstein[1]は，このことを鍛冶屋がハンマーを振り下ろす作業を例にして，一連の動作のかたちが毎回まったく同じということは決してないが，最終的な目標である打点は一定になるように制御していることを説明している．このように動作に観察される関節運動のばらつきは，そのすべてが動作の遂行に寄与しており，変化する状況下での動作の安定性と適応性を確実なものとしている[8]．

タスクを安定して達成するために必要な，運動協調性を定量的に評価する手法の一つとして，Uncontrolled Manifold（UCM）解析がある．この解析法では，動作を遂行するにあたりタスクに関わる制御されるべきパラメータ（タスク変数：例えば，安静立位時の足圧中心座標，椅子からの立ち上がり動作時の身体重心座標，歩行時の遊脚肢足部座標など）を安定化させるように，そのタスク変数に寄与する身体の各運動要素（要素変数：例えば，筋活動，関節運動など）が機能すると仮定している[9]．そして，「要素変数」の個々の試行ごとのばらつきが，高位にある特定のタスク変数を実際に安定化，または最適化させることが可能かどうかを調べることができる[10]．このUCM解析により，タスク達成に影響を与える悪い変動要素（V_{ORT}）と，タスク達成に影響を与えない協調した変動要素（V_{UCM}）を定量的に求めることができる[11,12]．UCM解析の例を説明する．両方の人差し指で2つの力センサーを素早く押して全体で40Nの力を産生するタスクを行う場合，2つの力（F_1，F_2）の計測データをプロットすると図2のように表わすことができる[13]．ここでタスク変数は2つの力の合計（F_1+F_2），要素変数は2つの力（F_1，F_2）の大きさである．矢印の大き

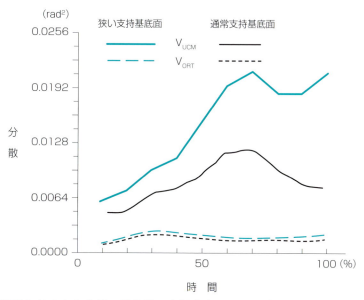

図3 椅子からの立ち上がり動作時の水平方向における身体重心位置のシナジー
　繰り返される試行間での関節運動のばらつきの分析が，各関節のばらつきが進行方向の身体重心位置に関してシナジーがあることを示す．また，狭い支持基底面の椅子からの立ち上がり動作ではシナジーがさらに増大している．V_{UCM}：タスク達成に影響を与えない協調した変動要素，V_{ORT}：タスク達成に影響を与える悪い変動要素（Black DP, et al：Uncontrolled manifold analysis of segmental angle variability during walking：preadolescents with and without Down syndrome. *Exp Brain Res* 183：511-521, 2007 より転載）

さが V_{UCM} 方向および V_{ORT} 方向のばらつきの大きさを示す．a は 2 つの力がそれぞれ 20N に近い値に分布し，b は $F_1+F_2=40N$ となる点線（V_{UCM} 方向）に沿って分布している（$V_{UCM}>V_{ORT}$）．また，c では $F_1+F_2=40N$ となる点線に直交する実線（V_{ORT} 方向）に沿って分布している（$V_{UCM}<V_{ORT}$）．b に着目すると，この 2 つの力の関係は，一方の力が平均的な値より低い値を産生した場合，他方の力はより高い値を産生することを示している．そのため，2 つの力の関係は全体の力を安定化するよう寄与し，要素間に協調的な関係があることから V_{UCM} 方向のばらつきが V_{ORT} 方向のばらつきよりも大きい場合（$V_{UCM}>V_{ORT}$）はシナジーが存在していると解釈される．UCM 解析は，これまでにも歩行や椅子からの立ち上がり動作，静止立位などにおいて，加齢や疾患による運動制御の変容を検討するために適用されている[9, 14〜17]．

　UCM 解析の先行研究を紹介する．椅子からの立ち上がり動作では，タスク変数に進行方向の身体重心座標を選択した場合に，$V_{UCM}>V_{ORT}$ を反映するシナジーがより増大した[18]．このシナジー増大は，殿部離床直後にもっとも大きかった（図3）．さらに，足部の支持基底面を狭くして体性感覚の情報を減じた条件や，視覚情報を減じた条件のような難易度の高い制約条件下では，タスク変数に進行方向の身体重心座標を選択した場合に，通常の椅子からの立ち上がり動作時よりもシナジーがもっとも増大した．つまり，殿部離床後は身体重心の前方移動から上方移動への切り替えが要求されるため，支持基底面内に身体重心を安定させる制御に関するシナジー要求が高まったと解釈できる．

　筆者は，さらにこの UCM 解析を用いて膝

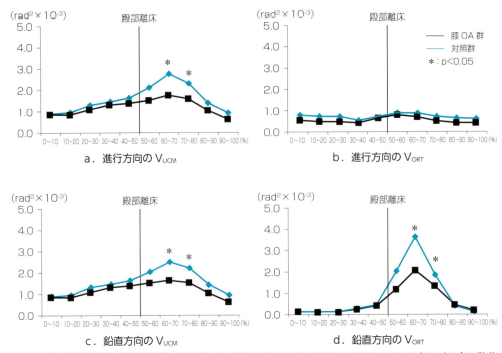

図4 変形性膝関節症患者（膝OA群）と健常高齢者（対照群）の椅子からの立ち上がり動作時の進行方向と鉛直方向における身体重心位置に影響を及ぼすセグメント角度の分散（V_{UCM}）と影響を及ぼさないセグメント角度の分散（V_{ORT}）

OA患者の椅子からの立ち上がり動作時の運動協調性についての計測を行った[19]．その結果，膝OA患者では健常高齢者と比較して，タスク変数に身体重心座標を選択した場合に，進行方向の V_{UCM} が有意な低値，および鉛直方向の V_{UCM} と V_{ORT} が有意な低値を示した（図4）．また，膝OA患者では健常高齢者と比較して試行間の大腿セグメント角度のばらつき（分散）が有意な低値を示した．これらのことから，膝OA患者の椅子からの立ち上がり動作は，身体重心の制御における関節運動の協調性が減じた動作パターン，特に鉛直方向は画一的で運動協調性を利用していない動作パターンをとっていることが考えられた．また，大腿部のタスクの試行間の分散を小さくしていたことから，特に大腿部の自由度を減じたパターンにてタスクを遂行していることが示唆された．

運動協調性の動作分析

運動協調性を高めている状態とは，前述のとおり運動の「かたち」自体ではなく，「タスク」に対して運動が調整されている状態であるといわれている[11]．つまり，動作分析の際に関節角度や関節モーメントなどの情報に付け加えて，患者が何をタスク変数として制御しているかを明らかにする必要がある．

例えば，手を横から上げるように指示した場合，患者それぞれでタスク変数が異なるために，さまざまな運動パターンがみられる可能性がある．正常運動に対して，一つは手を上げることを意識しているために，肩関節外転運動だけでなく肘関節屈曲や体幹側屈の代償が生じる場合があり，「手を横から上げてください」というだけでなく，タスク変数を統一するためにセラピストが正常運動を示し

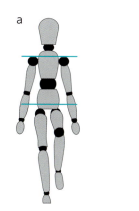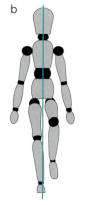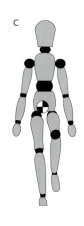

図5 片脚立位トレーニング
従来の立位での鏡をみながら体幹を傾斜しないように意識した片脚立位動作を行うのではなく(a, b),身体重心位置のような高次のタスク変数を意識した動作戦略の獲得を目指すことで(c),運動協調性の改善が期待できる

たり,患者の肩関節に触れながら「ここの関節だけを動かして上げてください」と指示を追加させたりすることで,動作の修正が可能かどうか確認する.また,背臥位の患者に対して「股関節と膝関節を曲げてください」と指示すると踵がベッドから離れ,曲線運動を行う場合がある.その運動では,股関節と膝関節が協調して動いておらず,下肢筋の制御がうまく行えていない状態と考えられる.そこでタスク変数として踵を意識させ,踵を動かしたい方向に直線的に動かすように指示することで修正が可能か確認する.これらのことから,患者の運動協調性が低下している原因が,機能障害による問題なのか,それとも回復が難しい機能不全の問題なのかを判別することが重要であり,正しい運動パターンが獲得できていない原因を評価しなければならない.また,大きくみると協調的に動かせる場合でも,小さく(関節副運動など)みると機能不全である場合も考えられる.感覚運動システムを口頭指示にて修正できない場合は,筋または関節機能に修正できないほどの機能障害を有するか,中枢神経系も含めた問題を有するか,疼痛などの問題を有するかの可能性が考えられる.

運動協調性の改善を目指したアプローチと今後の研究の方向性

膝OA患者の膝関節不安定性に対する共同収縮のように,運動の協調性低下により,患者の動作戦略が疾患の進行に関連していると考えられる場合を考えると,運動協調性の改善,適切な動作戦略の獲得,身体運動の再組織化が必要である.

先行研究にてKrishnanら[20]による歩行時のUCM解析によると,前額面での下肢のセグメント角度の試行ごとのばらつきは歩行遊脚中期の間,遊脚の軌道安定化のためにより重要であり,歩行遊脚期において加齢変化はこの安定化に影響を与えなかったと報告している.つまり,歩行遊脚期において安定化されているのは各関節の運動そのものではなく,高次のタスク変数である遊脚側の足部や身体重心位置であり,タスク変数に影響しない関節運動の変動は許容されつつも,タスク変数に影響を与える悪い変動の幅を抑えていることが示唆される.したがって,股関節外転筋群の機能改善のための立位での立脚側の股関節内転運動を意識した骨盤側方シフトや,鏡をみながら体幹を傾斜しないように意識した片脚立位動作を行う際には(図5a, b),身体

重心位置のような高次のタスク変数を意識した動作戦略の達成のための指示や修正を追加し，それの獲得を目指す（図5c）ことで，運動協調性の改善につながる可能性が期待できる．

また，矢状面での下肢の関節角度の試行ごとのばらつきは，身体重心位置の鉛直方向の移動の間，身体重心位置の軌道安定化のためにより重要である．スクワットやフォワードレンジ，椅子からの立ち上がり動作や着座動作などの荷重位での膝関節屈曲運動に対して，タスク変数を身体重心位置としての鉛直方向の制御を適切に行える手法を行うべきである．例えば，椅子からの立ち上がり動作をスムーズに行えない患者では，殿部離床後は最初に膝関節伸展が起こり，その後に股関節伸展によって体幹を直立位にするような動作がみられる．これは多関節を協調した動作が行えていない状態であり，そのような患者には股関節と膝関節の協調した運動を再組織化するように理学療法を行うべきである．したがって，身体重心位置の鉛直方向の制御時に多関節協調性が獲得できていない場合は，原因となる筋の適切な出力制御ができるように再学習すべきである．そこで，まず体幹を直立位に保持した状態でのスクワット動作を行う（図6a）．この場合は，体幹および頭部の自由度を減らすことができ，股関節がタスク変数，大腿および下腿部が要素変数となるため，下肢のみの運動協調性の再構築が期待できる．その後，体幹前傾を伴った状態でのスクワット動作を行う際では（図6b），体幹および頭部の自由度が増え，身体重心位置がタスク変数となるため，身体重心を直線的に動かすことが要求され，身体全体の運動協調性の再構築が期待できる可能性がある．このように，まずは自由度を減じた状態でのタスクを行い，その後，自由度が増えた状態でのタスク変数の制御が可能かを確認していく必要がある．

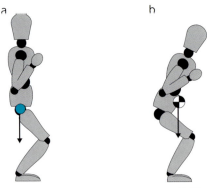

図6　スクワット動作における協調運動の考え方
a：股関節と膝関節が協調した運動体幹を直立位に保持した状態でのスクワット動作．体幹および頭部の自由度を減らすことで，股関節がタスク変数となる
b：体幹前傾を伴った状態でのスクワット動作．体幹および頭部の自由度が増え，身体重心を直線的に動かすことが要求されるため身体重心位置がタスク変数となる

理論的なエビデンスに基づいて考案されたこの方法の効果は，臨床的には感じているが，実際にこの理論により患者の運動協調性が改善するのか明らかにすることが今後の研究の課題である．タスク変数を視覚化するためのツールとしてモーションセンサーデバイスであるkinect for windows（Microsoft社）があり，低コストで，携帯可能，身体へのセンサーを貼付することが不必要といった利点があり，信頼性や妥当性も検討されてきている[21]．さらに現在，自宅で運動できるインタラクティブ・プログラムなども開発され，理学療法に応用されている．今後は，運動協調性を高めた運動プログラムの有効性を確立することが期待される．

文　献

1) Bernstein NA：The co-ordination and regulation of movements. Pergamon Press, New York, 1967

2) 久保雅義：協調性障害に対する運動療法. 理学療法 **30**：44-51, 2013

3) Hsu WL, et al：Control and estimation of posture during quiet stance depends on multijoint coordination. *J Neurophysiol* **97**：3024-3035, 2007

4) Hsu WL, et al：Age-related changes in joint coordination during balance recovery. *Age* **35**：1299-1309, 2013

5) Schmitt LC, et al：Influences on knee movement strategies during walking in persons with medial knee osteoarthritis. *Arthritis Rheum* **57**：1018-1026, 2007

6) Hubley-Kozey C, et al：Muscle co-activation patterns during walking in those with severe knee osteoarthritis. *Clin Biomech* **23**：71-80, 2008

7) Lewek MD, et al：Quadriceps femoris muscle weakness and activation failure in patients with symptomatic knee osteoarthritis. *J Orthop Res* **22**：110-115, 2004

8) Latash ML, et al：Motor control strategies revealed in the structure of motor variability. *Exerc Sport Sci Rev* **30**：26-31, 2002

9) Scholz JP, et al：The uncontrolled manifold concept：identifying control variables for a functional task. *Exp Brain Res* **126**：289-306, 1999

10) Latash ML, et al：Postural synergies and their development. *Neural Plast* **12**：119-130, 2005

11) Schöner G：Recent developments and problems in human movement science and their conceptual implications. *Ecol Psychol* **7**：291-314, 1995

12) Latash ML, et al：Hierarchies of synergies in human movements. *Kinesiology* **40**：29-38, 2008

13) Latash ML：Synergy. Oxford University Press, New York, 2008

14) Papi E, et al：Analysis of gait within the uncontrolled manifold hypothesis：Stabilisation of the centre of mass during gait. *J Biomech* **48**：324-331, 2015

15) Krishnamoorthy V, et al：Muscle synergies during shifts of the center of pressure by standing persons：identification of muscle modes. *Biol Cybern* **89**：152-161, 2003

16) Greve C, et al：Not all is lost：Old adults retain flexibility in motor behaviour during sit-to-stand. *PLoS ONE* **8**：e77760, 2013

17) Black DP, et al：Uncontrolled manifold analysis of segmental angle variability during walking：preadolescents with and without Down syndrome. *Exp Brain Res* **183**：511-521, 2007

18) Scholz JP, et al：Effects of varying task constraints on solutions to joint coordination in a sit-to-stand task. *Exp Brain Res* **141**：485-500, 2001

19) 阿南雅也, 他：変形性膝関節症患者の椅子からの立ち上がり動作はいかなる関節運動の協調性により成り立っているか. 理学療法学 **42**（Suppl 2）：O-0659, 2015

20) Krishnan V, et al：The effects of age on stabilization of the mediolateral trajectory of the swing foot. *Gait Posture* **38**：923-928, 2013

21) Clark RA, et al：Validity of the Microsoft Kinect for providing lateral trunk lean feedback during gait retraining. *Gait Posture* **38**：1064-1066, 2013

第19節

動作のタイミングと力学的解釈

近藤崇史[*1]

☑Summary

　視覚的な動作観察・分析では，変位・速度の観察を行うことが重要である．さらに動作を時系列変化の中で分析するには，一つの方法としてタイミングを考慮に入れた分析が有用である．動作のタイミングには，絶対的なタイミングと相対的なタイミングが存在するが，臨床的には相対的に時間や運動を捉える相対的なタイミングが重要である．理学療法評価では，それぞれの症例の動作の特徴や治療の効果判定の指標としてタイミングの違いを動作観察・分析に活用できることが大切である．

Key Words 動作観察，タイミング，変位，速度

理学療法評価における動作のタイミング

　物理的に物体の運動を捉えると，物体が運動し位置が変化した量を変位量（変位），単位時間あたりの変位量を速度，単位時間あたりの速度の変化量を加速度と，物体の運動は変位量，速度，加速度により表現ができる．理学療法評価の歩行観察を例にあげると，変位の観察は，歩行立脚期前半に下腿（脛骨）が外方に傾斜する，歩行立脚期後半に体幹が外側に傾くなどがあげられ，また速度の観察では歩行立脚期前半の足底接地が速いなど，変位と速度は観察からも十分捉えることは可能である．しかし，加速度の観察に関しては，

高価な動作解析の機器などを用いない限り，視覚的には容易ではない．視覚的な動作観察において，変位と速度を的確に捉えることは理学療法士にとって必須のスキルといえる．そのうえ，動作の分析では動作の一場面を切り取るのみではなく，動作の連続性を踏まえた時系列的な視点に立った観察・分析が重要となる．

　変位および速度の観察を進めるうえで，変位の解釈に時間的要因を加えたタイミングの分析・解釈は臨床上有用であり，動作のタイミングには絶対的な動作の所要時間の違いや相対的に全体の動作時間の何パーセントの時点である動作が生じるかなど，絶対的な面と相対的な面が内在する．なかでも動作観察場

[*1]Takashi Kondo／文京学院大学スポーツマネジメント研究所

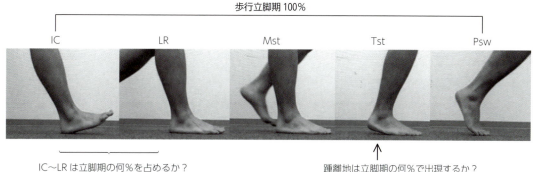

図1 歩行動作のイベントのタイミング
IC：Initial Contact（初期接地），LR：Loading Response（荷重応答期），Mst：Mid Stance（立脚中期），Tst：Terminal Stance（立脚後期），Psw：Pre Swing（前遊脚期）

面では，相対的なタイミングを観察・分析することは重要である．相対的なタイミングには，歩行立脚期の時間の何パーセントの地点で歩行のイベントとなる動作が起こるか（時間的なタイミング），スクワット動作の下肢関節の相互の運動の違い（体節間のタイミング），さらには動作の遂行にあたり共同筋の筋活動の順序性[1,2]（筋活動のタイミング）などがあげられる．

今回は相対的なタイミングの中でも，歩行動作のイベントのタイミング（時間的なタイミング），片脚スクワット動作の下肢関節の相互の運動の違い（体節間のタイミング），中間評価のタイミングに関して力学的解釈を交えて考える．

歩行動作のイベントのタイミングと力学的解釈

歩行動作では，立脚側の下肢には立脚初期に荷重応答・衝撃吸収，立脚中期には支持，立脚後期には推進を行うことが求められる[3]．立脚期前半を例にあげると，歩行周期を100%とした際に，initial contact（初期接地）からloading response（荷重応答期）までの時間を0〜12%，0〜10%，0〜15%とある程度の時間の幅を有しており[3〜5]，歩行動作のイ

ベントに関してはさまざまである．臨床的にも歩行動作のイベントに関しては，1歩ごとにばらつきがあり，多くの場合でそれぞれの症例の歩行の特徴を反映する．このような背景からもある程度のばらつきがあることを踏まえた動作観察・分析を行う必要があると考える．

今回の歩行動作の分析には三次元動作解析装置VICONと床反力計を使用し，全身に関わるデータは，plug-in-gait full body modelに準じて算出した．歩行立脚期時間全体に占めるイベント動作のタイミングを，①歩行立脚期前半（initial contactからloading response）と②歩行立脚期後半〔terminal stance（立脚後期）からpre swing（前遊脚期）〕の2つの場面に分けて紹介する（図1）．各イベントの定義は，両下肢の足部のマーカーの位置座標，床反力，フットスイッチなどから判断した．

歩行立脚期前半のタイミングと力学的解釈（initial contact からloading response）（図2）

歩行立脚期全体を100%として，歩行立脚期前半（initial contactからloading response）の占める時間の割合と歩行立脚期前半の動作中の下肢3関節の力学パラメータ（関節角度，関節モーメント，関節パワー）の関係を検討

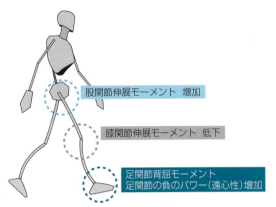

図2 歩行立脚期全体に占める歩行立脚期前半の時間と下肢関節力学作用の関係（歩行立脚期前半の占める時間が大きくなる場合）

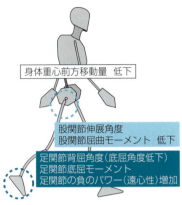

図3 歩行立脚期全体に占める踵離地のタイミングと歩行立脚期後半の下肢関節力学作用の関係（踵離地のタイミングが遅れて出現する場合）

した．歩行立脚期全体に占める時間に対して歩行立脚期前半の割合が大きいほど，歩行動作では股関節伸展モーメントは大きく，膝関節伸展モーメントは小さく，足関節背屈モーメントは大きかった．下肢関節パワーでは，足関節の負のパワー（遠心性パワー）が大きかった[6]．

歩行立脚初期の荷重応答・衝撃吸収は，膝関節伸展筋と足関節背屈筋により動作を行う[3,7]とされるが，今回の結果では歩行立脚期前半の時間の割合の増加とともに膝関節伸展モーメントよりも足関節背屈モーメントのブレーキ作用が多く発揮されると考えられた．

歩行立脚期後半のタイミングと力学的解釈（terminal stance から pre swing）（図3）

歩行動作の立脚中期から後期にかけては，踵離地をきっかけに推進へとつながる．踵離地のタイミングが歩行立脚中期から後期への切り替えのポイントである．踵離地のタイミングの違いと歩行立脚期後半の下肢3関節の関係を力学的に解釈することは，歩行分析を進めるうえで有用な指標となりうる．文献[8,9]では，歩行踵離地のタイミングが遅れることがアキレス腱炎症例が関係することとされている．

歩行立脚期全体を100%として，踵離地が出現する時間的なタイミングと歩行立脚期後半（terminal stance から pre swing）の歩行動作の力学的要因の関係を検討した[10]．踵離地の出現するタイミングが遅れるほど，歩行立脚期後半には身体重心の前方移動量が低下した．また下肢関節角度では，股関節伸展角度は小さく，足関節背屈角度は大きく，足関節底屈角度は小さかった．下肢関節モーメントでは，股関節屈曲モーメントは小さく，足関節底屈モーメントは大きかった．下肢関節パワーでは，足関節の負のパワー（遠心性パワー）が大きくなった．先行研究[11]では，歩行立脚期後半の前方推進機能は股関節と足関節の代償関係が報告されており，踵離地のタイミングが遅れる歩行動作では足関節底屈モーメントによる蹴り出し動作が優位となり，股関節屈曲モーメントによるものよりも優位に行われる可能性が考えられた．

しかし，前述の歩行立脚期前半および後半の時間的タイミングと歩行動作の関係は，健常者のデータのみを検討した結果であり，高

齢者や外反母趾などの足部形態異常を有する症例などにおいても，歩行立脚期前半の時間の延長や踵離地のタイミング遅延はあることから，臨床的にはさらなる検討が必要である．臨床場面で歩行動作の観察・分析を行う場合には，動作の時間的なタイミングを踏まえたうえで障害像の評価や治療効果の判定を確認することが重要である．

片脚スクワット動作の下肢関節の運動の違い（体節間のタイミング）

片脚スクワットはリハビリテーションの場面では，スクリーニング，筋力トレーニングなどの多岐の目的で活用される．先行研究では，片脚スクワットは股関節の機能評価としての有用性を示唆するものや[12]，性差の比較では女性は股関節屈曲角度，体幹前傾角度が低下すること，股関節内転角度，膝関節屈曲角度が増加することが報告されている[13～16]．

今回は片脚スクワット動作の矢状面上の下肢関節（股関節，膝関節，足関節）について検討する．対象は健常成人とし，計測に用いた手法は三次元動作解析装置 VICON と床反力計を使用し，全身に関わるデータは，plug-in-gait full body model に準じて算出した．

片脚スクワット動作のそれぞれの対象の特徴を分けるため，動作中のサポートモーメント[17]（股関節・膝関節伸展モーメント，足関節底屈モーメントの和）が最大値をとる時間の各関節の関節モーメントを抽出し，サポートモーメントに対するそれぞれの関節の比率を算出した．対象ごとのサポートモーメントに占める各関節の比率から，今回は膝関節伸展モーメントの割合が大きいケース（女性2名）と下肢3関節の割合に偏りが少ないケース（男性1名）をピックアップし，実際の計測データを交えて紹介する．

臨床的に関節モーメントを検討する際には，関節モーメントは外力（床反力）の大きさと各関節の距離から算出されること[18]から床反力ベクトルと各関節の距離を観察することは重要である．床反力ベクトルは，床反力作用点から身体重心の方向に向かうとされ[19]，臨床的にはあらゆる動作場面において，福井の身体重心推定法[20]による身体重心ならびに床反力作用点をおおよそ推定することで比較的容易に床反力ベクトルを動作観察に応用できると考える（図4）．

最初に片脚スクワット動作中の動作解析により算出される股関節，膝関節，足関節の関節中心と床反力ベクトルの距離の経時的変化を検討する（図5）．片脚スクワット動作の動作時間は，片脚立位からスクワット動作により身体重心が最も低い位置に至るまでを100%とし，各被験者で時間を正規化した．図5からも明らかなように，下肢3関節の割合に偏りが少ないケースでは，動作時間の経過とともに下肢3関節の関節中心と床反力ベクトルの距離に偏りが少ないことがわかる．一方，膝関節伸展モーメントの割合が大きいケース①では，動作の開始後の早い時間から膝関節中心と床反力ベクトルの距離のみ大きくなっていた．さらに動作の最終局面においても股関節，足関節中心と床反力ベクトルの距離が膝関節中心との距離と比べて小さいことがわかる．

次に片脚スクワット動作中の股関節・膝関節・足関節の矢状面上の関節角度の経時的変化を検討する（図6）．下肢3関節の割合に偏りが少ないケースでは，下肢3関節の角度の変化量に偏りが少なく，また単位時間あたりの角度の変化量（角度変化の速さ）にも偏りが少なかった．一方，膝関節伸展モーメントの割合が大きいケース②では，股関節屈曲角度変化量が少ないこと，動作時間前半の膝関節屈曲運動の単位時間の変化量に対して，股

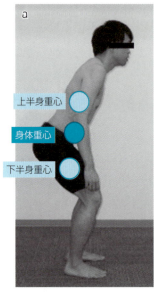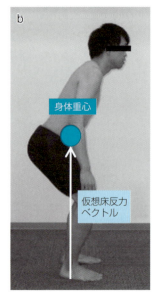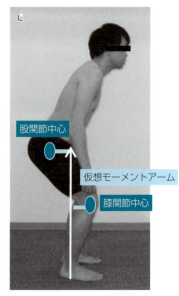

図4　身体重心，床反力ベクトル，関節モーメント（モーメントアーム）推定法
　a：上半身・下半身質量中心から身体重心を推定
　b：床反力作用点から身体重心へ仮想線を結ぶ＜仮想床反力ベクトル＞
　c：床反力ベクトルと関節中心の距離を推定＜仮想モーメントアーム＞

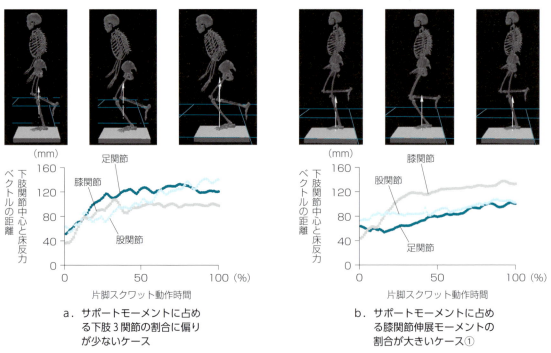

a．サポートモーメントに占める下肢3関節の割合に偏りが少ないケース

b．サポートモーメントに占める膝関節伸展モーメントの割合が大きいケース①

図5　片脚スクワット動作中の股関節・膝関節・足関節中心と床反力ベクトルの距離

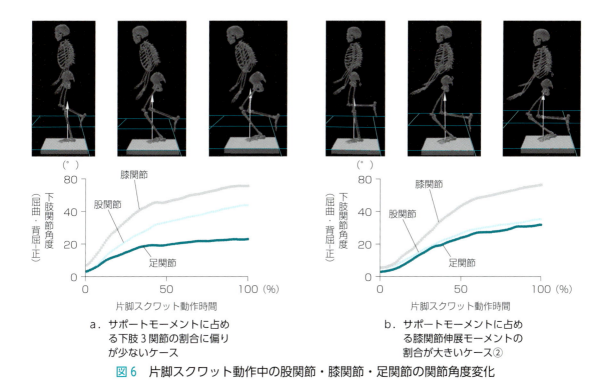

図6 片脚スクワット動作中の股関節・膝関節・足関節の関節角度変化
a．サポートモーメントに占める下肢3関節の割合に偏りが少ないケース
b．サポートモーメントに占める膝関節伸展モーメントの割合が大きいケース②

関節屈曲運動の単位時間あたりの変化量（角度変化の速さ）が少ないことがわかる．これらの結果は，片脚スクワット動作中の股関節の屈曲運動の速さが膝関節の屈曲運動の速さに比べて遅いことを示していると考えられる．

今回の下肢関節中心と床反力ベクトルの距離および下肢関節角度の経時的変化と同様に，臨床の場面においても動作の開始後の比較的に早い時間から，それぞれの症例の動作の特徴が表れることを経験する．片脚スクワット動作のみならず動作分析の際には，一つの関節の角度の変化量のみに着目するではなく，動作を時系列の変化で捉え，各関節の相互の角度の変化量の違い，および単位時間あたりの角度の変化量（角度変化の速さ）の違いにも着目し，評価・介入を進めることが重要である．

中間評価のタイミング

臨床場面では関節可動域，筋力などの機能評価と動作などの能力評価は，直接的に結びつきにくく解釈が容易ではないことが多い．障害の状況や治療の効果判定を簡便に行うために，能力評価（動作評価）と機能評価の間にはいる中間的な評価（中間評価）が必要となると考える[21]．今回は，臨床的に股関節・下部体幹領域の前額面における中間評価を考える．福井[20]は，下肢機能軸の幅で足幅を開いた立位姿勢での骨盤並進運動では，並進運動側の骨盤が挙上するものを股関節内転運動による骨盤並進運動，並進運動側の骨盤が下制するものを腰椎側屈による骨盤並進運動とした．この2つの骨盤並進運動の動作パターンを分けることは臨床上で有用である．例えば，片脚スクワット，フォワードランジなどの下肢の支持性（安定性）が求められる動作課題において，骨盤挙上による骨盤並進運動

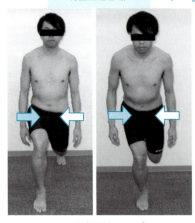
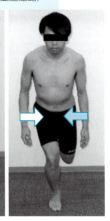

a．骨盤挙上タイプ　　　　　　b．骨盤下制タイプ

図7 骨盤並進運動の動作のタイプとフォワードランジ動作・片脚スクワット動作の関係

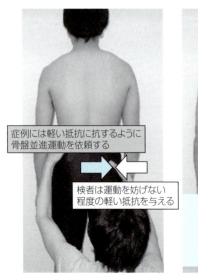
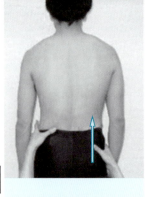
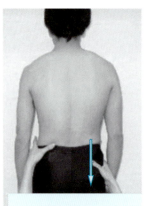

a．中間評価の方法　　　　　　b．中間評価の結果の解釈

図8 股関節・下部体幹領域の前額面における中間評価—骨盤右方向への並進運動に対する評価場面

を行うタイプの下肢では，身体重心に対する内方の外力に対しては支持しやすいが，外方の外力に対しては支持することが困難であり，反対に骨盤下制による骨盤並進運動を行うタイプの下肢では，身体重心に対する外方の外力に対しては支持しやすいが，内方の外力に対しては支持することが困難であることを臨床上たびたび経験する（図7）．身体重心に対する内方の外力，外方の外力ともに対応できることが動作の安定性および障害の予防

につながると考える.

そこで,股関節・下部体幹領域の前額面における中間評価ならびに改善に向けた介入を紹介する.中間評価として,症例には下肢機能軸の幅で足幅を開いた立位姿勢での骨盤並進運動を依頼し,検者は症例の運動を妨げない程度の力で骨盤を内方へ促すように抵抗をかける(図8).検者は抵抗をかけた側の骨盤の挙上・下制の運動が始まるタイミングを注意深く観察することが重要である.結果として,骨盤挙上が伴うようであれば股関節内転運動による骨盤並進を行いやすいタイプ(内方の外力に対応しやすいタイプ),骨盤下制が伴うようであれば腰椎側屈運動による骨盤並進を行いやすいタイプ(外方の外力に対応しやすいタイプ)と評価できる.

前述の中間評価(骨盤並進運動)の改善に関しては,骨盤挙上が伴うタイプでは機能的脚長差の関係から,踵骨内側に1〜2mm程度の補高を行うことで骨盤下制を促すことが可能である.また,骨盤下制が伴うタイプでは同様に機能的脚長差の関係から,踵骨外側に1〜2mm程度の補高を行うことで骨盤挙上を促すことが可能である(図9).さらに筋力トレーニングでは,骨盤挙上が伴うタイプでは骨盤下制位・股関節内転方向への股関節外転筋トレーニング,また骨盤下制が伴うタイプでは骨盤挙上位・股関節外転方向への股関節外転筋トレーニングにより改善を促すことができる(図10).骨盤挙上・下制どちらの動作パターンにも偏りがなく,骨盤並進運動を行うことができれば,動作場面において内方・外方の外力に対する下肢の支持機能が向上したことが確認できる.

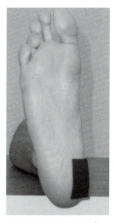
a.骨盤挙上タイプの改善

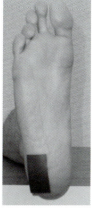
b.骨盤下制タイプの改善

図9 骨盤並進運動の動作のタイプの改善方法①―補高による脚長差の調整

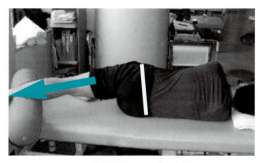
a.骨盤挙上タイプの改善

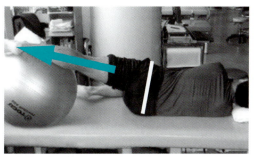
b.骨盤下制タイプの改善

図10 骨盤並進運動の動作のタイプの改善方法②―骨盤高さに着目した股関節外転筋トレーニング

下肢全体を下肢長軸(足底の方向)方向へ伸ばす

文　献

1) Tateuchi H, et al：Balance of hip and trunk muscle activity is associated with increased anterior pelvic tilt during prone hip extension. *J Electromyogr Kinesiol* **22**：391-397, 2012

2) Tateuchi H, et al：Pelvic instability and trunk and hip muscle recruitment patterns in patients with total hip arthroplasty. *J Electromyogr Kinesiol* **23**：151-158, 2013

3) J Perry, et al：Gait analysis—normal and pathological function. SLACK, California, 1992, pp9-16

4) Magee DJ：Orthopedic Physical Assessment 5th ed. Saunders, St. Louis, 2007, pp940-971

5) Oatis CA：Kinesiology—The Mechanics and Pathomechanics of Human Movement 2nd ed. Lippincott Williams & Wilkins, Baltimore, 2010, pp892-917

6) Kondo T, et al：Dynamic characteristics of double support phase of walking in healthy subjects. WCPT-AWP & ACPT CONGRESS, 2013

7) Eng JJ, et al：Kinetic analysis of the lower limbs during walking：what information can be gained from a three-dimensional model?. *J Biomech* **28**：753-758, 1995

8) 入谷　誠：足部障害に対する理学療法. 福井勉, 他（編）：理学療法 MOOK 9 スポーツ傷害の理学療法 第 2 版. 三輪書店, 2009, pp199-208

9) 園部俊晴：下腿・足関節・足部の運動連鎖と病態運動学. PT ジャーナル **45**：739-747, 2011

10) 近藤崇史：健常者の踵離地の力学特性―踵離地のタイミングが遅れることが歩行動作に及ぼす影響. 文京学院大学大学院保健医療科学研究科修士論文, 2013

11) Lewis CL, et al：Walking with increased ankle pushoff decreases hip muscle moments. *J Biomech* **41**：2082-2089, 2008

12) Crossley KM, et al：Performance on the single-leg squat task indicates hip abductor muscle function. *Am J Sports Med* **39**：866-873, 2011

13) Zeller BL, et al：Differences in kinematics and electromyographic activity between men and women during the single-legged squat. *Am J Sports Med* **31**：449-456, 2003

14) Yamazaki J, et al：Differences in kinematics of single leg squatting between anterior cruciate ligament-injured patients and healthy controls. *Knee Surg Sports Traumatol Arthrosc* **18**：56-63, 2010

15) Dwyer MK, et al：Comparison of lower extremity kinematics and hip muscle activation during rehabilitation tasks between sexes. *J Athl Train* **45**：181-190, 2010

16) Graci V, et al：Gender differences in trunk, pelvis and lower limb kinematics during a single leg squat. *Gait Posture* **36**：461-466, 2012

17) Winter DA（著）, 長野明紀, 他（訳）：バイオメカニクス―人体運動の力学と制御. ラウンドフラット, 2011, pp278-292

18) 山本澄子, 他：基礎バイオメカニクス. 医歯薬出版, 2010, pp67-75

19) 臨床歩行分析研究会（編）：臨床実習のための歩行分析トレーニングブック. 金原出版, 2010, pp1-16

20) 福井　勉, 他：結果の出せる整形外科理学療法 運動連鎖から全身をみる. メジカルビュー社, 2009, p83, 96, 129

21) 近藤崇史：アキレス腱炎, 足底筋膜炎から見た歩行の運動連鎖. PT ジャーナル **47**：153-159, 2013

第20節

脳卒中片麻痺者の立ち上がり動作に対する動作分析装置を用いた臨床応用

本島直之[*1]

☑ Summary

　脳卒中片麻痺者の立ち上がり動作に関する報告は，運動学的，運動力学的，筋電図学的にさまざまな報告がある．それぞれの分析結果を臨床への応用を踏まえて考察した．しかし，この動作に対する具体的な治療介入の確立に至っていないのが現状である．それらを確立するためには，立ち上がり動作の決定因子や立ち上がり動作のパターン別の分析，治療介入に関する報告，そして立ち上がり動作の分析をより明確にする中間評価の確立が重要であると考えられる．そうすることで年齢や障害の程度に応じた適切な立ち上がり動作を提示でき，より有効なリハビリテーションの確立につながると考えられる．

Key Words 脳卒中片麻痺者，立ち上がり動作，動作パターン別分析

はじめに

　わが国の脳血管疾患患者は2011年の時点で外来患者数も合計すると288万人に達している．また，要介護状態にある同疾患患者数は128万人に達しており，要介助状態になる原因疾患の最も高い割合を占めている[1]．介護を要している日常生活動作（ADL：Activities of Daily Living）の場面と関連性が高い動作である立ち上がり動作は，歩行や階段昇降といった他のADL動作よりも筋力を必要とするといわれている[2]．あるリハビリテーション施設では，入院中の片麻痺者の37.2%

が移乗場面で転倒しているとの報告もある[1,3]．そのため，脳卒中片麻痺者の立ち上がり動作に対する理学療法の介入頻度は高く，より効率的な治療方法の確立が求められている．

　立ち上がり動作は，身体重心（COM：Center of Mass）を座位という殿部と足部で構成される安定して広い支持基底面（BOS：Base of Support）から，立位という足部のみで構成されるBOSへ前上方移動させることが要求される[4]．Galliら[5]は，立ち上がり動作に必要な能力は，体幹と下肢の協調的な動きと筋力，身体平衡のコントロールと安定性であ

[*1]Naoyuki Motojima／農協共済 中伊豆リハビリテーションセンター 自立支援部

るとしている．この立ち上がり動作は，COM
や床反力の鉛直成分など，さまざまなパラ
メータによる相分けが報告されている[6,7]．そ
の中でもSchenkmanら[8]は，運動学的データ
より動作を4相に分けており，臨床現場で用
いやすい．具体的には，静止座位から体幹が
前傾する時期を立ち上がり動作の開始時期と
し，そこから殿部離床（以下，離殿）までを
第I相（屈曲運動量相），離殿から足関節最大
背屈位となるまでを第II相（運動量転換相），
足関節最大背屈位から股関節の最大伸展位ま
でを第III相（伸展相），そして第IV相が股
関節最大伸展位からすべての関節が安定し立
位に至るまで（安定相）としている．筆者ら
は，片麻痺者の立ち上がり動作を分析する場
合には股関節最大伸展位から体幹後傾位とな
る脳卒中片麻痺者の特徴から，加えて股関節
伸展位から体幹最大後傾位までを第IV相と
し，そこから立位に至るまでを第V相と改変
することが適切であると考えている[9]．本稿
では脳卒中片麻痺者の立ち上がり動作のバイ
オメカニクスについて，第I相と第II相にあ
たる動作開始と離殿時について先行文献と実
際の計測データを交えて説明する．さらに，
それぞれの計測データ結果から臨床での動作
分析の際にどう活かすかについて述べる．

健常高齢者と比較した脳卒中片麻痺者の立ち上がり動作のバイオメカニクスとは

運動学的特徴

健常者の立ち上がり動作では，矢状面の分
析についての報告が多く，最初に体幹と骨盤
の前傾が起き，股関節伸展（＝大腿骨前傾）
と足関節背屈（＝下腿前傾）がCOMの前方
移動に関与し離殿が起きる．その後，膝関節
と股関節伸展運動が関与し，COMの上方移

動が起きるとされている[8,10,11]．一方，脳卒中
片麻痺者では，関節運動の協調性が失われ，
立位に至るまでに膝関節と股関節が同時に伸
展位とならず，膝関節のほうが早期に伸展位
となるという報告がある[12]．加えて，脳卒中
片麻痺者の障害像は片側のみに起き[13,14]，ま
た体幹筋の筋力低下[15,16]が起きることが特徴
としてあげられるため，運動学的特徴につい
ても前額面や足部への荷重量の左右非対称性
についての報告を散見する．前額面の特徴と
しては体幹の非麻痺側への側屈があげられ，
体幹の中でも頭頸部の非麻痺側への偏位が大
きい．また，この体幹の偏位は立ち上がり動
作中だけなく端座位の時点から認められると
いう報告もある[17,18]．足部への荷重量につい
ては，麻痺側への荷重量が少ないことが特徴
としてあげられ[19,20]，これら荷重量の左右非
対称性と転倒との関連が高いといった報告が
ある[21]．

運動力学的特徴

阿南ら[22]は，健常者の立ち上がり動作では
動作開始時に起きる体幹前傾の前に股関節屈
曲モーメントが発生し，足圧中心（COP：
Center of Pressure）の後方移動を起こして
COMの前方加速度を発生させ，体幹前傾運
動を行うと述べている．そして，この時期か
ら体幹前傾の制動に関与している股関節伸展
モーメントが膝関節伸展モーメントと同時に
大腿骨の前傾を引き起こし離殿を達成させ，
その直後にこれら2つのモーメントが最大と
なる．離殿後のCOMの上方偏位には，股関
節伸展モーメントと膝関節伸展モーメントが
主に関与している．脳卒中片麻痺者では，こ
れら運動力学的データにも左右差があること
が特徴的である．Royら[23]によると，立ち上
がり動作中の麻痺側の股関節・膝関節伸展
モーメントは非麻痺側と比較して小さい傾向
にあり，膝関節伸展モーメントについては有

第20節　脳卒中片麻痺者の立ち上がり動作に対する動作分析装置を用いた臨床応用　185

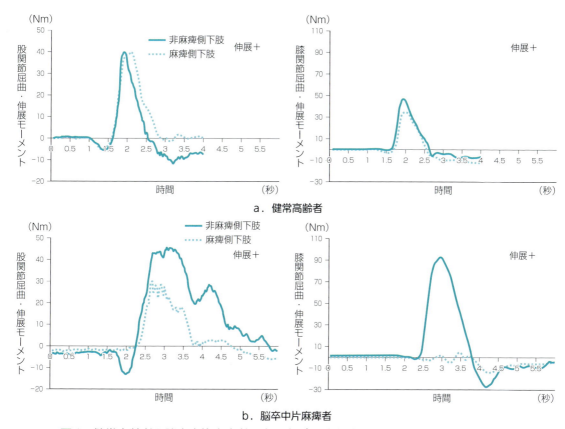

図1　健常高齢者と脳卒中片麻痺者の立ち上がり動作時の股関節・膝関節モーメント
健常高齢者と脳卒中片麻痺者の動作開始から立位に至るまでの股関節・膝関節の関節モーメントを示す．実線は非麻痺側下肢，点線が麻痺側下肢のモーメントを示している

意な差があったとしている．健常高齢者（67歳，身長164.1 cm，体重63 kg，男性）と脳卒中片麻痺者（65歳，身長164.1 cm，体重75 kg，男性，診断名 脳梗塞，下肢Brunnstrom recovery stage IV）の立ち上がり動作中の下肢関節モーメントを図1に示す．先行研究で述べられている特徴に加えて筆者らは，動き始めのCOMの前方加速度に関与しているとされる股関節屈曲モーメントが麻痺側の低下があげられる．

筋活動開始のタイミングについての筋電図学的特徴

Silvaら[24]は，立ち上がり動作の動作開始から終了を100％とした場合に，健常者の前脛骨筋の活動開始が5.8％の時点であるのに対し，脳卒中片麻痺者は12.5％であるとしている．また，Cheng[25]らは健常者と比較してヒラメ筋の活動開始が速いとし，Prudenteら[26]は非麻痺側と比較して麻痺側のハムストリングスの活動開始が速く，活動時間が長いと報告している．

これら先行研究では，健常者との比較で脳卒中片麻痺者の立ち上がり動作について二次元解析に基づいた特徴の報告がほとんどである．また，前述した脳卒中片麻痺者の特徴的な症状である体幹筋の筋力低下があるにもかかわらず，体幹の運動学的解析を行った報告がみあたらない．それらを踏まえ，われわれが行っている脳卒中片麻痺者の立ち上がりの動作パターンに基づいた三次元動作解析の結

186 第Ⅱ章 バイオメカニクスと動作分析の実際

果を加えながら，それらを臨床の動作分析に
どう活かすかについて述べる．

動作パターン別にみた脳卒中片麻痺者の立ち上がり動作のバイオメカニクスとは─下肢関節モーメントと体幹の運動学的解析から[26]

対象

　立ち上がり動作時に離殿を繰り返す脳卒中
片麻痺者 10 名（年齢 69.0±10.1 歳，身長
163.1±8.5 cm，体重 57.6±7.4 kg，発症期間
120.1±36.5 日，Fugl-Meyer Assessment
（FMA）バランス動作得点スコア 9.0±2.1）
を非自立群，一度の離殿で立ち上がり可能で
ある脳卒中片麻痺者 10 名（年齢 62.2±14.8
歳，身長 164.1±7.6.cm，体重 68.8±12.1 kg，
発症期間 84.3±64.2 日，FMA バランス得点
スコア 10.2±1.9）を自立群とした．

計測機器

　三次元解析装置（VICON Nexus，VICON 社
製，カメラ 8 台，サンプリング周波数 100
Hz），床反力計 4 枚（AMTI 社製，600 m×400
m，サンプリング周波数 1 kHz）を同期して使
用した．

計測課題

　高さ 40 cm の台から上肢の支持を使用しな
い立ち座り動作 5 回とした．足部と殿部位置
は，計測前に行った数回の練習した際に立ち
やすかった位置に規定した．また，座面の床
反力がゼロを示した時点を離殿時と規定し
た．

解析方法

　解析時期は，座面の床反力がゼロを示した
時点（離殿時）とした．解析項目は，運動学
的データとして胸郭と骨盤の前後傾角度の静

止立位からの変化量とした．これらの角度を
算出するために胸郭セグメントを第 2 胸椎，
頸切痕，剣状突起の 3 点で定義した．骨盤セ
グメントの定義では，骨盤前面に貼付した
マーカーが立ち上がり動作時にズレが生じる
ため，仙骨に貼付したジグから両前腸骨棘の
仮想マーカーを静止立位時に算出し，両上後
腸骨棘の 4 点よりセグメント定義を行い，計
測データの誤差を最小限にとどめるよう工夫
した．そして，それぞれのセグメントの絶対
空間に対する三次元角度を算出した．また運
動力学的データとして，下肢の関節モーメン
トの最大値の非麻痺側に対する麻痺側の値
（以下，左右比）を算出した．これら運動学的・
運動力学的データの算出は VICON Body
Builder ver 3.6 を用いた．得られた各データ
の 5 施行の平均値を代表値とした．なお，股
関節中心[28]に貼付したマーカーは立ち上がり
動作時に皮膚のズレが大きいことが予測され
たため，大腿部で皮膚のズレが少ない外側
部[29]に貼付したマーカーから仮想マーカーを
静止立位時に算出し，セグメント定義を行っ
た．得られたデータは butterworth filter を用
いてフィルタリング処理を行った．統計学的
処理には対応のない t 検定を用い，有意水準
を 1％未満とした．

結果と動作分析への応用

　運動学的データでは，非自立群のほうが離
殿時に有意に胸郭が前傾していたが，骨盤前
傾角度に統計学的に有意差は認められなかっ
た．また運動力学的データでは，どの関節モー
メントにも統計学的に有意な差は認めなかっ
たが，膝関節伸展モーメントと股関節屈曲
モーメントの最大値が，非自立群のほうが小
さく，つまり非麻痺側に対する麻痺側のモー
メントが小さい傾向にあった（表 1）．それぞ
れの群の代表的な一例のデータを図 2 に示
す．Schlicht ら[30]は，高齢者に対して膝関節伸

展筋の筋力強化トレーニングを実施するも立ち上がり能力に変化がなかったとしている．Yoshiokaら[31]は，立ち上がり動作に必要な膝関節と股関節の関節モーメントを合計した最小値が 35.3 N/kg から 49.2 N/kg であるとし，下肢の筋は機能的に独立しているわけではなく他の筋と協調または拮抗しているとコンピューターシュミレーションを用いた結果から報告している．これらより脳卒中片麻痺者の立ち上がり動作を分析する際は，次の3つが重要であると考える．①体幹を一つの剛体として評価するのではなく，胸郭と骨盤に分節的に分けて評価すること，②膝関節伸展筋のみではなく，股関節・膝関節も含めた下肢全体での筋力や協調性を評価することが重要であると考える．そして，最後に股関節・膝関節伸展モーメントが最大となる離殿時のみに着目するのではなく，③動き始めに関与している股関節屈曲モーメントに関与する筋

表1 非自立時と自立時の骨盤・胸郭の運動学的データ

	非自立群	自立群
骨盤前傾角度（前傾＋）	15.7±9.8°	15.7±10.9°
胸郭前傾角度（前傾＋）	41.7±6.7°	33.5±7.9°*
膝関節伸展モーメントの左右比	0.39±0.33	0.67±0.19
股関節屈曲モーメントの左右比	0.29±0.20	0.40±0.13

*$p<0.01$

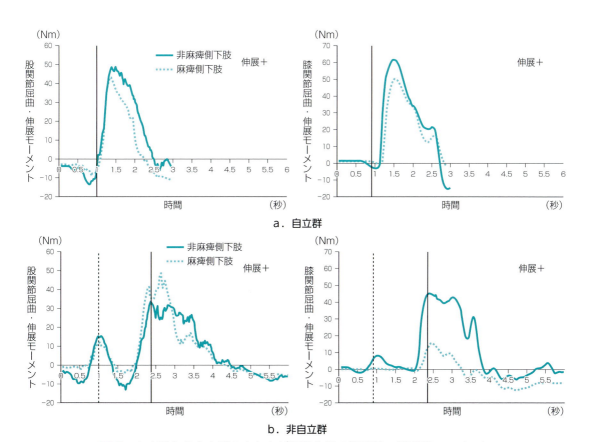

図2 自立群と非自立群の立ち上がり動作時の股関節・膝関節モーメント
　自立群と非自立群の中の代表的な1施行の動作開始から立位に至るまでの股関節・膝関節の関節モーメントを示す．実線は非麻痺側下肢，点線が麻痺側下肢のモーメントを示している．鉛直線は着殿のタイミングを示す．点線の鉛直線は非自立群の立位に至らなかった一度目の離殿のタイミングを示す

表2 非自立時と自立時の筋電図学的データ

	非自立群	自立群
前脛骨筋開始点 (s)	−0.82±0.6	−0.92±0.7
腓腹筋開始点 (s)	−0.78±0.6	0.43±0.4*

*$p<0.01$

群の評価することである.

動作パターン別にみた脳卒中片麻痺者の立ち上がり動作の筋電図学的特徴[32]

対 象

立ち上がり動作時に離殿を繰り返す脳卒中片麻痺者 8 名（年齢 64.5±7.7 歳, 身長 159.0±7.9 cm, 体重 55.8±6.6 kg, 発症期間 109.3±58.7 日, FMA バランス得点スコア 9.8±1.1）を非自立群, 一度の離殿で立ち上がり可能である脳卒中片麻痺者 8 名（年齢 60±11.9 歳, 身長 168.0±4.cm, 体重 66.4±13.3 kg, 発症期間 71.6±52.0 日, FMA バランス得点スコア 11.4±2.2）を自立群とした.

計測機器と計測課題

前述と同様の床反力計に加え, 表面筋電計（4assist 社製, サンプリング周波数 1 kHz）を同期して計測した.

解析項目

被験筋を麻痺側の前脛骨筋, 腓腹筋とした. 計測は静止立位 3 秒間と立ち上がり動作について行った. 測定データは 10〜350 Hz のバンドパスフィルター（band-pass filter）をかけた後, 全波整流を施した. 立ち上がり動作時の各筋の筋活動の開始時点は, 静止立位時の筋放電量の平均値に対して, その標準偏差の 3 倍を超えた時点と定義した. 統計処理は前述と同様とした.

結果と動作分析への応用

自立群の腓腹筋が離殿後に活動開始となる一方で, 非自立群は離殿より前に腓腹筋が活動を開始していた（表2）. それぞれの代表的な筋電図を図3に示す. Cheng ら[25]は, 立ち

上がり動作開始時の前脛骨筋の活動は足関節を背屈位で固定し, COM の前方への加速に寄与している下腿前傾[33]に関与していると述べている. このような健常者とは異なる筋活動のパターンや関節モーメントに対して, 端座位での足部位置を変更することで正常パターンに修正できる可能性を示唆する報告が多い. Brunt ら[34]は 10 名の脳卒中片麻痺者を対象とし, 立ち上がりの第 II 相における前脛骨筋と大腿四頭筋の筋活動の計測を行った. その結果, 座位時の両膝関節屈曲角度が 100°の場合と比較して, 開始肢位の麻痺側の膝関節 75°屈曲（非麻痺側の膝関節 100°屈曲）とした場合には前脛骨筋は 29%, 大腿四頭筋は 34%増加し, 足部を下腿の 25%挙上した場合には前脛骨筋が 51%, 大腿四頭筋は 41%増加したと報告している. 加えて, Camargos ら[35]は支持物を使用しない立ち上がりが可能な慢性期の片麻痺者 12 名を対象とした研究から, 麻痺側の足部を後ろに位置させた立ち上がりのほうがハムストリングスの筋活動が有意に減少すること, 前脛骨筋の活動が早く活動する傾向にあることを報告している. このような足部の位置を変えた立ち上がりは, 筋活動パターンだけでなく荷重量の非対称性を小さくし[20,36], 膝関節伸展モーメントも有意に減少するという報告もある[20]. 足部位置を変更した立ち上がり動作練習の効果の報告もあり[37], 臨床場面で自然な足部位置での立ち上がり動作の分析と触知による筋活動の評価から改善すべき箇所がある場合は, 麻痺側の足部を後ろに位置させた立ち上がりを行う

第20節 脳卒中片麻痺者の立ち上がり動作に対する動作分析装置を用いた臨床応用　189

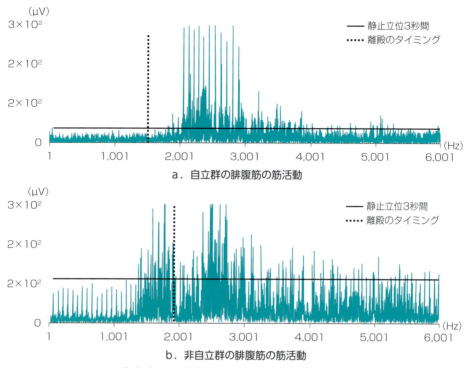

図3　非自立群と自立群における腓腹筋の筋活動データ
自立群と非自立群の代表的な1施行の腓腹筋の筋活動を示す．鉛直点線は離殿のタイミング，横線は静止立位3標準偏差（SD：Standard deviation）を示している

ことで関節モーメントや筋活動量，筋活動のタイミングを操作できると考えらえる．

立ち上がり能力が変化した脳卒中片麻痺者のバイオメカニクス―経時変化に着目したシングルケーススタディ[9,38]

対　象

80代，身長166 cm，体重63 kgの脳卒中左片麻痺者．立ち上がり動作時に一度離殿するも立位に至らず着殿し，二度目の離殿で立位が可能である時期（非自立期：発症から167日目）と1カ月後の一度の離殿で立位に至ることが可能となった時期（自立期：発症から197日目）とした．

計測機器と計測課題

三次元解析装置（VICON Nexus，VICON社製，カメラ8台，サンプリング周波数100 Hz），床反力計4枚（AMTI社製，600 m×400 m，サンプリング周波数1 kHz）を同期して使用した．

解析項目

前述の解析項目に加え，離殿時の胸郭の位置は剣状突起と第7胸椎の中点（以下，胸郭中心点）の静止座位からの上下位置の変化量と，静止座位時の外果との前後距離を算出した．得られた位置データはbutterworth filterを用いてフィルタリング処理を行った．胸郭と骨盤の前傾・後傾角度と位置の変化量は，それぞれ5施行の平均値を代表値とした．

結果と動作分析への応用

立ち上がり動作は，離殿を繰り返すことなく可能になったものの荷重量の左右差や下肢関節角度，股関節・膝関節モーメント，筋活

表3 非自立時と自立時の離殿時の骨盤・胸郭の運動学的データ

	非自立時	自立時 （1カ月後）
骨盤前傾角度 （前傾＋）	6.5±3.6°	15.7±1.1°
胸郭前傾角度 （前傾＋）	39.6±1.9°	21.0±4.3°
胸郭中心点 上下位置	−44.1±27.7 mm	5.2±4.0 mm
胸郭中心点 前後位置	−39.12±6.0 mm	−58.5±4.6 mm

動パターンに著明な変化はみられなかった．しかし，離殿時に骨盤がより前傾し，胸郭の前傾および胸郭中心点の前方偏位は小さくなり，胸郭中心点はより上方に位置していた（**表3**）．

　下肢の随意性が低い人は，筋力低下や胸椎部の過剰な後弯などの変形が生じやすい後期・超高齢者の立ち上がり動作と同様に，離殿前から BOS 上に COG を移動させてから立ち上がる戦略（force control strategy）を選択すると予測できる．

　動作パターン別にみた分析と今回の結果も踏まえると，下肢の随意性が低い人が安定化戦略を達成し，立ち上がりを可能にするために，離殿時に骨盤前傾を促し，過剰な胸郭後傾を抑えた身体アライメントの獲得（＝骨盤前傾を伴う胸椎の前傾）が効果的であることを示唆している．

脳卒中片麻痺者の立ち上がりの動作分析における臨床応用への課題と研究の方向性

　脳卒中片麻痺者の立ち上がり動作分析に関する報告は，前述のとおりさまざまな報告があるが，脳卒中片麻痺者の立ち上がり動作を改善する具体的な方法は確立されていないのが現状である[39,40]．それらを明確にすること

が，すなわちこの動作の改善を目的とした治療介入に応用されることとなる．そのために脳卒中片麻痺者を対象として，立ち上がり動作能力に関与しているとされる条件別に分析を深めること，治療介入に関する報告を増やすこと，そして立ち上がり動作につながるような新たな評価項目の確立が重要であると考えている．立ち上がり能力の決定因子は，さまざまあるとされるが[41]，脳卒中片麻痺者においては年齢および下肢の麻痺の程度の影響は，特に考慮すべきであろう．加えて，前述したように立ち上がりの動作パターン別に分析を行うことが重要であると考えている．また，計測環境やデータの解釈に工夫が必要とも考えられるが，臨床場面でよくみかける支持物の有無で分類した分析も必要であろう[41,42]．これらを行っていくことで，脳卒中片麻痺者の立ち上がり動作に対する治療介入が，単に健常者に近づけることを目的とするのではなく，年齢や障害に応じた動作パターンの獲得を目指したリハビリテーションの確立に寄与すると考えている．

　治療介入に関する報告については，Boukadida ら[43]の報告にもあるように，脳卒中片麻痺者の立ち上がり動作へのリハビリテーションの治療介入に関する具体的な報告が少ない[44]．理学療法におけるさまざまな治療方法や技術について，その効果を動作分析の視点から報告していかなければならない．

　そして，最後は立ち上がり動作の分析につながる新たな評価項目についてである．立ち上がりに限らず，動作には運動学・運動力学のみに限っても，さまざまな変化が起きており，その分析や解釈は容易ではない．これを解決するために有用であると筆者が考えているのは，動作のような動的な分析と姿勢のような静的な分析を結びつける動作項目の評価である．Asai ら[45]は，立ち上がり能力が低い脳卒中片麻痺者は端座位での骨盤前傾角度の

最大値が小さいと報告している．このように立ち上がり動作よりも運動学的・運動力学的変化が少なく，動作遂行の難易度が低い動作と立ち上がり動作との関係が明確になれば立ち上がりという複雑な動作の分析をより正確に行えるようになるだろう．

このような分析・報告を行っていくことが，単なる反復練習になりがちな立ち上がり動作を他のADL動作の基盤となるような治療介入の有効な手段に発展させることになると考えている．

文　献

1) 平成22年国民生活基礎調査の概況（http://www.mhlw.go.jp/toukei/saikin/hw/k-tyosa/k-toyosa10/（2016年7月25日閲覧）

2) Berger RA, et al：Total body dynamics in ascending stairs and rising from chair following total knee arthroplasty. *Trans Orthop Res Soc* **13**：542, 1988

3) Nyberg L, et al：Patients falls in stroke a rehabilitation：A challenge to rehabilitation strategies. *Stroke* **26**：838-842, 1995

4) Roebroeck ME, et al：Biomechanics and muscular activity during sit-to-stand transfer：*Clin Biomech*（*Bristol Avon*）**9**：235-244, 1994

5) Galli M, et al：Quantitative analysis of sit to stand movement：experimental set-up definition and application to healthy and hemiplegic adults. *Gait Posture* **28**：80-85, 2008

6) Pai YC, et al：Control of body mass transfer as a function of speed of ascent in sit-to-stand. *Med Sci Sports Exerc* **22**：378-384, 1990

7) Riley PO, et al：Biomechanical analysis of failed sit-to-stand. *IEEE Trans Rehabil Eng* **5**：353-359, 1997

8) Schenkman M, et al：Whole- body movements during rising to standing from sitting. *Phys Ther* **70**：638-648, 1990

9) 本島直之, 他：脳卒中片麻痺者の立ち上がり・着座動作障害と理学療法：理学療法 **31**：1109-1122, 2014

10) Kerr KM, et al：Analysis of the sit-stand-sit movement cycle in normal subjects. *Clin Biomech*（*Bristol Avon*）**12**：236-245, 1997

11) Bing Yu, et al：The effects of the lower extremity joint motions on the total body motion in sit-to-stand movement. *Clin Biomech*（*Bris-*

tol Avon）**15**：449-455, 2000

12) Ada L, et al：A kinematic analysis of recovery of the ability to stand up following stroke. *Aust J Physiother* **38**：135-142, 1992

13) Andrew AW, et al：Short-term recovery of limb muscle strength after acute stroke. *Arch Phys Med Rehabil* **84**：125-130, 2003

14) English C, et al：Loss of skeletal muscle mass after stroke：a systematic review. *Int J Stroke* **5**：395-402, 2010

15) Bohannon RW：Lateral trunk flexion strength：impairment, measurement reliability and implications following unilateral brain lesion. *Int J Rehabil Res* **15**：249-251, 1992

16) Campbell FM, et al：Trunk rotary musles performance in post-stroke hemiplegic patients. *Am Phys Med Rehabil* **82**：1655-1660, 2001

17) Lecours J, et al：Interactions between foot placement, trunk frontal position, weight-bearing and knee moment asymmetry at seat-off during rising from a chair in healthy controls and persons with hemiparesis. *J Rehabil Med* **40**：200-207, 2008

18) Duclos C, et al：Lateral trunk displacement and stability during sit-to-stand transfer in relation to foot placement in patients with hemiparesis. *Neurorehabil Neural Repair* **22**：715-722, 2008

19) Hesse S, et al：Quantitative analysis of rising from a chair in healthy and hemiparetic subjects. *Scand J Rehabil Med* **26**：161-166, 1994

20) Roy G, et al：The effect of foot position and chair height on the asymmetry of vertical forces during sit-to-stand and stand-to-sit tasks in individuals with hemiparesis. *Clin Biomech*（*Bristol Avon*）**21**：585-593, 2006

21) Cheng PT, et al：The sit-to-stand movement in stroke patients and its correlation with falling. *Arch Phys Med Rehabil* **79**：1043-1046, 1998

22) 阿南正也, 他：立ち上がり・着座動作障害のバイオメカニクス. 理学療法 **31**：1084-1095, 2014

23) Roy G, et al：Side difference in the hip and knee joint moments during sit-to-stand and stand-to-sit tasks in individuals with hemiparesis. *Clin Biomech*（*Bristol Avon*）**22**：795-804, 2007

24) Silva A, et al：Activation timing of soleus and tibialis anterior muscles during sit-to-stand and stand-to-sit in post-stroke vs. healthy subjects. *Somatosens Mot Res* **30**：48-55, 2013

25) Cheng PT, et al：Leg muscle activation patterns of sit-to-stand movement in stroke patients. *Am J Phys Med Rehabil* **83**：10-16, 2004

26) Prudente C, et al：Lower limb muscle activation during the sit-to-stand task in subjects who have had a stroke. *Am J Phys Med Rehabil* **92**：666-675, 2013

27) 本島直之, 他. 動作パターン別にみた脳卒中片麻痺者の立ち上がり動作の運動学・運動力学的特徴. 第53回日本リハビリテーション医学会学術集会抄録集, 2016

28) 倉林　準, 他：股関節中心推定法の比較・検討. バイオメカニズム学会誌　27：29-36, 2003

29) Kuo YL, et al：Skin movement errors in measurement of sagittal lumbar and hip angles in young and elderly subjects. *Gait Posture* 27：264-270, 2007

30) Schlicht J, et al：Effect of intense strength training on standing balance, walking speed, and sit-to-stand performance in older adults. *J Gerontol A Biol Sci Med Sci* 56：M281-M286, 2001

31) Yoshioka S, et al：The minimum required muscle force for sit-to-stand task. *J Biomech* 45：699-705, 2012

32) 本島直之, 他：脳卒中片麻痺者の立ち上がり動作における運動学的, 筋電図学的特徴胸郭・骨盤の前後傾角度と位置変化, 足関節周囲の筋に着目して. 第50回日本理学療法学術大会抄録集, 2015

33) Yu B, et al：The effects of the lower extremity joint motions on the total body motion in sit-to-stand movement. *Clin Biomech*（*Bristol Avon*） 15：449-455, 2000

34) Brunt D, et al：The effect of foot placement on sit to stand in healthy young subjects and patients with hemiplegia. *Arch Phys Med Rehabil* 83：924-929, 2002

35) Camargos AC, et al：The effects of foot position on the performance of the sit-to-stand movement with chronic stroke subjects. *Arch Phys Med Rehabil* 90：314-319, 2009

36) Chen HB, et al：Postural influence on stand-to-sit leg load sharing strategies and sitting impact forces in stroke patients. *Gait Posture* 32：576-580, 2001

37) Farqalit R, et al：Effect of foot position during sit-to stand training on balance and upright mobility on patients with stroke. *Hong Kong Physio J* 31：75-80, 2013

38) 上野朋美, 他：立ち上がり動作の一考察. 静岡理学療法ジャーナル　30：60, 2015

39) Kerr A et al：Functional strength training and movement performance therapy produce analogous improvement in sit-to-stand early after stroke：early phase randomized controlled trial. *Physiotherapy*, 2015（Epub ahead print）

40) Janssen WG, et al：Determinants of the sit-to-stand movement：a review. *Phys Ther* 82：866-879, 2002

41) Hu PT, et al：Effect of a cane on sit-to-stand transfer in subjects with hemiparesis. *Am J Phys Med Rehabil* 92：191-202, 2013

42) Vena D, et al：The evaluation of vertical pole configuration and location on assisting the sit-to-stand movement in older adults with mobility limitations. *Assist Technol* 27：208-218, 2015

43) Boukadida A, et al：Determinants of sit-to-stand tasks in individuals with hemiparesis post stroke：A review. *Ann Phys Rehabil Med* 58：167-172, 2015

44) Guttman A, et al：Motor imagery practice for improving sit to stand and reaching to grasp in individuals with poststroke hemiparesis. *Top Stroke Rehabil* 19：306-319, 2012

45) Asai H, et al：Relationship between the ability to perform the sit-to-stand movement and the maximum pelvic anteversion and retroversion angles in patients with stroke. *J Phys Ther Sci* 27：985-988, 2015

第**21**節

運動連鎖からみた脳卒中片麻痺と理学療法

佐藤房郎[*1]

☑ Summary

　片麻痺の運動連鎖障害を，四肢と体幹とのシナジーと下肢の荷重連鎖に焦点をあて，基本動作の分析から改善に必要なバイオメカニクス的視点について解説する．脳卒中片麻痺患者の運動連鎖障害を捉えるには，筋緊張の問題とマッスルインバランスを押える必要がある．基本動作の指導では，運動連鎖のラインと支持点の移動するラインを理解し，支持点と身体質量との関係で運動負荷を調節する．また，運動連鎖が支持基底面との関係や知覚の影響を受けることにも言及する．床面と身体との接地部位と圧の変化は，運動連鎖を紐解く新たな視点を提供してくれる．そして，歩行時のシナジー解析は，片麻痺患者の歩行特性を表す新たな指標として期待される．

Key Words　バイオメカニクス，マッスルインバランス，シナジー，下重連鎖

片麻痺の運動連鎖障害の捉え方

　人間が行為を実現するためには，複数の関節運動の協調と姿勢制御が背景にあり，いずれも自律的もしくは半随意的に運動戦略が決定されている．協調的な関節運動は，バイオメカニクス的な観点で評価できるが，現実的な活動ではバイオメカニクス的な法則では規定されていない．Bernstein[1]は，運動制御の本性は知覚に根ざしており，運動技能の獲得は，特殊な身体運動にあるのではなく，特殊な感覚作用との調整にあるとし，感覚と運動を一体にする協応の概念を提唱した．また，技能

獲得を難易度より，緊張のレベル，シナジーのレベル，空間（定位）のレベル，行為のレベルに階層化しており，新たな技能（運動制御）獲得には，前段階が背景レベルとして不可欠になっている[1]．この動作の構築レベルは，1940年代に定説となっていた中枢神経の階層性理論を根拠に分類されたものであるが，のちのダイナミックシステム理論への発展に寄与し，片麻痺の運動連鎖障害を捉えるうえで欠かせない概念となっている．

　もう一つ身体運動を捉えるうえで欠かせない概念に，マッスルインバランス（muscle imbalance）がある．ヤンダ[2]は，筋は神経学的

[*1] Fusao Sato／東北大学病院リハビリテーション部

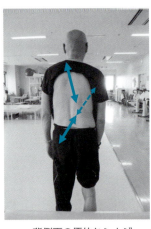 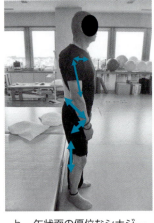 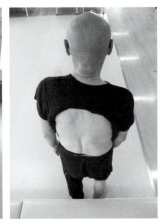

a．背側面の優位なシナジー　　　b．矢状面の優位なシナジー　　　c．麻痺側体幹の後退

図1　片麻痺患者の典型的な緊張システムと立位アライメント
a：片麻痺患者の背側にみられる典型的な緊張システム．背側面のシナジーパターンは，非麻痺側股関節外転筋・麻痺側腰腸肋筋・非麻痺側僧帽筋をベースに，僧帽筋下部・広背筋・大円筋が加わる
b：矢状面では，麻痺側の腰腸肋筋・腸腰筋・ハムストリングス・下腿三頭筋がシナジーを形成する．上肢では大小胸筋と上腕二頭筋が緊張システムに加わる
c：マッスルインバランスによる典型的な麻痺側体幹の後退

反射とバイオメカニクス的要素の双方から影響を受けているため感覚運動システムを表していると考えた．これは，慢性筋骨格系疼痛患者と中枢神経系障害患者に現れる筋の硬さや弱さが同じパターンであることを見い出し，マッスルインバランスと中枢神経系の関連性を唱えた．緊張性システムとして活動しやすい筋群は徐々に硬く短縮する傾向にあり，相動性システムとして活動している筋群は伸張され弱化する傾向にある．これらの筋群がシナジーを形成して機能障害を呈することから，症候学的にクロスシンドロームと定義された[2]．この概念は多くの理学療法士に支持され新たなアプローチへと発展してきたが[3〜5]，残念ながら十分なエビデンスはそろっていない．マッスルインバランスは，主動筋と拮抗筋，グローバルマッスル（多関節筋）とローカルマッスル（単関節筋），背側と腹側，右側と左側などの関係で捉えられる．つまり，姿勢観察から優位なシステムを判断して運動連鎖への影響を予測し，外乱応答や自動運動

で確認することができる．例えば，片麻痺患者では麻痺側の優位な筋活動パターンが非麻痺側とのシナジーを形成し，姿勢制御やバランスに影響を及ぼす．麻痺側腰背筋の過緊張と腹部の低緊張は定型的パターンの1例である．図1の左放線冠の脳梗塞による右片麻痺患者〔Brs（Brunnstrom stage）：Ⅲ-Ⅲ-Ⅳ〕では，麻痺側腰背筋と非麻痺側僧帽筋が膨隆している．これは，非麻痺側股関節外転筋，麻痺側腰腸肋筋，非麻痺側僧帽筋が緊張性システムとして活動していることを示唆する．また，腰腸肋筋との筋連結で，僧帽筋下部と広背筋と大円筋も緊張性システムに加わってくるため，活動性が高まってくると筋短縮を起こしやすい．矢状面では，麻痺側の腰腸肋筋と腸腰筋とハムストリングス，そして下腿三頭筋がシナジーを形成している．上肢では大小胸筋と上腕二頭筋がシナジーを形成し，連合反応時の定型的な運動パターンとなっている．これに対し拮抗筋パターンは抑制され，片麻痺特有のマッスルインバランスにより体

軸回旋を伴う非対称性の姿勢を呈してくる.

以上より，脳卒中片麻痺患者の運動連鎖障害を捉えるには，背景レベルとして筋緊張の問題とマッスルインバランスを押える必要がある．さらに，抑制されたシナジーが半球間抑制や不使用の学習にてアンバランスが増強されると考えられる．運動連鎖の改善には，背景レベルを可能な限り引き上げるための介入，マッスルインバランスの是正，そして抑制された運動パターンの学習が必要である.

本稿では，片麻痺の運動連鎖障害を，四肢と体幹とのシナジーと下肢の荷重連鎖に焦点をあて，基本動作の分析から改善に必要なバイオメカニクス的視点について解説する.

基本動作のバイオメカニクスと動作指導の視点

ここでは，寝返りと起き上がり，そして歩行について述べる．背臥位は，身体構造の特徴から，支持基底面に接する領域が限られ，抗重力的な活動時に支持点（圧の集中する部位）が偏りやすく，主要な支持点が転移していく.

寝返りの運動軸は支持基底面との接点を結ぶラインが想定され，起き上がりでは脊椎棘突起や上肢各関節部位が支持点を形成しながら股関節へと移動する.

体幹を構成する胸郭と骨盤には頭部と四肢が結合しており，これらは胸郭と骨盤を回転させるために支援する．その作用の一つは質量を利用して運動負荷を軽減したり，移動を安定させたりするものである．例えば，支持基底面上の主要な支持点に垂線を立ててみると，移動する方向と対側に質量が配分され，移動側は安定させるための役割が，対側にある質量は負荷の大きさを決定する．もう一つは，床を押して（床反力を利用）胸郭や骨盤を回転させる役割である．手部や足部に支持

点がある場合は離床できない．また，骨盤や胸郭が十分に回転して，肩峰や大転子に荷重ポイントが移動すると上肢と下肢は自由になる.

以上より，寝返りや起き上がりでは，移動側の身体質量配分を大きくし，対側にある身体質量の影響を少なくするように支持点を設定できれば，滑らかな運動連鎖が実現できる．つまり，体幹をできるだけ細分割して，一度に移動させる質量を小さくする工夫が必要であり，背臥位姿勢では肩甲帯ならびに胸郭と脊柱の柔軟性を高め，支持基底面に接する領域を拡大できればよいことになる.

一方，歩行では，下肢の荷重連鎖が重要になる．下肢は，足部と膝関節と股関節で構成され，全体で伸展機構を担っている．足部は唯一支持基底面と接している身体部位で，荷重点を知覚しながら能動的に床反力を制御する．足部のロッカー機構は，衝撃緩衝と滑らかな重心移動を可能にしている．また，膝関節は重心の上下移動を伴う活動において，抗重力伸展機構の要として機能する．股関節は体幹と結合する身体部位で，骨盤傾斜の制御に関与する．そこで立位では，骨盤を定位して体幹の運動の自由度を保証している．片脚立位では，股関節外転筋と対側の側腹筋とのシナジーが安定性獲得に欠かせない.

荷重連鎖として集約すると，膝折れしないだけの支持機能の獲得が重要であるが，それが保証されれば足部と股関節の機能連関がバランスの良し悪しを決定し，安定した歩行を実現する．また，効率のよい重心移動には，進行方向に対し下肢の各関節の運動軸を整える必要がある．Klein[6]は，歩行立脚中期の回旋成分の制御の重要性を唱えている．これは，荷重応力による足部回内に伴う膝関節の内側移動と脛骨の内旋を股関節外旋活動が制御してアライメントを整える作用である．この回旋運動の制御は，インナーマッスルの役割が

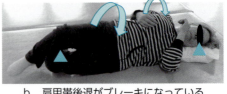
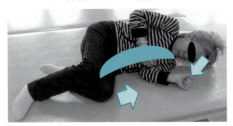
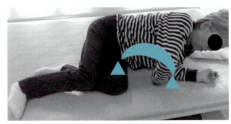
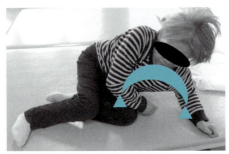
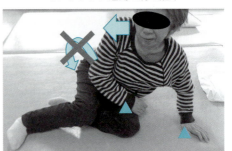

図2 起き上がりの運動連鎖障害（介入前）
a：非麻痺側足部と頭部を支持点にブリッジを形成し骨盤を回転させる
b：伸展パターンの寝返りで肩甲帯が後退しているためブレーキになっている
c：側臥位で屈曲させて起き上がりの構えをつくる
d：肘関節と股関節を支持点にブリッジ活動で肩を離床させる
e：上肢の支持機能で体幹を正中位に移動
f：麻痺側下肢の肢位が骨盤回旋を妨げている

大きく、グローバル筋群とのマッスルインバランスで問題が起きやすい。一方、各体位における支持基底面と身体体節との関連性からみれば、立位は支持基底面が狭いうえ、足部との関係性を整えなければならない身体体節が増えるため、運動連鎖の改善が最も難しい体位である。足部内での支持点を明確にし、支持点に対し定位する身体部位を能動的に探索することで改善が得られやすい。詳細な介入については成書[7]を参照されたい。

片麻痺の起き上がり動作時にみられる運動連鎖障害の特徴

麻痺側の運動障害は、随意性の制限、動作を安定させる質量提供（質量を利用するための筋活動）の制限、支持機能低下に集約される。非麻痺側では代償的活動が強いられ、運動の自由度が低下し、全身的なマッスルインバランスにより運動連鎖障害を呈してくる。左視床の脳梗塞による右片麻痺患者（Brs：III-III-IV）の起き上がり動作の一例を図2に示した。この患者は、普段ベッド柵を把持して起き上がっており、把持できないためか上肢

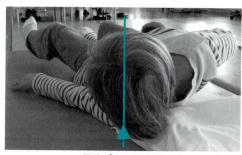
a．屈曲パターンで寝返り

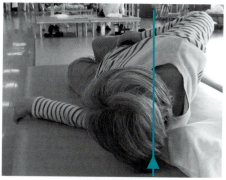
b．側臥位での質量配分

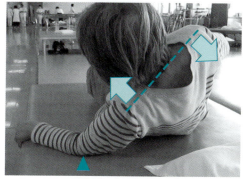
c．肩伸展による肩甲帯の後退

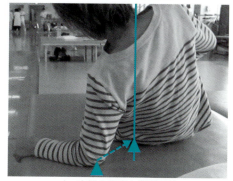
d．支持点移動と質量配分

図3　起き上がりの運動連鎖障害（介入後）

a：寝返り開始時に非麻痺側下肢が浮き上がっている．肩に支持点を想定し垂線を引いてみると肩甲帯の後退が負荷を大きくしているのがわかる
b：側臥位でも右肩甲帯と骨盤が後退している
c：腹筋群の筋力低下を左上肢で補う時，左肩関節伸展の作用で右肩関節は後退する作用を受ける
d：肘支持から手部支持，そして殿部支持へと移行する．支持点がスキップするため，運動連鎖が途切れやすい．上肢支持に頼る場合，ブリッジを形成し伸筋優位のシナジーに陥りやすい

を屈曲位に構え，伸展パターンで骨盤回転から動作を開始したが，肩甲帯後退により側臥位への体位変換にブレーキがかかっている（図2a，b）．側臥位では全身を屈曲させて肢位を変え，非麻痺側上肢と股関節に支持点をつくりブリッジ活動で体幹を起こしている（図2c〜f）．麻痺側股関節は屈曲・内転・内旋位のままで，長座位への姿勢変換を妨げている（図2f）．寝返る相では，骨盤から胸郭，そして肩甲帯への運動連鎖が起こりにくくなっている．また，側臥位での屈曲パターンへの切り変え，肩離床から体幹の正中位への移動，上肢支持から股関節への支持点移動と，各相への移行時や支持点の変換時に運動連鎖が途切れている．一連の過程で，麻痺側腹部から股関節屈曲外転筋群への運動連鎖が機能していないことが主な要因と考えられた．

そこで，運動パターンを誘導しながら修正できるか確認する必要がある．図3は，体幹の屈曲・回旋パターンを誘導した後の運動連鎖障害である．動作開始時には両下肢が浮き上がっている．肩に支持点を想定し垂線を引いてみると，質量配分が読みとれる．移動側の身体部位の質量は寝返りを安定させる働きがあるが，肩甲帯の後退が負荷を大きくしているため，左下肢が浮き上がっている．この活動に求められる運動連鎖は，右胸鎖乳突筋と外腹斜筋から左股関節屈筋に流れるライン

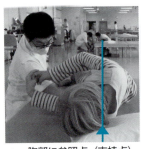 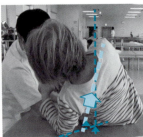 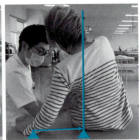 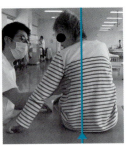
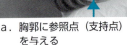

a．胸郭に参照点（支持点）を与える　　b．起き上がりのタイミングを伝える　　c．殿部支持を誘導　　d．手部の離床

図4　胸郭外側部に参照点を与え運動連鎖を改善させる

　胸郭外側部に参照点（支持点）を与え寝返りを誘導する（a）．肩離床や肘離床に移行するタイミングで運動連鎖が途切れやすい．床反力の方向を意識して胸郭外側部から誘導する（b）．手部から殿部への支持点の移動を誘導する（c）．両側殿部支持を確認し手部を離床させる（d）．腹部の筋力低下や低緊張により頭部挙上が困難な場合，長座位から背臥位にもどる遠心性の活動から始めるとよい（d→a）．この場合，支持点の移動は殿部外側から肋骨下角に沿ったラインを想定する

になる（図3a）．側臥位でも右肩甲帯と骨盤が後退している．ここから起き上がるためには，左上肢と右体幹筋群との運動連鎖が求められる（図3b）．腹筋群の筋力低下を上肢で補う時，肩関節伸展の作用で支持側の肩は前上方へ移動するが，対側の肩関節は後退する応力を受ける．これを相殺する体幹の右回旋は，上肢の質量と外腹斜筋の活動が担っている．また，外腹斜筋は下肢と連鎖してはじめて起き上がるトルクを発揮できる．麻痺の影響が最も現れやすく，上肢支持のタイミングが早いほど，肩甲帯（体幹）の後退が出現しやすい（図3c）．肘支持からさらに体幹を屈曲させて手部支持になり，手部から殿部支持へと移行して起き上がりは終了する．この相では，主要な支持点がスキップしていくため，運動連鎖が途切れやすくなる．これを回避するためには，できるだけ身体質量を目的方向（右前）へ移動させることである．上肢支持に頼りすぎると，ブリッジを形成し伸筋優位のシナジーに陥り，身体質量の移動を妨げる（図3d）．

　起き上がり動作での運動連鎖障害の背景は，非麻痺側優位の支持点形成が麻痺側体幹の屈曲・回旋運動を抑制し，移動側への質量移動を困難にしていることにあると考えられる．

運動連鎖障害を改善させる介入の実際

　単純な動作パターンの指導から脱却し運動連鎖を改善させるためには，抗重力活動や制動に必要な運動連鎖のラインと支持点が移動するラインを想定し，バイオメカニクス的に負荷量を調節しながら運動を誘導する必要がある．支持点の移動距離が小さく，支持点から目的方向に移動した身体部位（質量）が大きいほど負荷（筋活動）は小さくなる．半側臥位からの起き上がりを例にあげれば，寝返る相で上側になる胸鎖乳突筋と外腹斜筋から対側の股関節屈筋へ，また肘支持から体幹を正中位へ移動させる相では上側の胸鎖乳突筋と外腹斜筋から同側股関節の外転筋への運動連鎖のラインが想定される．支持点が移動するラインは，上位頸椎→肩甲骨内側→肩甲下角→胸郭外側部→肘と殿部→手部と殿部→一側殿部→両側殿部が想定される．

　前述した患者では，上部体幹の屈曲回旋が起こりにくいため，胸郭外側に参照点を与え，屈曲パターンでの寝返りから起き上がりのタイミングを伝えてみた（図4）．誘導では，床反力の作用する方向を意識して運動方向を伝

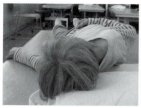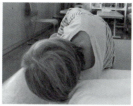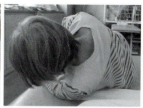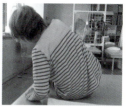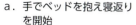

a. 手でベッドを抱え寝返りを開始　b. 側臥位では肩甲帯が後退していない　c. 頸部の立ち直るような側屈がみられる　d. 体幹屈曲しながら手部支持に移行できた

図5　腰部の知覚により運動連鎖を改善させる

　屈曲パターンでの起き上がりの運動連鎖は，頸部の運動が鍵を握っているが，腰椎前弯が壁になる場合が少なくない．本ケースにおいても，腰椎前弯が強く，肩甲骨外転と体幹の屈曲・回旋を困難にしていた．腰椎にタオルを敷いて支持点の通過を知覚できるようにした．肩甲帯後退の影響を考慮し，ベッド把持を修正せずに進めている．寝返りは頸部屈曲・回旋にて開始できている（a）．側臥位までの運動連鎖で頭部を空間保持し，体幹側屈への構えができている（b）．上肢の伸展で肩甲帯が後退することなく側腹筋との協調的な運動連鎖を促すことができ（c），屈曲パターンを維持しながら手部支持に移行している（d）

　える．この患者は，胸郭外側部からの誘導刺激がなくなると，起き上がりが難しくなっていた．麻痺側の外腹斜筋の筋力低下の影響もあったが，腰椎前弯が強く，胸郭外側部から殿部への支持点の移動が妨げられていると判断した．そこで，腰部にタオルを敷いて起き上がりを行ってもらったところ，殿部支持までの運動連鎖が改善した（図5）．これは，運動連鎖が支持基底面との関係で起きていること，運動制御が知覚により改善することを表している．

　歩行についても同様に支持点との関係から運動連鎖を改善できる．立位では，身体質量を効果的に用いると跛行につながるため，足関節戦略を活性化するように足部での知覚探索課題が適している．この患者の歩行では，麻痺側立脚相で骨盤後退と足趾伸展がみられ，重心のスムーズな前方移動が損なわれていた．踵荷重から股関節の伸展活動を賦活し，足部回内・回外と股関節回旋筋群との運動連鎖を促す運動課題を導入して片脚立位を誘導したが，歩容は改善しなかった．そこで，足部のロッカー機構を改善する目的で，平角材を用いて顆部前方へ支持点を偏位させてスクワットを実施したところ，立脚相の足趾伸展と骨盤後退が改善した（図6）．

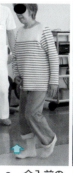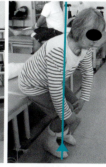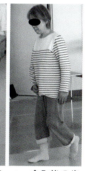

a. 介入前の歩行　b. 平角材上でのスクワット　c. 介入後の歩行

図6　荷重連鎖の改善

　介入前の立脚相では，骨盤が後退して足趾伸展が起きている（a）．支持点の前足部への移動を促すため，平角材上でスクワットを行ってもらった（b）．課題では，踵を接地しないように，殿部離床と着座時は体幹を前屈しながらゆっくり行うように指示している．介入後の立脚相では，足趾伸展がみられなくなった（c）

　歩行時のスムーズな重心移動には，遠心性収縮による制御が求められる．立位での運動課題では，遠心性の筋活動を促すことが歩行改善に寄与すると考えられる．スクワットでは，支持点を探りながら求心性と遠心性の活動が展開できる．筋力強化目的ではなく，全身的な運動連鎖を活性化させるように誘導しなければならない．

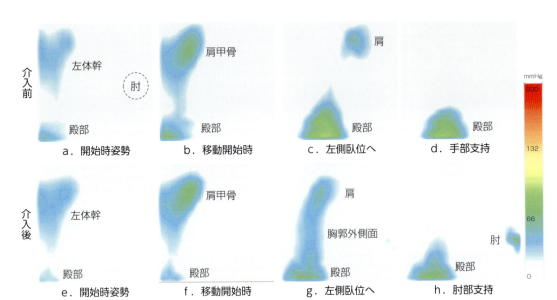

図7 起き上がり時の体接触部位の変化（皮膚接触刺激前後の比較）
上段（a〜d）は介入前，下段（e〜h）は介入後である．介入前は肘で支持することなく移動している．aに肘のある位置を示している．移動開始時より殿部で圧が高まり（b），側臥位では胸郭外側部が離床している（c）．介入後は，開始時の接地部位が広がり（e），移動開始時に殿部で圧は高まっていない（f）．側臥位では胸郭外側面が接地して（g），肘部支持がみられるようになった（h）

運動連鎖の可視化とシナジー解析への期待

運動連鎖が支持基底面との関係や知覚の影響を受けることを述べてきた．これを可視化する試みとして，起き上がり時の体部位接地と支持点の経時的変化を座圧センサーで確認してみた．計測は，SRソフトビジョン（住友理工）を用い，非麻痺側の肩甲帯と殿部と肘部が測定範囲に入るように肢位を設定した．胸郭外側面は，肩峰と大転子に挟まれていることから床に接地する領域が限られ，寝返り動作時に意識されることはない．背臥位から側臥位への体位変換では，床に接地していない領域に先行的に触刺激を与える（圧を加えながらこする）と動作が容易になることが判明しているため[7]，体幹と下肢の外背側面に触刺激を与えた時の動作と比較した（図7）．開始時の構えでは，介入後に接地部位が拡大した（図7e）．側臥位では胸郭外側部の全領域が接地し（図7g），肩甲帯から肘部を介し殿部へと圧の高い領域（支持点）が移動している（図7f〜h）．一方，介入前は動作開始時に肩と殿部に圧の高い領域があり（図7b），側臥位では胸郭外側面が離床している（図7c）．さらに，肘部支持がない状態で殿部に支持点が移動している（図7b〜d）．いずれもベッドの縁を把持して起き上がっていたが，介入前は肩と殿部と手部を支持点にしたブリッジ活動による起き上がりパターンになっていたと示唆される．遠位端に支持点がつくられると，全身的で非経済的活動に陥り，運動連鎖も障害されやすくなる．体側部への触刺激により接地部位が増え，支持点の移動も段階的に頭尾方向へ移動できていることから，運動連鎖の改善が図られたと推察される．床面と身体との接地部位と圧の変化は，運動連鎖を紐解くあらたな視点を提供してくれるものと期待される．

一方，下肢の荷重連鎖の解析には，床反力計が欠かせない．近年，三次元動作解析装置と床反力計や筋電図をベースにしたシナジー

第21節　運動連鎖からみた脳卒中片麻痺と理学療法　201

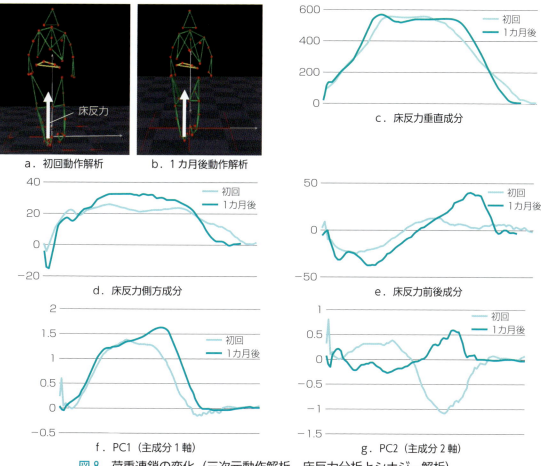

図8　荷重連鎖の変化（三次元動作解析，床反力分析とシナジー解析）

右凸側弯症を併存している左片麻痺（Brs：Ⅵ）患者の歩行分析の経時的変化を提示した．麻痺側立脚相でトレンデレンブルグ徴候がみられ，骨盤の側方偏位が大きかったが（a），1カ月後は小さくなっている（b）．骨盤の偏位量は14.4 cmから8.6 cmに改善．グラフは，麻痺側の床反力とシナジー解析である．右への側方分力は3.3 Nから16.9 N（d）に，推進力は17.2 Nから26.9 N，制動力は16.7 Nから41.7 N（e）に改善．シナジー解析PC1（f）は垂直成分と，PC2（g）は前後成分と相関が高く波形も近似している

解析が報告されている．当院においても，下肢のシナジー解析の研究が進められている[8]．シナジー解析には，主成分分析（多次元データを低次元データに縮約する解析法）の手法がとられ，歩行分析では下肢の各関節トルクより継時的な相互作用を可視化できる．これまでの三次元動作解析では得られなかった運動パターンの質や効率を描出できる可能性がある．図8に右視床ラクナ梗塞後の左片麻痺患者（Brs：Ⅵ）の三次元動作解析（NACモーションキャプチャー）と床反力（アニマ）とシナジー解析の1例を示す．この患者は右凸の側弯を併存しており，麻痺側立脚相でトレンデレンブルグ徴候が問題となっていたため，理学療法では足部股関節の運動連関を促し，トレーニング開始時と独歩が安定した1カ月後に計測した．床反力データと比較してみると，麻痺側のPC1（主成分1軸）は垂直成分と，PC2（主成分2軸）は前後成分との相関が高いことが判明している．これは，歩行時の荷重連鎖では，垂直抗力と推進力が求められることから，その特性を反映した結果と推察される．

片麻痺では，膝の不安定性や足部のロッ

カー機構を妨げる足部のスティッフネスや痙縮が波形を特徴づけると考えられる．今後の研究成果に期待するところは大きい．そして，歩行時の下肢のシナジー解析が確立して波形の特徴が解明されれば，片麻痺患者の歩行の予後予測や効果的なトレーニング，そして効果判定とエビデンス構築に活用されるものと信じている．

おわりに

運動連鎖からみた脳卒中片麻痺と理学療法について述べてきたが，再確認しておきたいことは，バイオメカニクス的な視点は重力環境下での運動指導に欠かせないが，運動制御の改善には知覚や認知，そして情動の要素を忘れてはならないことだ．最後に，データ解析と提供に快く協力してくれた当院の関口雄介氏に深謝する．

文　献

1) Bernstein NA（著），佐々木正人（監訳）：デクスリティ―巧みさとその発達．金子書房，2003, pp132-203
2) Page P, 他（著），小倉秀子（監訳）：ヤンダアプローチ―マッスルインバランスに対する評価と治療．三輪書店，2013, pp45-59
3) Kendal FP, 他（著），栢森良二（監訳）：ケンダル 筋―：機能とテスト，西村書店，2006, pp70-87
4) Sahrmann SA（著），竹井　仁，他（監訳）：運動機能障害症候群のマネジメント．医歯薬出版，2005, pp1-49
5) Richardson C, 他（著），齋藤明彦（訳）：腰痛に対するモーターコントロールアプローチ．2008, 医学書院
6) Klein-Vogelbach S：Functional Kinetics. Springer-Verlag, Berlin, 1990, pp74-143
7) 佐藤房郎：運動連鎖の評価と臨床応用，奈良勲，他（編）：脳卒中理学療法 ベスト・プラクティス．文光堂，2014, pp110-149
8) Sekiguchi Y, et al："Characteristics of kinetic coordination in lower limb during gait in patients with hemiparesis" in Proc. of Gait and Clinical Movement Analysis Society 2016 Annual conference, 2016

第**22**節

サッカーチームでの動作分析に基づく
コンディショニング

安藤貴之[*1]

✅ Summary

チームスポーツの現場では，おのおのの選手の状態を時間的な制約のもとで管理していかなければならない．そのような状況の中，日常生活や練習時の動作の変化から得られる情報が傷害管理を行ううえでの一助となる．そこで本稿では，日常生活で主体となる歩行動作に着眼し，その上肢の動きから動作を分析したうえで傷害との関係を推察し，その対応策について論を進めていく．そのような動作に対する解釈は傷害だけでなく，パフォーマンスに対する分析や対応においても広く応用していくことができる．

Key Words 身体重心の加速・減速，上肢の動き，三平面上での身体回転力，平衡反応

はじめに

チームスポーツの現場では，多数の所属選手を時間的な制約のもとで管理していかなければならない．介入可能な時間は限られており，すべての選手に評価，運動療法，物理療法などといった理学療法的介入を行っていくことは物理的に困難である．このような現場では，個別的な時間を確保することなく，日々の選手の状態を把握していかなければならない．そのため，普段の練習や日常生活における経時的な動作の変化が一つの評価指標となり，その情報をもとに状態評価や傷害対応を行うことが多い．そこで今回，日常動作の中で最も中心となる歩行動作に着眼し，視覚的

な評価とその解釈，傷害への関与について概説していく．

動作を把握するうえでの着眼点

体は身体重心の鉛直線上に床反力作用点（COP：Center of Pressure）を置き，重力と同程度の反力を保つことで静的な安定を得ている．COPを移動させ，COPと身体重心の位置に距離が生じるとCOPから身体重心の方向へ向かって床反力が生じ身体重心の加速が起こる[1]（**図1**）．

このようにCOPと重心の位置関係を調節することで，動作時の身体重心の加速・減速が繰り返される．身体の平衡を保つためには

[*1] Takayuki Ando／日本サッカー協会 JFA アカデミー福島

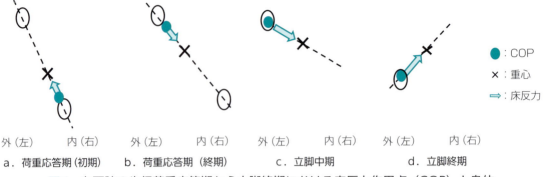

図1 左下肢の歩行荷重応答期から立脚終期における床反力作用点（COP）と身体重心，床反力の関係
a：歩行荷重応答期（初期）は重心よりも後内側にCOPがあり前外側への床反力が生じる
b：歩行荷重応答期（後期）は重心よりも前外側にCOPがあり後内側への床反力が生じる
c：歩行立脚中期は重心よりも前外側にCOPがあり後内側への床反力が生じる
d：歩行立脚終期は重心よりも後外側にCOPがあり前内側への床反力が生じる

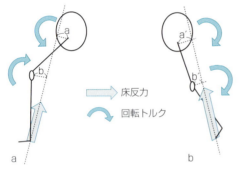

a．床反力：膝関節軸後方，股関節軸前方（回転トルク：a×床反力，b×床反力）
b．床反力：膝関節軸後方，股関節軸後方（回転トルク：a'×床反力，b'×床反力）

図2 関節中心と床反力の関係
図から判断するとaの場合，床反力は膝関節後方，股関節前方を通っており，膝関節屈曲，股関節屈曲方向への回転トルクが加わり，膝関節伸展筋，股関節伸展筋による制御が行われる．またbの場合，床反力は膝関節後方，股関節後方を通っており，股関節伸展，膝関節屈曲方向への回転トルクが加わり，股関節屈筋，膝関節伸展筋による制御が行われる

各平面での身体重心の加速を抑え，かつ身体重心の移動を反対側へ転換する外力が必要となる．これに対し身体は，支持基底面の中でCOPを移動させ床反力の方向と強さを調節することで身体重心の変位に抗している．その際，床反力により生じた各関節への回転力（外的関節モーメント）は身体各部位の筋に

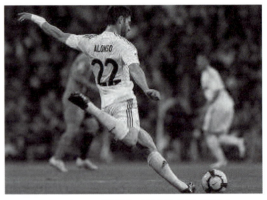

図3 キック動作における上肢の動き

よる内的関節モーメントにて制御され（図2），その筋活動と上肢や下肢の補助的な作用によって身体の平衡や動作の安定が保たれる．なかでも上肢は空間の中でそのような役割を担っており（図3），動作時の上肢の動きからも，身体動作の全体像が把握できると考えている．

歩行動作の中での上肢の動きの役割

歩行時の荷重応答期（両脚支持期）のCOPは身体重心投影点の後内側から前外側へと移動し，立脚中期では身体重心の前外側，立脚

第22節 サッカーチームでの動作分析に基づくコンディショニング　205

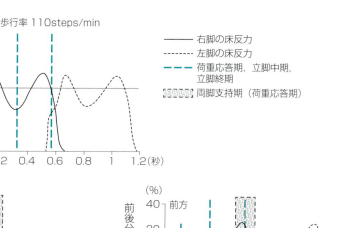

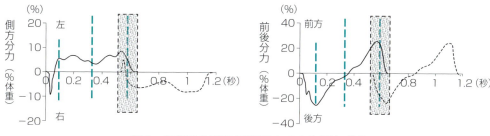

図4 歩行動作時の三平面上での床反力成分

両脚支持期（荷重応答期）初期の左右下肢床反力の合力は外側，前方への分力が強く，後期にかけて内側，後方への分力が強くなる（福井　勉：体幹からみた動きと理学療法の展開．山口光國，他：結果の出せる整形外科理学療法．メジカルビュー社，2009，pp76-176 より改変転載）

終期では身体重心の後外側に移動している[1]（図1）．それに伴い床反力は荷重応答期（歩行周期0～10％）に前外側から後内側へと傾きを変え，立脚中期（歩行周期10～30％）では後内側，立脚終期（歩行周期30～50％）では前内側へと傾きが変化し，各周期において加速度を変化させながら歩行時の平衡が保たれているのがわかる[2,3]（図4）．これに対し歩行時の上肢には，矢状面上で前後への大きな動き，前額面上で側方への小さな動きがみられるが，水平面上では視覚的に矢状面や前額面のように顕著な動きはみられない．これらの上肢の動きには，歩行動作時の各平面上の床反力成分に伴う身体重心の加速度との関係が示されているような印象をもつ（図5）．つまり，歩行動作時の上肢の動きには，荷重応答期から立脚後期にかけての身体重心の加速度の変化に対する動的な平衡反応が示されているように感じられる．このような推察を踏まえ，以下の項で歩行動作を立位評価に基づいて分析し，三平面上での上肢の動きの意味

合いを考察していく．

立位評価に基づく歩行動作の分析と上肢の動きの解釈

矢状面

下肢の振り出し動作（図6aの①，②）を側面より観察すると，左脚振り出し時（右立脚時）（図6aの①）は，シャツの腹部に斜後方への真っ直ぐなしわや，ズボンの右側面前方にしわがあり，立脚側の股関節屈曲とともに体幹の伸展がみられる．また，右脚振り出し時（左立脚時；図6aの②）では，シャツの腹部に後方への曲線を伴ったしわや，ズボンの左側面後方にしわが確認でき，立脚側の股関節伸展とともに体幹の屈曲がみられている．振り出し時の立脚側の膝関節は，左右ともに屈曲がみられるが，特に左脚振り出し時（右立脚時）に屈曲が強くなっているのがわかる（図6aの①，②）．

図5 立脚中期のピーク時の床反力ベクトルの成分とその大きさ

　立脚中期ピーク時の床反力は鉛直分力が大きく（体重の120％），前後分力（体重の20％），側方分力（体重の5％）が小さい．ベクトルの大きさは矢状面では体重の121.6％，前額面では体重の120.1％，水平面では体重の20.6％の床反力成分となり，水平面で床反力ベクトルが最も小さくなっている

　この振り出し動作では，片脚を振り出したことによる身体重心の前方偏位に対する平衡反応が示される．右立脚時では膝を軸に身体を後方に倒すことで前方への身体重心偏位を抑制し，右股関節屈曲筋と右膝関節伸展筋により平衡が保たれた状態，左立脚時では前方に身体重心を保ちながら股関節を軸に左股関節伸展筋，左膝関節屈曲筋にて平衡が保たれた状態と考えられる．つまり，右立脚期は前方への回転力，左立脚期は後方への回転力を引き出す能動的な筋作用により静的な平衡が保たれている状態といえる．

　これに対し図7の歩行時の上肢の動きをみ

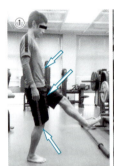
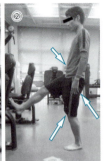
a．片脚振出し

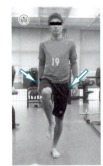
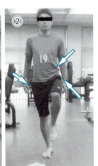
b．片脚立ち

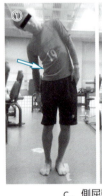
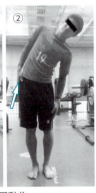
c．側屈動作

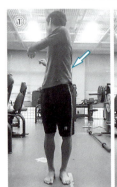
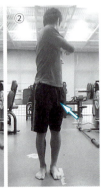
d．回旋動作

図6　立位評価

a．片脚振出し：①膝関節屈曲，股関節屈曲，体幹伸展，②膝関節軽屈曲，股関節伸展，体幹屈曲
b．片脚立ち：①左股関節前面の皺，右への骨盤変位，右骨盤挙上，②左腹部前面の皺，骨盤移動なし，左骨盤挙上，体幹左側屈
c．側屈動作：①体幹優位の側屈（骨盤移動なし），②股関節優位の側屈（骨盤右移動あり）
d．回旋動作：①体幹優位の回旋（体側部の皺），②股関節優位の回旋（左股関節前面の皺）

ると，右立脚期では立脚終期から前遊脚期に左肩関節後方の皺が確認でき（図7cの④，⑤），左肩関節伸展による左上肢の後方への振れ，右上肢の右肘関節の屈曲を中心とした前方への振れがみられ（図7aの④，⑤），相対的に前方への回転力を引き出す振りが強まっていることがうかがえる．一方，左立脚期では立脚終期から前遊脚期にかけて左上肢の左肩関節屈曲による前方への振れ（図7bの④，⑤），右上肢の右肘関節屈曲を伴った後方への振れ（図7dの④，⑤）がみられ，相対的に後方への回転力を引き出す振れが強まっている状態と考えられる．

このような歩行時の矢状面上での上肢の振れにも振り出し動作と同様な特徴が示されている．つまり，歩行時の身体重心の前方への加速に対し，右立脚終期の上肢の後方への振れには前方への回転力を引き出す平衡反応，左立脚終期の上肢の前方への振れには後方への回転力を引き出す平衡反応が表現されている状態と考えられる．

前額面

片脚支持を前額面より観察すると，左立脚時に左股関節前方に右斜上方への皺，右立脚時に左腹部の右斜上方への皺が確認できる．（図6bの①，②）この皺は，左立脚時の左股関節伸展・外転・外旋，右立脚時の体幹伸展・左側屈・右回旋を意味している．図6の片脚立ちからも左立脚時は，骨盤の右への移動と右骨盤挙上（左股関節の外転）に伴い，身体が左に傾き，右立脚時は骨盤の移動を伴わず左骨盤を挙上させ，体幹を左に側屈させている状態が確認できる．また立位での左右への側屈動作においても，左側屈時（身体重心左変位）には右への骨盤移動が生じるが，右側屈時（身体重心右変位）では骨盤移動はみられない．（図6cの①，②）

股関節による制御は，COPの位置に対し身体重心を移動させる平衡動作であり，足関節による制御は身体重心の位置に対しCOPを移動させる平衡動作である[4]．つまり，左立脚時（左への身体重心偏位に対して）は股関節を軸とした平衡動作，右立脚時（右への身体重心変位に対して）は足関節を軸としながら体幹側屈により身体重心の偏位に対する平衡動作が行われている状態と考えることができる．

続いて前額面上での歩行動作との関わりを考える．歩行時の前額面での床反力は荷重応答期初期に外側へ傾き，荷重応答期終期以降は内側へと傾きが変化する（図4，図7aの①〜⑤）．この床反力の変化には，反対側下肢からの体重移動の際に加速した重心を重心の外側へCOPを移動させることによって抑制している状況が示されている．また上肢の動きには荷重応答期以降外側への振りがみられており（図7aの①〜⑤，bの①〜⑤），これは体に内側への回転力を引き出すことで外側への重心の加速を抑制している動作と考えられる．図7の動作では右立脚期よりも左立脚期のほうが外側（左）への振れが大きくみられるが，これは股関節による姿勢制御は足関節による姿勢制御よりも重心動揺が大きくなる[5]ことと関係し，左脚への体重移動の際に外側への重心動揺が強くなり，それに対する平衡反応が上肢の動きに示された状態と考えられる．

水平面

立位の体幹回旋では，右への回旋動作において腹部の右斜上方への皺，左への回旋動作においてズボンの左前面に皺がみられる（図6dの①，②）．このような皺の特徴からもわかるように，右への回旋動作は体幹，左への回旋動作は股関節に大きな動きがみられる．

歩行動作においても左立脚終期にシャツの前後で斜上方への皺が強く，右立脚終期では

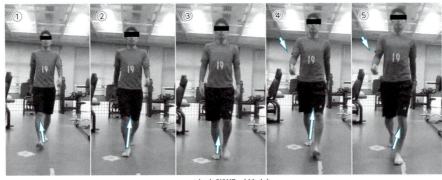

a．右立脚期（前方）

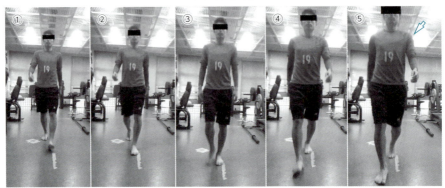

b．左立脚期（前方）

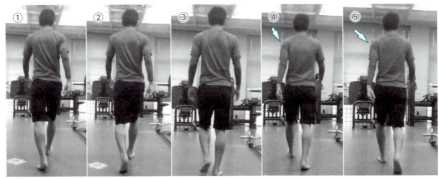

c．右立脚期（後方）

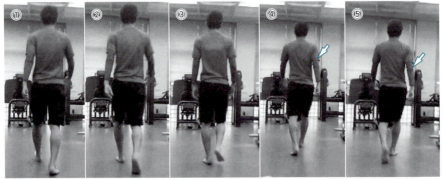

d．左立脚期（後方）

図7　歩行動作—左右立脚期（前方・後方）
　aの⑤は右肘関節屈曲を伴った右上肢の前方への振り（矢印），aの①〜⑤は前額面における床反力（矢印），bの⑤は左肩関節屈曲による左上肢の前方への振り（矢印），cの④，⑤は左肩関節後方のしわ（矢印），dの④，⑤は右肘関節屈曲を伴った右上肢の後方への振り（矢印）

斜上方への皺は弱くなっており，立位での回旋動作における特徴（体幹右回旋，骨盤左回旋）が歩行動作にも現れている（図7）．ただし，左右上肢の水平面上での回旋動作は視覚的な確認が困難であり，左立脚期の体幹と骨盤の回旋は左右上肢の前後への振れの大きさに伴った回旋動作と考えられる．また，歩行動作が直線動作であること，立脚期の水平面における床反力成分が矢状面，前額面と比較して小さいこと（図5）が，水平面上の上肢の動きに反映されているように思われる．

このように，立位での評価に基づき歩行動作を分析すると，歩行動作時における上肢の動きには，重心の加速度の変化を引き起こす床反力により生じた回転力（外的モーメント）を制御する平衡反応が示されていると考えることができる．

動作と傷害の関係性の解釈

前述した動作の解釈のもと，傷害との関わりを推察していく．

図7の歩行動作では，左立脚終期に左上肢の外側へ向けた前方への振りが強く（図7bの④，⑤），右立脚終期では左上肢の後方への振りと右上肢のやや外側へ向けた振りが行われている（図7cの④，⑤）．このような上肢の振りから，左立脚期の前外側方への回転力（特に前方），右立脚期の後外側方（特に外側）への回転力に対する能動的な制御が強く行われている状態と推察できる．

この回転力に対して左下肢では後内側部，右下肢では前内側部の筋により内的モーメントが発揮され動的な平衡が保たれる．また，右脚は足関節，左脚は股関節による制御が強く行われていることから，特に右前脛骨筋や，左半腱様筋および半膜様筋に対する負担が強くなっている状態と考えられる．この動作のまま練習で左立脚時の外側前方，または右立

脚時の後外側方への身体重心の偏位が反復された場合（例えば，左回りのランニング，右足のインサイドでのドリブル，ボールを浮かした左脚でのロングキックなど），これらの筋への負担がさらに高まり，筋の過緊張や筋挫傷などの傷害が誘発される．

症例検討

図8の選手は左下位腰椎分離症の既往をもつ選手である．

腰椎分離症の発症原因は，腰椎の伸展および回旋に伴う椎間関節突起部への過度なストレス[6]であり，この選手の場合，腰椎左椎間関節へ圧迫ストレスが加わる腰椎伸展右回旋の動きを伴った動作が症状を誘発する動作となる．

歩行動作の特徴として，右立脚時では右上肢の右前外側への振れが強く（図8aの④），左立脚時では側方への左右上肢の振れに偏りはなく，右上肢の後方への振れが強くなっているのがわかる（図8dの④）．水平面上の上肢の動きは，右立脚後期の背部に皺が確認できるが（図8cの④），左右ともに視覚的な上肢の回旋はみられない．この上肢の動きから右立脚期には右前方，左立脚期には後方への回転力を抑制する動作が行われていることが推察できる．このような各立脚期の回転力に対し体幹では，右立脚期の伸展，左側屈，左回旋を引き出す左脊柱起立筋や，左立脚期の体幹屈曲を引き出す腹直筋（左側線維）にて主な制御が行われている状態といえる．患部への負担を考慮すると腰椎伸展，右回旋による制御を必要とする左立脚期の前方への身体重心の加速，特に前内側方への加速に対して注意が必要であり，その際には左立脚期における左上肢の前方ないし前内側，かつ右回旋への振りが強くなる．図8の歩行動作では，左立脚期において右上肢の後方への振りが強

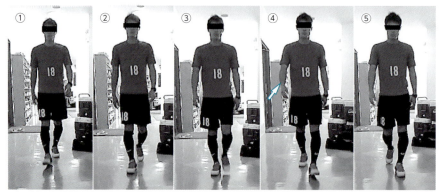
a．右立脚後期（前方）

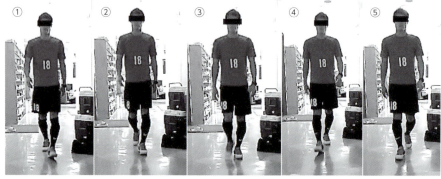
b．左立脚後期（前方）

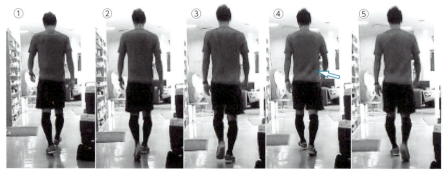
c．右立脚後期（後方）

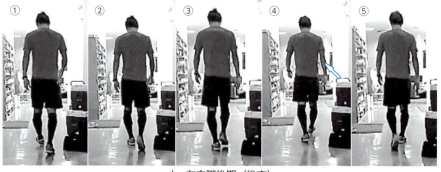
d．左立脚後期（後方）

図8　腰椎分離症の既往をもつ選手の歩行動作（運動療法前）
　aの④は右立脚後期の右上肢の前外側への振りが強い（矢印），cの④は右立脚後期の背部の右斜上方へ向けた皺（矢印），dの④は左立脚後期の右上肢の後方への振りが強い（矢印）

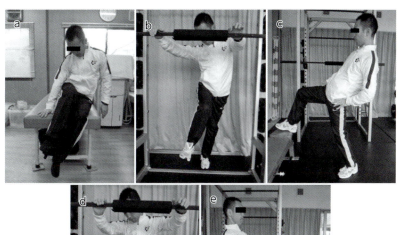
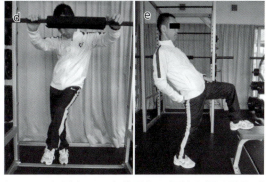

図9　後方，かつ左側方への身体重心の偏位を促す動作感覚の入力

a：座位にて左斜後方への身体重心移動．右手でベットを押し体幹屈曲・右側屈・右回旋により右内腹斜筋への収縮感覚を入力

b：左立脚期の左後側方への身体重心移動に対する右内腹斜筋による制御．体幹屈曲・右側屈・右回旋しながら右脚を左斜前方に振り上げ右内腹斜筋への収縮感覚を入力

c：左立脚期の左後側方への身体重心移動に対する左内転筋群による制御．右足を台にのせ，左股関節に手をあて身体を左後方へ倒すことで左内転筋群への収縮感覚を入力

d：右立脚期の左後側方への身体重心移動に対する右外腹斜筋による制御．体幹屈曲・右側屈・左回旋しながら左脚を右斜前方に振り上げ右外腹斜筋への収縮感覚を入力

e：右立脚期の左後側方への身体重心移動に対する右中殿筋前部線維，右小殿筋による制御．左足を台にのせ，体幹を左後方へ倒すことで右中殿筋前部線維，小殿筋への収縮感覚を入力

くなっており，この動作は無意識に患部への負担を抑制した代償動作とも考えることができる．そのため，練習や試合で左立脚時の身体重心の前方偏位や前内側方への偏位を促す動作（右足のアウトサイドでのドリブルや左足踏み込みでの前方へのジャンプなど）が反復された場合，動作の変化とともに症状の再発が危惧されるため，その経時的な症状と動作の変化に注意が必要である．

　補足としてこの症例においては，経過の中で前述した左脊柱起立筋の過緊張がみられることが多く，その際には，腰椎分離症，脊柱起立筋の過緊張の両者に対する対応が必要となった．この2つの症状を誘発する動作の共通点は，前方と右側方への身体重心を加速する動作であり，左立脚時の前内方への身体重心の加速は左腰椎分離症，また右立脚期の前外方への身体重心の加速は左脊柱起立筋の症状を誘発する．そのため，端的な対応として後方かつ左側方への身体重心の加速を促す動作の誘導が両者に対する負担の軽減につながる．

　図9は，その対応例である．そして，施行後の動作が図10である．施行前と比較し，右

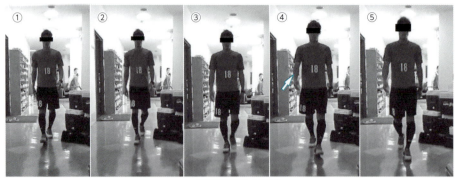

a．右立脚後期（前方）

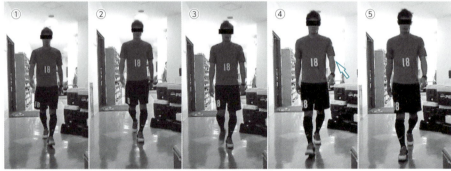

b．左立脚後期（前方）

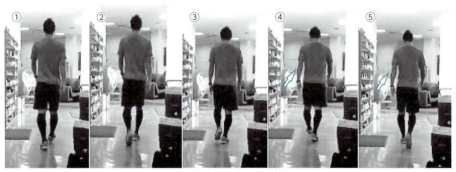

c．右立脚後期（後方）

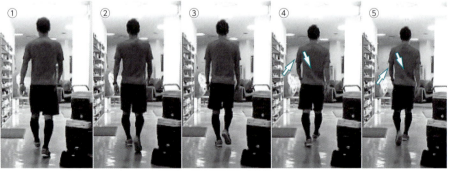

d．左立脚後期（後方）

図10　腰椎分離症の既往をもつ選手の歩行動作（運動療法後）
　aの④は右立脚後期の右上肢の前方への振れで，立脚後期の振れ方に左右差がなくなっている（矢印），bの④は左立脚後期の左上肢の前方への振れで立脚後期の振れ方に左右差がなくなっている（矢印），cの④，⑤は右立脚後期の左上肢の後方への振れが大きくなっている（矢印）dの④，⑤は左立脚後期の左上肢の外側（左）への振れと背部の皺がみられるようになっている（矢印）

立脚終期の右上肢の外側への振れが抑制されている．また，左右立脚終期に背部の皺が確認されるようになり，上肢の前後への振れに左右差がなくなっていることがわかる（図10aの④，bの④）．加えて，左立脚終期の左上肢の外側（左）への振れ（図10bの④），右立脚終期の左上肢の外側（左）への振れがみられるようになり（図10cの④，⑤），この施行によって右立脚期の外前方への身体重心の加速が抑制され，全体的に左への身体重心の加速に対する制御がみられるようになっていることがわかる．この動作の変化は，両症状に対する負担を軽減し，結果として症状の緩和（傷害の発生阻止），再発の予防を促すことにつながる．

動作分析をもとにした傷害管理

このような視覚的な評価により，日常生活および練習時においても動作に基づいた状態の把握に努めている．特にサッカーでは，複合的な動作が必要とされる一方で，ポジションの位置により偏った動作が反復され，身体重心の位置に偏りが生じやすい．また，練習中の加速動作や減速動作，ターン，キックなど画一的な動作の繰り返しによっても，特定方向への身体重心の偏位が促される．そのため，日々の生活や練習時において動作に変化がみられた際には，その変化の原因（痛みや傷害に伴う代償動作による変化なのか，練習時の反復動作に伴う一時的な変化なのかなど）を推察し，必要であれば個別的な運動療法によりその原因に基づいた介入を行うことが必要となる．特に痛みや筋緊張抗進などの症状は，日々の動作の変化に気づくことで，早期発見，早期対応が可能となり，症状の重症化を防ぐことができる．

まとめ

今回は，歩行動作を中心に動作と傷害との関係を述べてきたが，練習時の走行動作やキック動作などさまざまな動作においても，その上肢の動きから動作の全体像を把握し傷害との関わりを推察していくことが可能である．さらには，そのような視点が傷害だけでなくその選手のパフォーマンスに関する分析や対応においても応用していくことができると考えている．

文 献

1) 山本澄子，他：基礎バイオメカニクス 第2版．医歯薬出版，2015，pp55-66
2) Perry J, et al：Normal and Pathological Function：Gait Analysis 2nd ed. Slack, Thorofare, 2010, pp4-47
3) 山崎　敦：正常歩行の運動学とバイオメカニクス．PTジャーナル　**47**：429-437，2013
4) 山口光國，他：体幹からみた動きと理学療法の展開．福井　勉（編）：結果の出せる整形外科理学療法．メジカルビュー社，2009，pp96-125
5) 奈良　勲，他：運動・動作学的評価．奈良　勲，他（編）：視性調節障害の理学療法．医歯薬出版，2006，pp167-188
6) 吉田　徹，他：脊椎分離症に対する対処法の基本原則．整・災外　**48**：625-635，2005

第23節

運動器疾患理学療法のバイオメカニクス的分析

古堅貞則[*1]

☑ Summary

　スポーツ運動の成功は，体幹操作にかかっていると考えられているほど，体幹の動きは重要である．スポーツバイオメカニクスでは，体幹や下肢によって生じた力学的エネルギーをタイミングよく順次加算あるいは伝達し，末端のエネルギーや速度を大きくすることを運動連鎖の原則と呼んでいる．運動において体幹と四肢は密接な関係にあり，その関係を無視した考察は，誤った結果を導きやすい．そこで，常に体幹と四肢の関係を念頭において対応しなければならない．ただし，体幹アライメントは個人差（固有性）があるため，適正を探る必要がある．本稿では，局所評価は割愛し，体幹アライメントの適正評価法とその実践について述べる．

Key Words 運動連鎖の原則，体幹と四肢，体幹アライメント，固有性，姿勢と動作

姿勢または動作を指標とした運動器疾患理学療法とスポーツバイオメカニクス

　姿勢や動作を指標とした運動器疾患理学療法では，姿勢や動作が評価の判断基準であり治療の効果でもある．それゆえ，姿勢や動作を科学的に捉える必要がある．

　スポーツバイオメカニクスでは，「ヒトの動きがどうなっているのか（運動の記述）」「なぜそのような動きになるのか，どんな筋力や外力が働いているのか（運動の原因の説明）」「どのようにしたら，うまくできるのか，よく

なるのか（運動の改善や最適化）」「こんな動きはできないか，こんなことはできないか（運動の創造）」など，常に考えることが重要とされている．

　姿勢や動作を指標とした運動器疾患理学療法で考えることは，「どのような姿勢や動作で痛いのか（姿勢や動作の記述）」「なぜそのような姿勢や動作になるのか，障害関節にどのようなメカニカルストレスが作用しているのか（メカニカルストレスの原因の説明）」「どのようにしたらメカニカルストレスを改善できるのか，どのようにしたら姿勢や動作がよくなるのか（メカニカルストレスの改善や姿

[*1] Sadanori Furugen／与那原中央病院リハビリテーション科

勢や動作の適正化)」「こんな姿勢や動作はできないだろうか (姿勢や動作の創造)」などではないだろうか.

スポーツバイオメカニクスで常に考えるべき事柄と,運動器疾患理学療法で考える事柄の共通点は多く,非常に類似していると思われる.したがって,スポーツバイオメカニクスの考え方を理学療法へ応用することは妥当であると考える.

そこで,臨床でよく遭遇するであろう経験について考えてみる.例えば,膝関節前面痛を有する運動器疾患患者のスクワット姿勢から,視覚的な関節モーメント推定方法（図1）を用いて,膝関節のメカニカルストレス増大を視覚的に捉え,膝関節痛が生じる原因について説明が可能である（図2a）.さらに,膝関節のメカニカルストレスを減少させる姿勢を創造することも可能となり,目標とする姿勢が明確である（図2b）.しかし,単にストレッチで関節可動域を拡大し,筋力強化訓練に励んでも目標とした姿勢に結びつかない.姿勢や動作が変わる要因について,または身体運動の原理や法則（規則性）について理解を深め,メカニカルストレスの改善や姿勢や動作の適正化へ応用する必要がある.

本稿では,スポーツバイオメカニクスの考え方を参考に臨床で実践している姿勢や動作を指標とした運動器疾患理学療法の考え方やその実践について述べることとする.

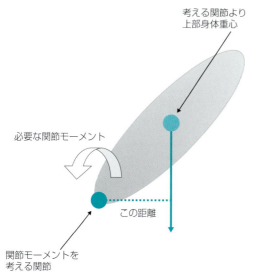

図1　視覚的な関節モーメント推定方法
上部身体重心と関節の距離を見て判断する.
（福井　勉：スポーツ障害と筋力. 理学療法科学 18：29-34, 2003 より改変転載）

体幹の評価とその意義

一般にスポーツで注意を向けてしまうの

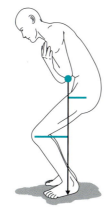 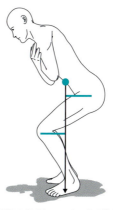

a. 膝関節の伸展モーメントが増大, 股関節の伸展モーメントが減弱している姿勢

b. 膝関節の伸展モーメントが減弱, 股関節の伸展モーメントが増大している姿勢

図2　姿勢とメカニカルストレス

は，連動を行う身体部分になりがちである．走ったり，跳んだりする時は脚に，投げたり，押し投げたりする時は腕に，泳ぐ時は腕と脚であったり．体幹への注意は薄いように思われる．

スポーツ運動の成功は，体幹操作にかかっていると考えられているほど，体幹の動きは重要なことである．例えば，投球動作やサッカーのキックなど運動の経過を詳しく観察すると，体幹の運動が先行し，続いて腕や脚の鞭打つような動きがみられる．これは，体幹の中心部や下肢によって生み出された力学的エネルギーを，タイミングよく順次加算あるいは伝達し，末端のエネルギーや速度を大きくすると考えられている．これをスポーツバイオメカニクスでは，身体部分を連続した鎖やリンクにたとえて運動連鎖の原則と呼んでいる．投球動作のバイオメカニクスでは，この力学的エネルギーの最大値出現時間に相違がみられると，投球障害を引き起こすような投げ方になると考えられている．

体幹は姿勢や運動，さらに四肢との結びつきを保証する大きく強い筋群が集中しており，身体全体の約半分の質量を占めている．例えば，速度が小さい時でも，叩いたり，突いたりする時の勢いにプラスとなる大きな運動エネルギーをもっている．また，体幹の運動は勢いを強める大きな役割を果たしている．体幹の質量がどのように運動にかかわっているのか，慣性力が合目的に運動に利用されているかどうかということは重要である．

また，脊柱は力学的に矛盾した強靱性と柔軟性に対応しなければならない．その柔軟性によって，体幹の筋群を伸張させて運動エネルギーを発生させ，その強靱性によって姿勢を保持し四肢の土台として機能する．

運動において，体幹と四肢の相互関係は密接である．その関係を無視した考察は，誤った結果を導き出しやすい．したがって，常に体幹と四肢の関係を念頭においた評価，つまり，全体像と局所像を合わせた評価を行うことに注意しなければならない．

体幹アライメントの評価

体幹アライメントは，動作分析を判断基準とした複数の評価法の結果を照らし合わせて評価し，また適正な体幹アライメントを決定する．体幹アライメントは個人差があるが，効率的な動作のためには，現状における体幹のアライメントを探る必要がある．また，体幹アライメントは変化するため，常に再評価する必要がある．評価の際は，予測した方向への誘導と反対方向への誘導を行い，誘導方向を明確に捉えることが必要である．また，過度な筋緊張がある場合，誤った結果を導くことがあるので，筋緊張の状態にも注意が必要である．本稿では，局所評価は割愛し，体幹アライメントの評価で実践している体幹回旋の評価と下肢伸展挙上（SLR：Straight Leg Raising）の評価について述べることとする．

体回旋の評価

体回旋の評価は，座位で行う．空間上で頭部や胸部など分節どうしの位置関係を変化させた条件で体幹回旋を行い，運動の量と質を比較し，適正な位置関係を探る．運動の量とは運動範囲を示し，運動の質とは動きの流動性や運動域終末の抵抗感を示す（図3）．

体幹回旋の運動域の増大，動きの流動性や運動域終末の柔軟性の向上は，分節どうしの位置関係の適正化を示唆し，また体幹回旋の運動域の減少，動きの流動性や運動域終末の柔軟性の低下は，分節どうしの不整を示唆すると考えられる．

その理由について，物体どうしの質量中心の位置関係と作用する力の関係で示す（図

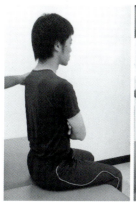 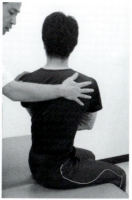

a．開始肢位　　　b．終了肢位
図3　体回旋の評価
体回旋の可動範囲（量）と運動終末の抵抗感（質）を確認する

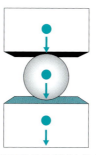 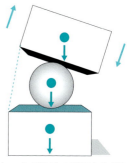

a．ある物体の質量中心どうしの位置関係が鉛直に近似した状態　　b．ある物体の質量中心どうしの位置関係が分散した状態

図4　ある物体の質量中心どうしの位置関係と作用する力の関係
空間上である物体の質量中心どうしの位置関係が鉛直に近似した状態が保たれなければ，ずれを招く力が働くことになる．bの位置関係を保つためには，ずれに対する力（点線）が働くことになる

4）．例えば，空間上で物体どうしの質量中心が鉛直に近似した位置関係にある状態（図4a）が保たれれば，ずれを招く力は小さい．そのため回旋運動は増大する．一方，質量中心の位置関係が不整な状態（図4b）では，ずれを招く力が大きく，物体どうしの位置関係を保つため，ずれに抗する力が働くこととなる．その状態から運動を行うために運動域は減少し，運動域終末の柔軟性低下が生じると考えられる．

分節の誘導と体幹回旋の評価方法

a．前後方向の評価（図5）

徒手にて仙骨を前傾へ誘導した体幹回旋と，仙骨を後傾へ誘導した体幹回旋の運動域と終末抵抗感を比較する（図5a，b）．モデルは，仙骨の後傾誘導により体幹回旋の運動域が増大した（図5b）．次に，徒手にて頭部を前方へ誘導した体幹回旋と，頭部を後方へ誘導した体幹回旋の運動域と終末抵抗感を比較する（図5c，d）．モデルは，頭部の後方誘導により体幹回旋の運動域が増大した（図5d）．仙骨の前傾誘導は骨盤の前傾運動を示唆し，

頭部の後方誘導は胸部の後弯運動を示唆する．

b．左右方向の評価（図6）

徒手にて胸部を右側へ誘導した体幹回旋と，胸部を左方へ誘導した体回旋の運動域と終末抵抗感を比較する（図6a，b）．モデルは，胸部の左側誘導により体幹回旋の運動域が増大した（図6b）．次に，徒手にて頭部を右側へ誘導した体幹回旋と，頭部を左側へ誘導した体幹回旋の運動域と終末抵抗感を比較する（図6c，d）．モデルは，頭部の左側誘導により体幹回旋の運動域が増大した（図5d）．したがって，胸部の左側誘導は胸部の左並進運動であり，頭部の左側誘導は頭部の左並進運動である．

SLRの評価

SLRの評価は，背臥位で行う．ベッド上の頭部や胸部，ならびに骨盤などをベッド上で任意の位置へ誘導した状態からSLR（図7）を行う．その際，体軸の偏位と空間上での下肢の保持力や抵抗力を比較し，適正な位置関

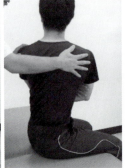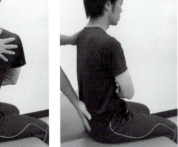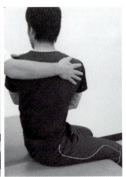
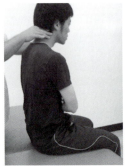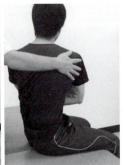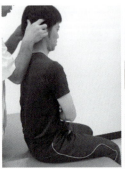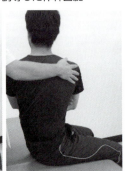

a．仙骨を前傾へ誘導した体幹回旋　　　　b．仙骨を後傾へ誘導した体幹回旋

c．頭部を前方へ誘導した体幹回旋　　　　d．頭部を後方へ誘導した体幹回旋

図5　前後方向の体幹アライメントの評価
徒手にて各分節を任意の空間に誘導した状態で体幹回旋を行う．モデルは，仙骨の後傾誘導と頭部の後方誘導により，体幹回旋の可動域の増大が認められる

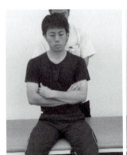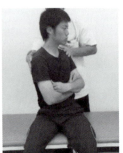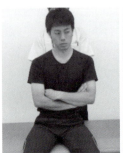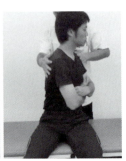

a．胸部を右側へ誘導した体幹回旋　　　　b．胸部を左側へ誘導した体幹回旋

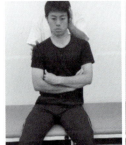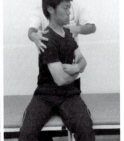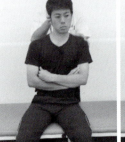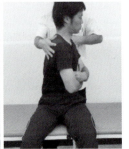

c．頭部を右側へ誘導した体幹回旋　　　　d．頭部を左側へ誘導した体幹回旋

図6　左右方向の体幹アライメントの評価
徒手にて各分節を任意の空間に誘導した状態で体幹回旋を行う．モデルは，胸部と頭部の左側誘導により，体幹回旋の可動域の増大が認められる

係を探る．SLR 時の体軸の偏位が少なく（図8a），空間での下肢保持力や抵抗力の増強は，体幹アライメントの適正を示唆していると考えられる．一方，SLR 時の体軸の偏位が大きく（図8b），空間での下肢の保持力や検者の負荷に対する抵抗力の減弱は，体幹アライメントの不整を示唆すると考えられる．その理由について，図9にある物体どうしの質量中心の位置関係と軸圧の関係で示す．例えば，空間上で物体どうしの質量中心が鉛直に近似した位置関係にある状態（図9a）が保たれれば，軸圧がより発揮され体軸の固定力は増強すると考えられる．一方，質量中心の位置関係が不整な状態（図9b）では，軸圧が分散し体軸の固定力は減弱すると考えられる．

分節の誘導と SLR の評価方法

a．左右方向の評価（図10）

徒手にて胸部を左側誘導した SLR と，胸部を右側へ誘導した SLR 時の体軸の偏位と空間での下肢保持力や抵抗力を比較する（図10a, b）．モデルは，胸部の左側誘導により SLR 時の体軸の偏位が小さく下肢保持力や抵抗力が増大した（図10a）．次に，徒手にて頭部を左側へ誘導した SLR と，頭部を右側へ誘導した SLR 時の体軸の偏位と空間での下肢保持力や抵抗力を比較する（図10c, d）．モデルは，頭部の左側誘導により SLR 時の体軸の偏位が小さく，下肢保持力や抵抗力が増大した（図10c）．したがって，胸部の左側誘導は胸部の左並進運動を，頭部の左側誘導は頭部の左並進運動を示唆する．

b．回旋方向の評価（図11）

タオルにて骨盤を左回旋誘導した SLR と，

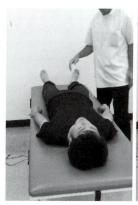
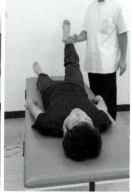

a．開始肢位　　　b．終了肢位

図7　SLR の評価
下肢伸展挙上時の体幹の偏位，下肢保持力や抵抗感を確認する

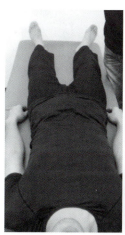
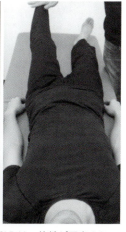
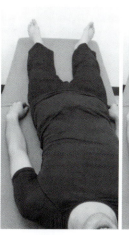
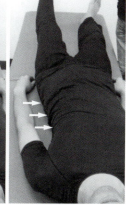

a．胸部左並進誘導での SLR は，体幹が固定され，体幹の偏位は小さい

b．胸部右並進誘導での SLR は，体幹が固定されず，体幹の偏位が大きい

図8　分節誘導の相違による SLR 時の体幹の偏位

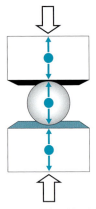
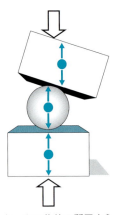

a. ある物体の質量中心どうしの位置関係が鉛直に近似した状態

b. ある物体の質量中心どうしの位置関係が分散した状態

図9 ある物体の質量中心どうしの位置関係と軸圧の関係
空間上で，ある物体の質量中心どうしの位置関係が鉛直に近似した状態が保たれなければ，軸圧が分散し固定力は減弱する

骨盤を右回旋へ誘導したSLR時の体軸の偏位と空間での下肢保持力や抵抗力を比較する（図11a，b）．モデルは，骨盤の左回旋誘導によりSLR時の体軸の偏位が小さく下肢保持力や抵抗力が増大した（図11b）．次に，タオルにて上胸部を左回旋へ誘導したSLRと，上胸部を右回旋へ誘導したSLR時の体軸の偏位と空間での下肢保持力や抵抗力を比較する（図11c，d）．モデルは，上胸部の左回旋誘導によりSLR時の体軸の偏位が小さく下肢保持力や抵抗力が増大した（図11c）．したがって，骨盤の左回旋方誘導は胸部の右回旋運動を示唆し，上胸部の左回旋誘導は頭部の左回旋運動を示唆する．

c．前後方向の評価（図12）

徒手にて下位肋骨部を下方誘導したSLR

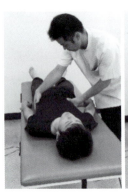
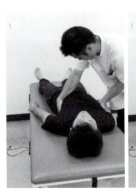

a．胸部を左側誘導したSLR　　　　b．胸部を右側誘導したSLR

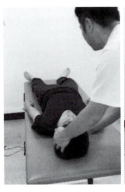
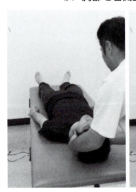

c．頭部を左側誘導したSLR　　　　d．頭部を右側誘導したSLR

図10 左右方向の体幹アライメントの評価
徒手にて各分節をベッド上の任意の位置に誘導した状態でSLRを行う．モデルは，胸部と頭部の左側誘導により，SLR時の体軸偏位が小さく抵抗感が増強した

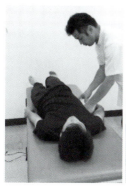 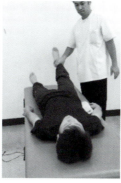 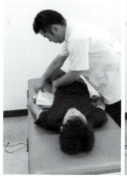 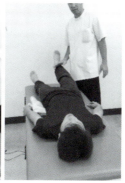

a. 骨盤を左回旋へ誘導した SLR　　b. 骨盤を右回旋へ誘導した SLR

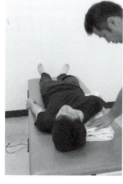 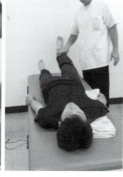 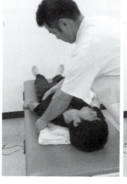 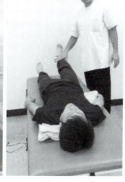

c. 胸部を左回旋へ誘導した SLR　　d. 胸部を右回旋へ誘導した SLR

図 11　回旋方向の体幹アライメントの評価
タオルにて各分節をベッド上の任意の位置に誘導した状態で SLR を行う．モデルは，骨盤と上胸部の左回旋誘導により，SLR 時の体軸偏位が小さく抵抗感が増強した

と，下位肋骨部を上方へ誘導した SLR 時の体軸の偏位と空間での下肢保持力や抵抗力を比較する（図 12a, b）．モデルは，下位肋骨部の下方誘導により SLR 時の体軸の偏位が小さく下肢保持力や抵抗力が増大した（図 12a）．次に，徒手にて上位肋骨部を上方へ誘導した SLR と，上位肋骨部を下方へ誘導した SLR 時の体軸の偏位と空間での下肢保持力や抵抗力を比較する（図 12c, d）．モデルは，上位肋骨部の上方誘導により SLR 時の体軸の偏位が小さく下肢保持力や抵抗力が増大した（図 12c）．したがって，下位肋骨部の下方誘導は骨盤の後傾運動を示唆し，上位肋骨の上方誘導は胸部の後弯運動を示している．

理学療法の実践

スクワット時の下肢荷重量および重心動揺について，健常成人をモデルに運動の前後で比較を行った．まずは，運動前にスクワット時の下肢荷重量と重心動揺を計測した（図 13）．次に，前述した体幹回旋および SLR の評価から体幹のアライメント評価を行い，示唆された誘導方向への運動を行った（図 14）．運動後，再度のスクワット時の下肢荷重量と重心動揺を計測した．測定した結果を図 15 に示す．そこでは運動により左前足部の足圧増加と重心の動揺範囲が縮小した．また，体幹のみの運動であったが，体幹の動きが運動に与える影響を示唆する結果と解釈した．

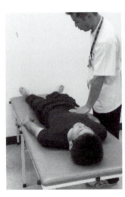 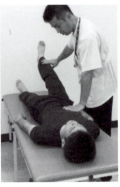 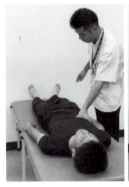 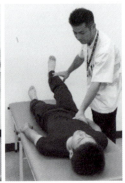

a．下位肋骨を下方へ誘導したSLR　　　　b．下位肋骨を上方へ誘導したSLR

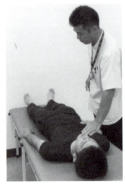 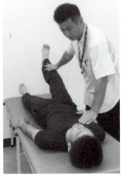 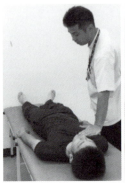 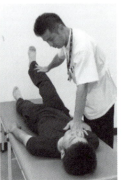

c．上位肋骨を下方へ誘導したSLR　　　　d．上位肋骨を上方へ誘導したSLR

図12　前後方向の体幹アライメントの評価

徒手にて各分節をベッド上の任意の位置に誘導した状態でSLRを行う．モデルは，下位肋骨の下方誘導と上位肋骨の上方誘導により，SLR時の体軸偏位が小さく抵抗感が増強した

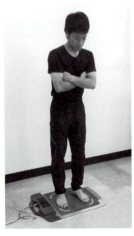 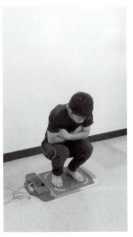

a．開始肢位　　　b．終了肢位

図13　スクワット時の下肢荷重量および重心動揺の計測

症例報告

　症例は40代の男性，サッカー選手．診断名は左内側半月板損傷．主訴は，ランニング，ストップ，ターン時に左膝が痛む．そこで歩行とスクワットを観察し，その特徴と再現痛を確認した．なお，歩行時に膝痛はなかった．特長としては左立脚期の中期から後期にかけ頭部質量中心点および上半身重心点の内方への偏位が著しいことを認めた（図16a）．スクワット時は，深いしゃがみ込みで左膝関節の内側裂隙に再現痛を確認した．その特長は，深くしゃがみ込むに伴い頭部質量中心点および上半身重心点の前方への偏位がみられた（図17a）．

　先に述べた体幹の評価を実施し，示唆され

第23節 運動器疾患理学療法のバイオメカニクス的分析　223

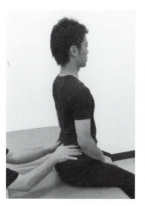
a．骨盤前傾

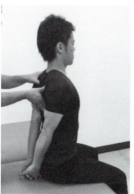
b．胸部伸展

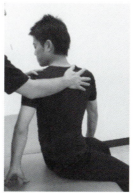
c．胸部左回旋

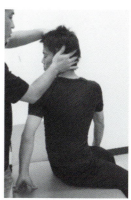
d．頭部左回旋

図14　健常成人モデルに行った運動の詳細

体幹アライメントの評価で示唆された誘導方向へ運動を行った．自動での運動を基本とし，セラピストは運動終末の肢位を保持し脱力を促す．筋の弛緩を確認後，さらに深い運動を促す．このような手順で，それぞれの運動を10回ずつ繰り返した

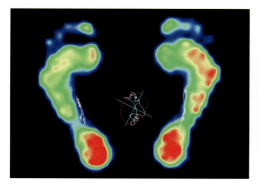
a．運動前の足圧力の分布と重心の動揺軌跡

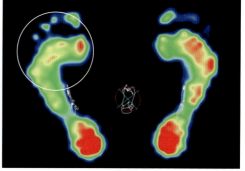
b．運動後の足圧力の分布と重心の動揺軌跡

図15　運動前後のスクワット時の下肢荷重力と重心動揺の比較

運動前に比べ運動後は，左前足部の足圧力の増加と重心の動揺楕軌跡の範囲縮小が認められる

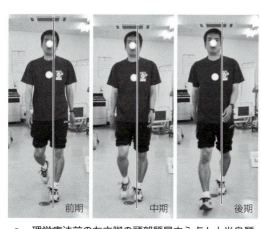
a．理学療法前の左立脚の頭部質量中心点と上半身質量中心点の位置と基準線

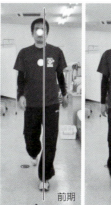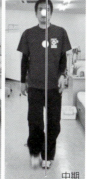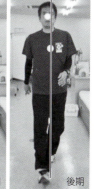
b．理学療法後の左立脚の頭部質量中心点と上半身質量中心点の位置と基準線

図16　理学療法前後での左立脚期の歩行姿勢の比較

理学療法後は前に比較して，左立脚期の頭部質量中心点と上半身質量中心点の内方への偏位が減少したことが認められる

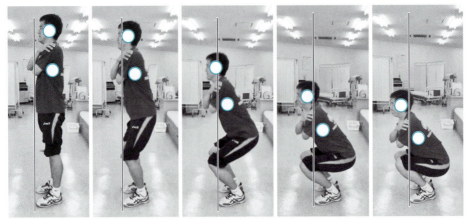

a. 理学療法前のスクワット姿勢

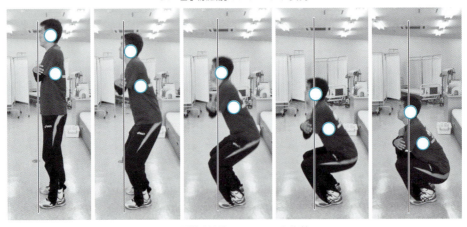

b. 理学療法後のスクワット姿勢

図17　理学療法前後でのスクワット姿勢の比較

理学療法前では，姿勢の経時変化に伴い頭部質量中心点は任意の基準線を超え，上半身重心点は基準線へ近づくことが観察される．理学療法後では，はじめに頭部質量中心点は基準線に近づくが，その後は基準線に沿って上半身重心点とともに下降していることが観察される

た分節誘導方向をもとに骨盤の前傾，胸部伸展，胸部の右回旋，頭部の左回旋の運動を選択し実施した（図18）．運動後，歩容が改善しスクワット時の膝痛が減少した．さらに膝の評価から左下腿外旋誘導が示唆されたので，足部の運動を付加した．その後，スクワット時の膝痛がほぼ消失した．また理学療法後の歩行では左立脚期の中期から後期にかけ頭部質量中心点および上半身重心点の内方への偏位が小さくなり，進行方向への直線的な移動が確認できた（図17b）．理学療法後のスクワットでは，しゃがみ込みに伴い頭部質量中心点および上半身重心点の前方への偏位が小さくなり，鉛直方向への下降が確認できた（図18b）．以上の評価と結果を参考にしたインソールを作製した．自主トレーニングの指導とインソール併用を説明し終了とした．

おわりに

本稿では，スポーツバイオメカニクスの考え方を参考に，臨床で実践している姿勢や動作を指標とした運動器疾患理学療法の考え方やその実践について述べた．スポーツバイオ

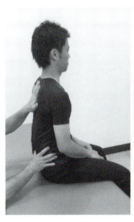 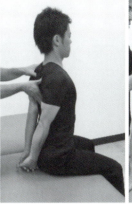 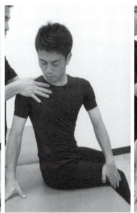 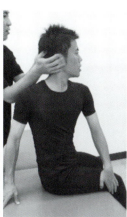

　　a．骨盤後傾　　　　b．胸部伸展　　　　c．胸部右回旋　　　　d．頭部左回旋

図18　半月板損傷事例に行った運動の詳細

体幹アライメント評価で示唆された誘導方向へ運動を行った．また自動での運動を基本とし，セラピストは運動終末の肢位を保持し脱力を促した．筋の弛緩を確認後，更に深い運動を促した．このような手順でそれぞれの運動を10回ずつ繰り返した

メカニクスの原理や原則を，臨床での事柄にあてはめ仮説と検証を繰り返し行う．そのことで，身体運動に関わる要因の規則性を見出せるのではないだろうか．しかし，結果は常に同じとは限らない．そこには，個人個人の身体運動が発揮される条件（固有性）があるように思われる．その固有性を前提とした研究は，臨床に直結し反映するのではないだろうかと期待している．

文献

1) 福井　勉：運動器疾患領域における理学療法実践モデル．PTジャーナル **38**：377-383, 2004
2) 福井　勉：姿勢のバイオメカニクス．理学療法 **24**：123-132, 2007
3) 阿江通良, 他：スポーツバイオメカニクス20講．朝倉書店, 2002
4) 山口光國：関節唇損傷と肩関節動作．PTジャーナル **50**：455-466, 2016
5) 田中　洋, 他：投球動作のバイオメカニクスと投球障害．臨床スポーツ医学 **29**：47-54, 2012
6) 入谷　誠：アキレス腱炎の予防とインソール．PTジャーナル **50**：467-480, 2016
7) 志村史夫：物理学者が教える筋道たてて考える技術．大和出版, 2012
8) Meinel K（著），金子明友（訳）：マイネル・スポーツ運動学．大修館書店, 1981
9) 白井五郎：図解 直立動態と心身症状．産学社エンタプライズ, 2013

第24節

加速度計を用いたバイオメカニクス的解析

板東正記[*1]

☑ Summary

　近年，歩行分析機器の一つとして加速度計が用いられてきている．歩行動作中の周期的な質量重心の移動を加速度の変化として検知することで，歩容の異常を客観的に把握することが可能である．加速度計は安価で，測定が簡便，しかも場所を選ばず，動作を拘束しないという優れた利点を有する．また加速度信号波形より，力（出力）・質（周波数）・時間（位相差）の側面を評価することができ，さらに歩行中の加速度計信号波形に処理を加えることにより，歩容を定量化することができる．このような評価方法は，理学療法の臨床において有益な客観的指標の一助となるであろう．加速度計における測定は性質上の問題をすべて排除することは困難であるが，加速度計の利点と欠点を熟知したうえで測定を実施することでより正確なデータを採取することができ，今後の臨床応用が期待されている．

Key Words　加速度，歩行分析，パワースペクトラム解析，二乗平均平方根，座標軸

加速度計のバイオメカニクス

加速度とは

　ニュートンの運動の法則（第2法則）では，このように説明されている．「ある物体が外部から力Fを受ける時，その力の方向に，力Fの大きさに比例し，物体の質量mに反比例する加速度aを生じる」．つまり，数式で表すと「F＝ma」となる．この式を置き換えると，「対象物のある一定時間における速度変化量」

となる．例えば，飛行機に乗っている時に，飛行機自体が滑走路を加速し，やがて離陸する．この際に体が後ろへ押しつけられるような感覚を感じたことはないだろうか？　その時に感じている力が加速度である．日常生活の活動のようにゆっくり速度が変化し，増加させる場合は，加速度が小さいので体が押されるような感覚は感じとれない．しかし，急発進など急に速度を上げた場合は加速度が高くなるため，体が椅子へ押しつけられるように感じる．加速度とは，ある時間内に速度変

[*1] Masaki Bando／香川大学医学部附属病院リハビリテーション部

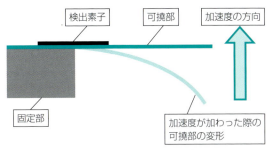

図1　加速度の検出モデル

化が少なければ小さく，急に速度が速くなると大きくなる．

　身近なものであれば，今や一人一台が当たり前になっているスマートフォンにも，加速度センサーは導入されている．応用方法は多々あるが，一般的なものとして「画面の自動回転機能」がある．スマートフォンを横に回わすと画面がそれに対応して回転してくれる機能である．これは加速度センサーで重力加速度を計測できるためである．

　重力加速度とは，物体が落下している時にどれだけ加速するかであり，「重力加速度 $g = 9.8\,m/sec^2$」で表すことができる．この重力加速度を利用して，スマートフォンが縦になっているか，横になっているか判別しているのである．

加速度センサーの原理・概念

　「可撓部」と「固定部」に分かれ，固定部は固定されており，反対側の端面が空中に浮いた状態である．可撓部には，検出素子が張りつけられており，可撓部が動き，加速度が生じた際に加速度が検出される仕組みとなっている．図1に上方向に加速度が生じた際の板の動きと検出素子に対するひずみを示す．このひずみを検出することにより加速度へと変換することが可能となっている．

　加速度センサーは，検出する軸数や検出原理などによって，さまざまな構造で「可撓部」と「検出素子」を構成しているが，どこかを空中に浮いた状態にして，加速度が加わった時のひずみ（変形）を検出するというのは，すべての加速度センサーに共通した構造である．

加速度計を用いた動作分析

　近年，歩行分析機器の一つとして加速度計が用いられてきている[3,4]．加速度計の歩行分析では，身体に加速度計を装着し，歩行動作中の周期的な質量重心（COG：Center of Gravity）の移動を加速度の変化として検知することで，歩容の異常を客観的に把握することが可能である．理学療法分野の臨床場面において歩行分析が重要であることはいうまでもない．しかし，歩行分析は元来より主観的な評価に委ねられることが多く，現代においても多くの理学療法士は，主観的な表現で歩行分析を実施している[5]．近年，赤外線カメラや床反力計を用いた設置型歩行解析装置での歩行分析が積極的に施行されている[6〜9]．この測定は，測定誤差の少ない高精度な歩行分析が可能であるが，高価であること，測定空間を移動することが困難，測定時間・回数が限られる，準備を含めた測定が煩雑で比較的長時間を要するなどという欠点が多くある．このような限られた環境でしか使用できない高価な評価機器では，臨床応用にはほど遠く，いまだに多くの理学療法士が主観的な評価を実施しなければならないのが現状である．それに対して加速度計は安価で，測定が簡便，しかも場所を選ばず，動作を拘束しないという優れた利点を有する[4]．さらに歩行中の加速度計信号波形に処理を加えることにより，歩容を定量化することができると報告されている[7,10〜13]．このような評価方法は，理学療法の臨床において有益な客観的指標の一助となるであろう．

加速度計で動作分析を行う意義

運動計測の代表例である「画像方式」は，固定したカメラから人体の動きを撮影することにより，カメラの画像の座標から人間の動きの「位置」を連続的に計測する手法で，加速度センサーを用いた場合，その名のとおり人体のある部分の動きの「加速度」を計測する手法である．

ここで，「位置」を「時間」で微分すると「速度」がわかり，さらにもう一度「時間」で微分すると，「加速度」を算出することが可能である．逆に，「加速度」を「時間」で積分すると「速度」がわかり，さらにもう一度積分すると「位置」が算出できる（図2）．すなわち，画像方式から速度や加速度の算出，逆に加速度センサーを用いた方式から速度，位置を求めることは「原理的」には可能である．実際にこういった考えに基づいた研究例も見受けられるが，それぞれの方式には利点と欠点があるので目的によって使い分けることが望ましい．

画像方式の場合，「位置」を計測するので位置が大きく変化する動きには効果がある．スポーツのスイング動作や歩行の姿勢，足の運びなどには非常に有効な手法であるといえる．反面，例えば手の震え，歩行時の膝に加わる振動など，小さな動きは画像で捉えることはきわめて困難である．また，画像の座標を基準に位置を算出するという性格上，画像からはみ出してしまう動きは計測できず，限られたサイズの空間内の動きのみが算出可能という制限がある．画像方式の弱点であった「手の震え」「膝に加わる振動」などの小さな「変位」の動きや連続的な往復運動（周波数の高い動き），強い力が急激に加わる動きの計測は，加速度センサー方式の最も得意とするところである．また，一般的に加速度センサーは運動をする人体側に装着するので計測の場

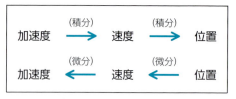

図2　加速度，速度，位置の関係

所を選ばず，屋外でも長い距離の運動でも計測が可能である．反面，特に太極拳などのような「ゆったりとした大きな動き」は加速度が非常に小さいため計測が困難で，また積分をして位置を求めることも，時間によって誤差が蓄積するため現実的には困難である．

加速度計の臨床応用

加速度計で何をみるか？

膝（関節）に固定した加速度計で歩行中の膝の加速度を測定した（図3）．加速度計では3軸方向の加速度を抽出し，装着する部位の運動を直接測定することができる．膝関節に装着することで，歩行中の膝に加わるメカニカルストレスとその異常を明らかにする．歩行中において，同じ質量の運動であれば力の大きさに比例するため，解釈としては膝に加わる力（出力）をみていることになり，上下・前後・左右方向の加速度を同時に計測することが可能である．加速度の波形上，踵接地と足趾離地時は特徴的な小波形がみられやすいとされており[4]，その波形から踵接地時を特定し，踵接地時における膝関節の衝撃吸収能力を評価することもできる．しかし，外部要因（ノイズなど）での変動がそのまま影響してしまうことや，被検者を変えて測定する場合は，質量の違いや動作速度の違いなどの個人差の影響が大きいため注意が必要である．このこのように，力（出力）・質（周波数）・時間（位相差）の側面を評価することが可能

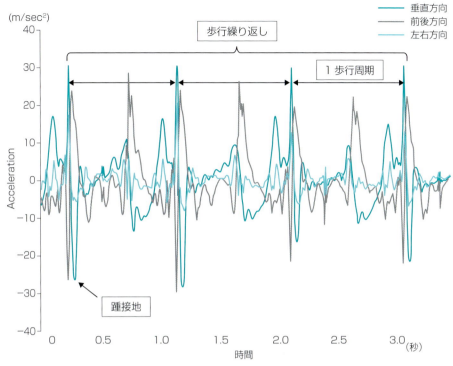

図3 膝に固定した歩行時の加速度波形

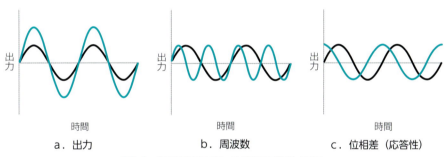

図4 加速度波形から評価可能な因子

a：センサーから得られる加速度出力．ノイズの変動がそのまま影響．絶対値の信頼性は測定条件に影響．人間の動作の場合，出力データは個人差が大きい
b：動きの周期性を示す．高度フーリエ変換（FFT：Fast Fourier Transform）解析などで周波数帯域ごとでのパワーを関数化（パワースペクトラム）し，数値化する．ノイズ成分とのデータ分離も容易で，信憑性が高い
c：ある基準に対して，比較する信号がどの程度の時間のずれがあるかを示す．2つ以上のセンサーを使用

である（図4）．加速度波形には周波数成分も含まれており，特別な解析などを加えることで数値化することができる．この周波数成分はノイズ成分とのデータ分離も容易であり，比較的データの信憑性は高い．また加速度は繰り返し測定が可能であるため，歩行周期を時間的に計測することができ，平均値や変動なども評価することができる．さらに，2つのセンサーを相違する場所に設置することで時間のずれがどの程度あるか（位相性）を示すことができる．

a．変形性膝関節症の外側スラストの定量化

変形性膝関節症の代表的な病態運動として外側スラスト（lateral thrust）が観察でき，それは病態の悪化因子でもある[14]．これまで外側スラストに関する運動学的解析に関しては，いくつか報告されている[15,16]．歩行時の下腿運動を定量的に評価する方法として，ビデオカメラによる工学的手法や磁気センサーおよび超音波センサーによる非接触式の方法などがある．しかしながら，前述したように外側スラスト自体がわずかな関節運動や回旋運動であるため，動作自体をモーションキャプチャーなどの画像方式で捉えるには問題がある．そこで，変位は小さいが急激な速度変化や高い周波数を含む運動を計測することを得意とする加速度計が動作解析には有利になると考える．加速度計を使用した歩行時の外側スラストは先行研究により報告[15]されており，ここでは立脚初期の急激な外側方向への加速度の変位を外側スラストと定義する．実際に測定したデータが以下のとおりである．

- 対象：変形性膝関節症症例，女性，77歳．
- Kellgren & Lawrence 分類：グレード IV．

【測定方法】
- 使用機器：圧電型3軸加速度センサー（MA3-04Ac マイクロストーン社），サンプリング周波数：200 Hz．
- 装着部位：膝関節裂隙部にバンドで固定（図5）．
- 歩行条件：快適歩行速度．
- 分析対象：定常化された1歩行周期（図6）．

先行研究にて外側スラストは，さまざまな歩行条件で増減することが報告されている[16]．例えば，平地歩行と比較して坂道と階段の下り歩行，および重量物運搬歩行で有意に増大し，歩行速度は増加に伴い加速度値が

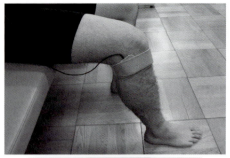
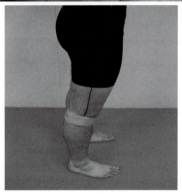

図5 加速度計の装着部位（健常人モデル）

有意に増大する．加速度は同じ質量の運動であれば力に比例するため，膝関節に加わる外力を直接表していると考えられる．足底板の挿入の有無による比較でも増減を認め[16]，理学療法介入の効果判定においても有用であると考える．

b．歩行運動における滑らかさや動揺性の定量化

歩行中の体幹における加速度信号に波形解析を加えることで，体幹の動揺性や滑らかさを定量化することが可能である．

岡田[17]は，パワースペクトラム解析の結果から，歩行の円滑性（滑らかさ）の低下は5 Hz以上のスペクトラムの増加として現れるとしている．よって，5 Hz以上の高周波スペクトラムの総和の基本周波数スペクトラムに対する比を滑らかさの指標とすることができる．

Menzら[12]によると，体幹の加速度信号に二乗平均平方根（RMS：Root Mean Square）を加えて解析することで，動揺性の指標とする

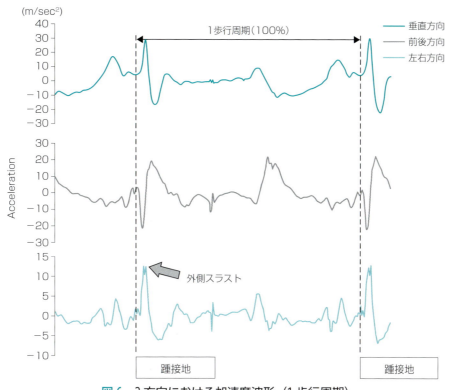

図6 3方向における加速度波形（1歩行周期）

◆パワースペクトラム解析

$$G(w) = \int_{-\infty}^{\infty} f(t) e^{-iwt} dt$$

周波数：f，フーリエ級数：f(t)，複素数関数：e^{-iwt}

◆二乗平均平方根（RMS：Root Mean Square）

$$RMS\{a(t)\} = \left(\frac{1}{T}\int_{t}^{t+T} a^2(t) dt\right)^{\frac{1}{2}}$$

図7 加速度信号の波形解析

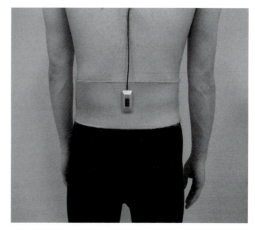

図8 加速度計の装着部位（健常者モデル）

ことができると報告している．なお，RMSは値が大きいほど，動揺性が大きい歩行であることを示すとしている．注意するべき点として，体幹加速度のRMSは歩行速度によって影響を受け，その2乗に比例するとされているため[12]，解析を行う際はRMSは歩行速度の2乗値で除す必要性がある（図7）．

体幹加速度の設置位置は第3腰椎付近に設定する報告が多い（図8）．比較的に体重心に近く，体重心と平行移動すること，第3腰椎の水平回旋が小さいため[18]，重心加速度を最も反映するとされているためである[3]．Menzら[12, 19]は，健常者の通常歩行に比べて高齢者，不整地，糖尿病性ニューロパチー患者の歩行

はRMS値が有意に大きいことを示し，歩行時の動揺性の指標と定義づけている．わが国では，山田ら[18]が変形性股関節症患者と健常者の歩容評価指標の比較や臨床評価指標との有意な相関関係を示しており，これらの解析による歩容指標が変形性股関節症患者の歩容異常を示す客観的評価尺度として有用であることを示唆している．しかし，歩行時の体幹加速度から算出される歩行指標は，歩行能力を包括的に評価しているにすぎない．簡便に測定でき，歩容を客観的に計測・評価できることは利点であるが，歩行周期におけるどの時期に異常があるか，何が原因かを評価できない．したがって，他のさまざまなパラメーターと組み合わせることで臨床的にも有意義なデータになると考える．

加速度計による分析の限界点と今後の展開

加速度センサーにおける歩行分析の限界点は，固定された空間が座標軸となるモーションキャプチャーなどの画像方式と異なり，座標軸がセンサー自体の移動や回転で変化するため[20]，動作中は常に軸が移動している状態であり，空間上で正確に重心変化を捉えているとは言いがたいことである（図9）．また，脊柱の変形や骨盤の傾斜などには注意が必要であり，測定者の技術不足により設置部位がずれることによって空間上の左右・前後・垂直軸と加速度センサーの軸が一致しない場合もあり，加速度データの解釈に注意が必要である．さらに，床反力は体幹の動きがなくても，四肢や頭部の動きがあれば，その作用点やベクトルが変化するが，体幹に装着した加速度センサでは，その変化を捉えきれない[21]．そのため，動作分析を行う際の運動の速度や種類に関しても検討が必要である．

現在，一般に販売・使用されている加速度

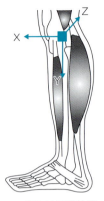 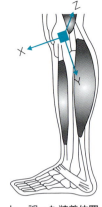

a．正しい装着位置　　　b．誤った装着位置

図9　加速度センサーのずれによる座標軸のずれ

解析の専用ソフトウェアは，ほとんどがオプションとして扱われ，計測後の加速度信号のデータ解析は使用者や研究者が独自に行う必要がある．また，データ解析による歩行評価指標を取得するには，信号波形解析に知識と習熟が必要であることが問題となっている．そのほかにも，歩行分析における加速度計の装着部位や，歩行時の体幹加速度から得られる歩行指標の選択も研究者によってさまざまであり，一定の見解が得られていないことも臨床の場で加速度計が普及しない一因と考えられる．

現在，加速度計の臨床応用に向けてさらなる小型化や操作の容易な解析ソフトが開発されている．加速度計の利点と欠点を熟知したうえで測定を実施することで，より正確なデータを採取することができる．また，他の機器と組み合わせることで欠点を補った測定方法を検討していくことも重要であると考える．

文　献

1) 中村隆一，他：基礎運動学 第6版．医歯薬出版 2003，pp22-26
2) マイクロストーン株式会社ホームページ http://www.microstone.co.jp/（2016年3月31日閲覧）

3) Moe-Nilssen R : A new method for evaluating motor control in gait under real-life environmental conditions. Part 2 : Gait analysis. *Clinical Biomech*（*Bristol Avon*） **13**：328-335, 1998

4) Auvient B, et al : Reference data for normal subjects obtained with an accelerometric device. *Gait Posture* **16**：124-134, 2002

5) 石井慎一郎：動作分析 臨床活用講座―バイオメカニクスに基づく臨床推論の実践, メジカルビュー社, 2013, pp2-12

6) 南角 学, 他：術後早期における人工股関節置換術患者の歩行分析―歩行中の股関節伸展角度の減少が重心移動に及ぼす影響. 理学療法科学 **20**：121-125, 2005

7) 臨床歩行分析研究会（編）：関節モーメントによる歩行分析. 医歯薬出版 1997, pp135-144

8) 鈴木三夫, 他：脊椎疾患診療の床反力周波数分析. 医療 **53**：307-323, 1999

9) 田中義孝：変形性股関節症および人工股関節置換術例の歩行分析. 日整会誌 **67**：1001-1013, 1993

10) Henriksen M, et al : Test-rested reliability of trunk accelerometric gait analysis. *Gait Posture* **19**：288-297, 2004

11) Menz HB, et al : Age-related differences in walking stability. *Age Ageing* **32**：137-142, 2003

12) Menz HB, et al : Acceleration patterns of the head and pelvis when walking on level and irregular surfaces. *Gait Posture* **18**：35-46, 2003

13) Moe-Nilssen R, et al : Trunk accelerometry as a measure of balance control during quiet standing. *Gait Posture* **16**：60-68, 2002

14) 大森 豪, 他：変形性膝関節症の発症および悪化因子. 総合リハ **29**：221-225, 2001

15) 古賀良生, 他：変形性膝関節症の運動解析. 関節外科 **16**：327-333, 1997

16) 緒方公介, 他：側方動揺性からみた変形性膝関節症の病態と治療. 整・災外 **38**：11-18, 1995

17) 岡田 哲：間欠性跛行を呈する腰部脊柱管狭窄症の歩行分析. 京府医大誌 **108**：261-270, 1999

18) 山田 実, 他：体幹加速度由来歩容指標による歩容異常の評価―歩容指標の変形性股関節症患者と健常者との比較, および基準関連妥当性. 理学療法学 **33**：14-21, 2006

19) Menz HB, et al : Walking stability and sensorimotor function in older people with diabetic peripheral neuropathy. *Arch Phys Med Rehabil* **85**：245-252, 2004

20) 石井慎一郎：異常歩行の運動学的・運動力学的分析 I. 理学療法 **26**：86-96, 2009

21) 芥川知彰, 他：加速度センサを用いた歩行分析の妥当性―体幹加速度と重心加速度の比較から. 保健医療学雑誌 **6**：10-14, 2015

エキスパート理学療法 1
バイオメカニクスと動作分析

発　　　　行	2016 年 10 月 9 日　第 1 版第 1 刷ⓒ	
シリーズ監修	福井　　勉・山田英司・森沢知之・野村卓生	
責 任 編 集	福井　勉・山田英司	
発 行 者	濱田亮宏	
発 行 所	株式会社ヒューマン・プレス	
	〒 113-0034　東京都文京区湯島 1-7-11	
	電話 03-5615-8451　FAX 03-5615-8452	
	https://www.human-press.jp/	
発 売 所	株式会社シービーアール	
	〒 113-0033　東京都文京区本郷 3-32-6	
	電話 03-5840-7561　FAX 03-3816-5630	
装 丁	関原直子	
印 刷 所	三報社印刷株式会社	

本書の無断複写・複製・転載は，著作権・出版権の侵害となることが
ありますのでご注意ください．

ISBN 978-4-908933-01-1　C3047

JCOPY　＜(社)出版者著作権管理機構　委託出版物＞

本書の無断複製は著作権法上での例外を除き禁じられています．
複製される場合は，そのつど事前に，(社)出版者著作権管理機構
(電話 03-3513-6969，FAX 03-3513-6979，e-mail: info@jcopy.
or.jp) の許諾を得てください．

患者の笑顔を作り出す，もっとも効果的な**片麻痺アプローチ!!**

効果がみえる 中枢神経疾患の再構築アプローチ
タナベセラピー

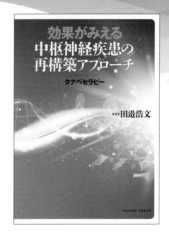

●著者 **田邉浩文** B5 136頁 2016年 定価（本体3,400円＋税） ISBN 978-4-908083-11-2

　片麻痺者のリハビリテーションは，本来，医療機関だけでなく自宅や地域社会の実生活場面で行われるべきものである．例えば，片麻痺者が単純動作を一日かけて数万回繰り返したとしても脳に可塑的な変化は起こらないが，実生活で麻痺肢を繰り返し使用することで，脳に可塑的な変化を及ぼし諸機能が回復するといわれている．そこで，セラピストは医療機関では徒手的なアプローチを用いて麻痺肢を実生活で使いやすくし，次に麻痺肢を実生活の中で積極的に使用するよう誘導する必要がある．このリハビリテーションの考え方は，国際的にみてもスタンダードになっている．しかし，多くの徒手的アプローチでは，短時間で麻痺肢を実生活でうまく使えるほどまで改善できないことが多い．

　本書では，長年の臨床経験および知見をもとに，短時間で確実に麻痺肢の機能を改善させる徒手的な手技および持続可能とさせる効果的なアプローチを，豊富な写真を用いて理解しやすいよう容易に解説．特に，ここでの徒手的な手技による短時間の機能回復こそが，実生活での麻痺肢の使用を可能にさせ，それにより脳内に可塑的変化を起こし身体諸機能を回復させる．本書は，片麻痺者に希望を与える真に役立つ実践書である．

目次

第Ⅰ章　中枢神経疾患の再構築アプローチの理論 ―タナベセラピー
第1節　生活動作が脳を変化させる
① 脳の可塑性　② CIセラピーとは　③ CIセラピーの実際（事例）
④ 生活動作は皮質構築を及ぼす有効な治療法

第2節　中枢神経疾患に対する効果的な再構築アプローチ
① 中枢神経疾患に対する理想的なリハビリテーション
② ボトムアップおよびトップダウン・アプローチ
③ 片麻痺者のリハビリテーションにおけるボトムアップ・アプローチとトップダウン・アプローチ

第3節　タナベセラピーで実践する行動変容アプローチ
① 新たな行動を受け入れ実行に移すための条件
② 新たな行動を採用して現在の行動を変容させるための介入方法
③ タナベセラピーの行動変容ステージ

第Ⅱ章　タナベセラピーのプログラムとは
第1節　タナベセラピーのプログラム概要
① 上肢および下肢のプログラム　② 1日における介入時間とその期間

第2節　タナベセラピーのプログラム手順
① タナベセラピーのプロトコル　② 介入前の面接
③ プログラムの実施　④ 介入後のモニタリング

第Ⅲ章　タナベセラピーの実際① ―上肢ボトムアップ・アプローチ
第1節　上肢ボトムアップ・アプローチとは
① 上肢ボトムアップ・アプローチ　② 上肢ボトムアップ・アプローチの実際　③ 上肢ボトムアップ・アプローチのシート記入例

第2節　上肢ボトムアップ・アプローチを行うための徒手的テクニック
① 上肢ボトムアップ・アプローチのための体幹に対する徒手的テクニック　② 上肢ボトムアップ・アプローチにおける徒手的テクニックの実際

第Ⅳ章　タナベセラピーの実際② ―下肢ボトムアップ・アプローチ
第1節　下肢ボトムアップ・アプローチとは
① 下肢ボトムアップ・アプローチ
② 各種運動機能レベルに対する下肢ボトムアップ・アプローチの設定

第2節　下肢ボトムアップ・アプローチを行うための徒手的テクニック
① 片麻痺者の歩行特性　② 片麻痺者特有の歩行が生み出す軟部組織の短縮　③ 片麻痺者における歩行改善の徒手的テクニック

付録　タナベ・スパイダースプリントの紹介

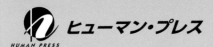

〒113-0034　東京都文京区湯島1-7-11　お茶の水南新ビル
TEL：03-5615-8451　　FAX：03-5615-8452
ホームページ：https://www.human-press.jp